Aus der Kgl. psychiatrischen und Nervenklinik in Kiel
(Geh. Med.-Rat Prof. Dr. Siemerling).

Ueber die Ursachen
des
Sehnervenschwundes bei der Tabes und der progressiven Paralyse.

Von

Professor Dr. **Stargardt,**
Privatdozent für Augenheilkunde an der Universität Kiel,
ehem. wissenschaftlicher Assistent an der psychiatrischen und Nervenklinik.

Mit 4 Tafeln.

Springer-Verlag Berlin Heidelberg GmbH
1913

ISBN 978-3-662-34182-7
DOI 10.1007/978-3-662-34452-1
ISBN 978-3-662-34452-1 (eBook)

Sonder-Abdruck aus dem Archiv für Psychiatrie und Nervenkrankheiten.
Band 51. Heft 3.

Einleitung.

Der Sehnervenschwund bei der Tabes und der progressiven Paralyse wird heute fast allgemein als die Folge einer Giftwirkung angesehen. Das Gift, über dessen nähere Eigenschaften nirgends etwas gesagt ist, soll im Anschluss an eine syphilitische Infektion irgendwo im Körper entstehen und eine spezifische Wirkung auf das Nervensystem ausüben, und zwar sollen in erster Linie bei der Tabes die Hinterstränge und bei der Tabes und der progressiven Paralyse die Sehnerven affiziert werden. Es sollen also bestimmte „Systeme" besonders leicht erkranken. In diesen „Systemen" sollen dann wieder einzelne Neurone mit Vorliebe befallen werden, so soll z. B. von der Sehbahn das III. Neuron in erster Linie angegriffen werden, also die Ganglienzellen der Netzhaut und deren Achsenzylinderfortsätze bis zu den primären Sehzentren. In dem III. Neuron soll die Erkrankung entweder in den Ganglienzellen der Netzhaut oder wenigstens in den distalen Abschnitten der Achsenzylinderfortsätze beginnen und von dort soll dann die Degeneration sich zentripetalwärts ausbreiten. Es soll sich also um eine „aszendierende Degeneration" handeln.

Als Beispiele für diese Auffassung führe ich nur folgende an:

Uhthoff vertritt in der letzten Auflage des Handbuches der Augenheilkunde sehr energisch den eben geschilderten Standpunkt, indem er

Anmerkung: Die Resultate dieser Untersuchungen sind bereits kurz vorgetragen in der Heidelberger ophthalmologischen Gesellschaft August 1911 und August 1912, ferner in der Medizinischen Gesellschaft in Kiel 16. November 1911, in der Jahresversammlung des Deutschen Vereins für Psychiatrie 30. bis 31. Mai 1912 und in der Biologischen Abteilung des Aerztlichen Vereins in Hamburg 26. August 1912 (Näheres siehe Literaturverzeichnis).

besonders betont, dass der atrophische Prozess im Sehnerven in den distalen Teilen, und zwar wahrscheinlich im III. Neuron, d. h. in der Ganglienzellen- und Nervenfaserschicht der Retina beginnt und von dort in zentripetaler Richtung die Sehnervenbahn entlang aufsteigt. Ja Uhthoff bezeichnet diese Auffassung direkt als „feststehend".

v. Grosz meint, dass „der Sitz des Leidens bei der tabischen Atrophie im intraorbitalen Teil des Optikus zu suchen sei und dass die Atrophie einen aufsteigenden Charakter habe".

Auch Rönne vertritt den Standpunkt, dass eine „Intoxikation" die Ursache der Sehnervenatrophie ist und lässt nur die Frage offen, ob die Erkrankung im Achsenzylinder oder in der Ganglienzelle beginnt.

Ginsberg (Pathologische Anatomie des Auges) drückt sich wohl am schärfsten aus: „Die tabische Sehnervenatrophie beginnt, wie nicht nur klinisch, sondern auch anatomisch festgestellt ist, stets am bulbären Ende des Sehnerven."

Und ganz ähnlich sagt Greeff in seiner pathologischen Anatomie des Auges: „Während man früher annahm, dass die Degeneration der Nervenfasern vom Zentralorgan ihren Ursprung nähme, beweisen die neueren Untersuchungen ohne Ausnahme, dass der Prozess ganz peripher am bulbären Ende des Sehnerven beginnt."

Gewisse Bedenken scheinen nur Uhthoff einmal gekommen zu sein, wenn er 1904 sagt, dass „eine befriedigende Erklärung für das Zustandekommen der gerade so häufig vorkommenden Optikusatrophie bei Tabes bisher nicht existiert" und wenn er weiter meint, „wir müssten uns auch heute noch, wie seinerzeit Förster, im wesentlichen damit begnügen, eine besondeie Prädisposition gewisser Teile des Nervensystems und so auch des Nervus opticus anzunehmen"; aber diese einmal geäusserten Bedenken scheinen sehr bald wieder geschwunden zu sein, denn in allen neueren Arbeiten, speziell in der Bearbeitung der Augenerscheinungen bei der Syphilis des Zentralnervensystems vertritt Uhthoff durchaus den Standpunkt, dass zwischen der Optikusatrophie bei der Hirnsyphilis und bei der Tabes resp. der Paralyse ein prinzipieller Unterschied besteht, insofern der Sehnervenschwund bei der „Syphilis" durch entzündliche Prozesse in der Sehbahn bedingt wird und eine absteigende Degeneration darstellt, während es sich bei dem tabischen Sehnervenschwunde um eine in den Ganglienzellen der Retina beginnende, aufsteigende Degeneration handelt.

Als Gründe für die bisherige Auffassung werden im wesentlichen folgende angegeben:

1. dass man schon zu Beginn der Sehstörung eine atrophische Papille findet;
2. dass auch bei der mikroskopischen Untersuchung der degenerative Prozess am ausgesprochensten in den distalen Teilen ist, und zwar werden als Zeugen dafür gewöhnlich Leber, Popow, Wagenmann, v. Grosz, Coppez, v. Leyden und Goldscheider und Elschnig angeführt (zit. nach Uhthoff);
3. dass das Gesichtsfeld auf einen distalen Beginn hinwiese (Uhthoff);
4. dass in den Fällen, in denen zufällig markhaltige Nervenfasern in der Netzhaut vorhanden sind, der Schwund dieser markhaltigen Fasern der atrophischen Verfärbung der Papille vorausgehe.

Von den hier angeführten sogenannten „Beweisen" für den distalen Beginn und damit auch für eine Toxinwirkung beruht ein Teil auf falschen Beobachtungen, ein Teil spricht bei genauerer Prüfung der zugrunde liegenden Tatsachen nicht für, sondern gerade gegen die herrschende Theorie. Ich werde die eben angeführten „Beweise" weiter unten ausführlich widerlegen.

Jedenfalls lässt sich so viel sagen, dass die bisherige Theorie von den Ursachen des Sehnervenschwundes bei der Tabes und der progressiven Paralyse nicht als das, was sie wirklich ist, nämlich als eine Hypothese, und zwar, wie wir sehen werden, als eine recht schlecht begründete Hypothese aufgefasst wird, sondern dass sie fast allgemein als eine bewiesene Tatsache betrachtet wird.

Ich habe nun Gelegenheit gehabt, an dem reichen pathologisch-anatomischen Material der Kgl Psychiatrischen und Nervenklinik in Kiel die Frage nach der Ursache des Sehnervenschwundes einer Nachprüfung zu unterziehen. Herr Geheimrat Siemerling hat mir sein diesbezügliches Material in der freigebigsten Weise zur Verfügung gestellt, wofür ich ihm ebenso, wie für das Interesse, das er meinen Untersuchungen jederzeit entgegebracht hat, auch an dieser Stelle meinen ganz besonderen Dank aussprechen möchte.

Uebersicht über die bisherigen pathologisch-anatomischen Untersuchungen.

Ehe ich auf meine Resultate näher eingehe, möchte ich eine Uebersicht über das bisher vorliegende pathologisch anatomische Material geben.

Cruveilhier (zit. von Leber S. 202) hat einen Fall von einem amaurotischen Mädchen beschrieben, wo sich graue Degeneration der Hinterstränge und zugleich beider Sehnerven vor und hinter dem Chiasma und graue Färbung der äusseren Partie der Corpora geniculata fand.

Virchow hat bei tabischem Sehnervenschwunde sehr reichlich Amyloid im atrophischen Sehnerven gefunden. Er erwähnt gleichzeitig, dass die Atrophie sich auf kleinere Abschnitte des Sehnerven beschränken kann, weshalb er eine totale und eine partielle oder gefleckte Form der grauen Degeneration unterscheidet.

Leber hat im Jahre 1868 über drei Fälle von Sehnervenschwund berichtet.

Im Falle 1 handelte es sich um eine Paralyse. Etwa ein Jahr nach Beginn der psychischen Störungen begann die Sehkraft zu verfallen; wegen des psychischen Zustandes war jedoch eine genauere Prüfung des Sehvermögens nicht möglich. Doch hat Patient sicher noch 4 Wochen vor seinem Tode Finger in einigen Fuss Entfernung gezählt. Es fand sich histologisch „eine flache atrophische Exkavation des Sehnerven, rechts allenfalls etwas markierter als links“. „Die Netzhaut zeigte ausser einer nicht sehr hochgradigen Atrophie der Nervenfaser- und der Ganglienzellenschicht keine merklichen Veränderungen“. „Die Ganglienzellen sind nicht sehr deutlich zu erkennen nnd selbst in der Nähe der Papille ziemlich spärlich, nicht, wie in der Norm, dicht gedrängt. In den peripherischen Partien ist fast nichts davon zu erkennen“. Am Sehnerven fanden sich auf Querschnitten die zentralen Partien noch relativ gut erhalten, die peripheren völlig atrophisch. In den atrophischen Nervenbündeln fand Leber „eine Vermehrung der Bindegewebselemente, namentlich der Bindegewebszellen innerhalb der Nervenbündel und ferner in den dem Zentralorgan näher gelegenen Partien, dem Tractus opticus, dem Chiasma und den daran grenzenden Teilen des Sehnerven Auftreten einer reichlichen Menge von Körnchenzellen“ (S. 185).

In diesem Falle beschreibt Leber auch das Auftreten von „kleinen Rundzellen“ um die Gefässe am intrakraniellen Optikus und im Chiasma (cfr. Genaueres darüber unten unter „Sitz und Ausdehnung der exsudativen Prozesse“).

In einem zweiten Falle von Paralyse war schon $1^1/_2$ Jahr vor dem Tode beiderseitiger totaler Sehnervenschwund („Form der weissen opaken Atrophie“) mit totaler Erblindung festgestellt. Bei der Sektion fand sich ausser dem charakteristischen Hirnbefund eine „graue Degeneration der Optici und Olfactorii“. Die Netzhaut zeigte „eine ausgesprochene Atrophie der Nervenfaser und Ganglienzellenschicht, während die äusseren Schichten gut erhalten waren“. Der Sehnerv enthielt „nirgends mehr eine Spur normaler Nervenfasern“. Die innere Optikusscheide enthielt „stellenweise eine dicht gedrängte Anhäufung kleiner Rundzellen besonders in der Umgebung der Gefässe“. Chiasma und Traktus wurden nicht untersucht.

Im dritten Falle handelt es sich offenbar um eine durch schwere arteriosklerotische Veränderungen der Hirnbasisgefässe entstandene Atrophie bei einem Patienten mit schwerer Hirnarteriensklerose und zahlreichen Erweichungsherden.

Uhthoff hat im Jahre 1886 einen Fall von quadrantenförmiger Atrophie bei Tabes untersucht. Wegen der Seltenheit des Falles und weil er mit meinem Falle 19 eine auffallende Aehnlichkeit besitzt, will ich ihn in Kürze referieren.

Bei einem 43jährigen Patienten, der an schwerer Tabes litt und schliesslich an den Folgen der Tabes (Dekubitus) starb, hatte sich schon 4 Jahre vor dem Tode ein Gesichtsfelddefekt gefunden, der bis auf 3 Grad an den Fixierpunkt heranreichte und sich von dort nach innen und oben erstreckte. Der Patient behauptete, dass der Defekt schon seit Jahren in derselben Weise unverändert bestände. Ophthalmoskopisch fand sich auf dem rechten Auge eine scharf begrenzte atrophische Verfärbung des unteren äusseren Quadranten der Papille. In den letzten 4 Jahren vor dem Tode hatte sich der Befund jedenfalls nicht mehr verändert. Sowohl der ophthalmoskopische Befund, wie das Gesichtsfeld und die Sehschärfe (beiderseits gleich 1) waren unverändert geblieben.

Anatomisch fand sich der linke Sehnerv gesund, „ebenso waren beide Tractus optici als gesund befunden und auch das Chiasma verhielt sich im wesentlichen normal bis auf leichte Veränderungen in seinen vorderen rechten Partien“. Im rechten Sehnerven fand sich „eine einfache graue Degeneration des Sehnerven“. In den entarteten Partien waren die betreffenden Nervenfasern vollkommen atrophiert; die Maschenräume aber waren in regulärer und normaler Weise erhalten“, nur waren sie erheblich verkleinert. Die Kerne in den Maschenräume lagen sehr dicht bei einander, weil sie offenbar „bei der Atrophie der Nervenfasern auf dem viel zu kleinen Raum“ zusammengedrängt waren. Eine absolute Vermehrung der Kerne lehnt Uhthoff ab. „Die Bindegewebssepten zeigen im wesentlichen die normale Anordnung, sie sind stellenweise entschieden etwas verdickt und haben die einzelnen Balken ein mehr kolbiges abgerundetes Aussehen, die feineren Fortsätze und Ausläufer der Septen scheinen vielfach weniger deutlich erkennbar und teilweise geschwunden, so dass namentlich die feine netzförmige Verzweigung der Bindegewebssepten innerhalb eines grösseren Maschenraumes verschwunden ist. Eine Vermehrung der Kerne in den Interstitien findet sich nicht". Ueber die Netzhaut hat Uhthoff nichts mitgeteilt.

Uhthoff erwähnt noch, dass er diesen seltenen Fall noch „an einer ganzen Anzahl" anderer tabischer Atrophien verglichen hätte, gibt aber über den Befund bei den anderen Fällen keine näheren Angaben. Ueber das Vorhandensein oder Fehlen exsudativer Prozesse erwähnt Uhthoff nichts. Eine „neuritische Ursache" lehnt Uhthoff auf Grund des pathologisch-anatomischen Befundes speziell mit Rücksicht auf das Verhalten der Bindegewebssepten bei der Atrophie ab.

Popow hat im Jahre 1893 bei einem Falle von Paralyse die „Sehnerven, ihre Kreuzung und die den letzteren anliegenden Abschnitte" untersucht.

Es handelte sich um einen 45jährigen Mann, der „vor vielen Jahren" bereits eine Abnahme seines Visus bemerkt hatte. Bei der Aufnahme in die Klinik war er total erblindet. Die Paralyse war von mehreren apoplektiformen Insulten begleitet. Von anderen Krankheitserscheinungen ist noch das Fehlen der Patellarreflexe zu erwähnen.

Popow gibt mehrere schematisierte Zeichnungen von seinem Falle, die zeigen, dass im Sehnerven dicht vor dem Chiasma in den unteren Teilen noch eine ganze Anzahl von Fasern erhalten waren. In den oberen Teilen waren nur noch ganz vereinzelt Fasern zu sehen. Im Chiasma finden sich im oberen Teile noch eine grosse Zahl gekreuzter Fasern, im unteren Teile noch Fasern, über deren Natur sich nichts sagen lässt. Für das verschiedene Befallensein der einzelnen Bündel im Optikus macht Popow den „blinden Zufall" verantwortlich. In seinem Falle will Popow eine deutliche Abnahme der Fasern gegen das Auge hin bemerkt haben. „Je näher dem Auge, desto mehr nehmen an den Schnitten die Myelinfasern ab, um in der unmittelbaren Nähe des Auges zu verschwinden". Popow hat mit der Pal'schen Methode gearbeitet.

Moxtêr hat im Jahre 1896 bei einem Falle von tabischer Atrophie die Netzhäute, Sehnerven, Chiasma, Traktus, Corpora geniculata externa und die Pulvinaria untersucht. Es handelte sich um eine 57jährige Frau, bei der $7^1/_2$ Monate vor dem Exitus eine beiderseitige totale Optikusatrophie festgestellt war. Auf dem einen Auge war nur noch Lichtschein erhalten, das andere Auge war blind. Die Erblindung soll sehr schnell eingetreten sein; denn das Sehvermögen war schon $4^1/_2$ Monate, nachdem die Patientin die ersten Sehstörungen bemerkt hatte, erloschen. Ausser dem Sehnervenleiden hatten noch lanzinierende Schmerzen in den Beinen, Gürtelgefühl, reissende, anfallsweise auftretende Schmerzen im Gesicht und im Kopf bestanden. Zeichen von Paralyse waren nicht vorhanden gewesen. In der letzten Zeit vor dem Tode hatte sich noch reichlich Albumen gefunden. Der Tod trat infolge eines stenokardischen Anfalles ein.

Bei der Sektion fand sich schweres Atherom und ausgedehnte „Atrophie der Follikel und weissliche narbige Glättung des Zungengrundes“.

Die Nervenfaserschicht in der Retina war sehr stark verdünnt, die Ganglienzellenschicht zeigte deutliche Ausfälle. In der Arachnoidalscheide des Sehnerven waren die Gefässe stark verdickt, grösstenteils obliteriert. Die Bindegewebssepta des Sehnerven war stark verdickt.

Ueber die degenerativen Prozesse in der Sehbahn sagt Moxter Folgendes: „An der Papilla optica sind noch einige Fasern zu erkennen, ebenso im Querschnittszentrum des Optikus ganz vereinzelte. Dieselbe Faserarmut besteht im Chiasma und im Tractus opticus.“

Nervenfasern sind in der Peripherie des Optikusquerschnittes überhaupt nicht vorhanden, gegen das Zentrum des Querschnittes treten äusserst spärliche Gruppen von Fasern hier und da auf.

Die Gudden'sche Kommissur war erhalten. Ebenso fand sich am äusseren Rande des Traktus eine reichliche Faseranhäufung. Die Zellen des Kniehöckers und des Pulvinars waren unverändert.

Moxter hält den Prozess im Sehnerven für identisch mit dem Prozess in den Hintersträngen, und er zieht daraus den Schluss, dass „der tabische Prozess lokalisiert ist in Neuronsystemen, die aus dem Zentralnervensystem heraus in die Peripherie gerückt sind. Er beginnt in dem ausserhalb der Zentralorgane gelegenen Teil derselben und strahlt von da in das Zentralnervensystem ein.“

Auch v. Michel hat 1897 auf dem XII. Internationalen medizinischen Kongress zu Moskau die Ansicht ausgesprochen, dass der Sehnervenschwund bei der Tabes distal beginnt, und zwar mit einem Schwunde der Ganglienzellen. Diesen Schwund der Ganglienzellen sah er als eine „Ernährungsatrophie“ an. Wieweit dieser Auffassung pathologisch-anatomische Untersuchungen zugrunde lagen, vermag ich nicht zu sagen, da mir der Vortrag im Original nicht zugänglich ist.

Schlagenhaufer hat im Jahre 1897 einen Fall von beiderseitiger totaler Optikusatrophie beschrieben, der sich dadurch auszeichnete, dass ein Teil des einen Optikus in eine dicke bindegewebige Scheide gehüllt, neben dem Optikus als sogenanntes „aberrierendes Bündel“ verlief. Dieses aberrierende Bündel war nicht atrophiert. Da der Fall für die Genese der Optikusatrophie von grosser Bedeutung ist, komme ich auf den Fall noch weiter unten zurück.

Schlagenhaufer kam jedenfalls zu dem Schluss, dass die Optikusatrophie bedingt wird durch eine Läsion des Optikus beim Durchtritt durch das Foramen nervi optici; und zwar soll diese Läsion hervorgerufen sein „durch eine Einschnürung des Sehnerven an dieser Stelle infolge einer Periostitis syphilitica (?) einer Pachymeningitis specifica (?) mit konsekutiver auf- und absteigender Atrophie“.

Schlagenhaufer, der bei Obersteiner gearbeitet hat, sucht mit dieser Theorie die von Obersteiner und Redlich für die Hinterwurzelatrophie bei Tabes aufgestellte Theorie zu stützen. Obersteiner und Redlich haben ja bekanntlich gezeigt, dass die Hinterwurzeln an der Stelle, wo sie in das Rückenmark eintreten und wo sie die Pia und die gliöse Rindenschicht durchbohren, eine nach der Segmenthöhe und individuell verschieden stark ausgeprägte Einschnürung, die sogenannte „Wurzeltaille“ zeigen. Hier sollen die Markscheiden schmäler, oft auch so minimal werden, dass sie schwer zu erkennen sind. An der Stelle der Wurzeltaille sollen nun die Markscheiden am leichtesten Störungen ausgesetzt sein, und zwar sollen hier namentlich narbige Retraktionen des Piaringes, ferner der Druck der sklerotisch veränderten und hier der Hinterwurzel eng anliegenden Gefässe eine intramedulläre Wurzeldegeneration hervorrufen können. Die Pialschrumpfung spielt also nach Obersteiner und Redlich die grösste Rolle bei der Degeneration der Hinterwurzeln bei der Tabes. (Später haben sie ihre Ansicht modifiziert, cf. die Bemerkung Redlich's zu dem Falle Elschnig's.)

In Analogie zu dem Verhalten der Hinterwurzeln nahmen sie an, dass die Optikusfasern an der Stelle, die der Wurzeltaille in gewisser Weise entspricht, nämlich in der Laminosa cribrosa, zuerst geschädigt würden. Diese Ansicht von einer Schädigung an der Stelle der Lamina cribrosa war nun doch nicht recht zu halten, und Schlagenhaufer hat nun, um die Einschnürungstheorie zu retten, an die Stelle der Lamina cribrosa das Foramen opticum gesetzt.

Elschnig hat im Jahre 1899 bei einem Tabesfalle die in Formalin fixierten Augen und die Sehnerven, die mit dem knöchernen Kanal herausgenommen waren, untersucht. Es handelte sich um einen 55jährigen Mann, der seit 12 Jahren an Tabes litt und 4 Jahre vor dem Exitus innerhalb einer Zeit von 9 Monaten erblindet war. Ophthalmoskopisch fand sich das typische Bild des tabischen Sehnervenschwundes.

Der Kranke starb an einer Pneumonie. Bei der Sektion fand sich ausser einem schweren Atherom „Atrophia cerebri laevis gradus cum hydrocephalo interno chron.; Atrophia nervorum opticorum, Degeneratio grisea funic. post. medullae spinalis.“ In der Retina stellte Elschnig ein völliges Fehlen der Nervenfaser- und Ganglienzellenschicht fest. An ihrer Stelle fand sich „eine sehr zarte und dünne Schicht faserigen Gewebes mit spindelförmigen und den Gliakernen gleichenden rundlichen Kernen“. Die innere Körnerschicht war noch etwas rarefiziert, alles übrige normal. Die Papille war durch ein dichtes gliöses Gewebe ersetzt. In der Zentralarterie fand sich eine geringe Intimaverdickung. „Die Nervenfärbungen ergaben, dass der unmittelbar retrobulbäre Anteil der Sehnerven in den verschmächtigten, recht dichten Bündeln nur Marktröpfchen enthält Circa 2 mm retrolaminar beginnen markhaltige Nervenfasern nahezu gleichmässig in allen Bündeln, meist sehr dünn, die Markscheide sowohl, wie der Achsenzylinder. Je weiter zurück, um so zahlreichere markhaltige Nervenfasern sind nachweisbar und auch im kanalikulären und angrenzenden basalen Teil enthalten alle Nervenfaserbündel, die oberflächlichen meist etwas reichlichere markhaltige Nervenfasern.“

Elschnig ist ein sehr eifriger Verfechter der Theorie, dass der Sehnervenschwund bei der Tabes distal beginnt. Er stützt sich auf die Obersteiner und Redlich'sche Theorie der Entstehung der Hinterstrangserkrankung bei der Tabes durch Läsion der Hinterwurzel an der „Wurzeltaille“ und meint, dass „das dichte Gliagewebe, welches das Nervenfasergewebe in der Papille substituiert, wohl ganz in diesem Sinne als Ursache des Schwundes der Nervenfasern angesehen werden könnte“.

In der Diskussion zu dem Elschnig'schen Vortrage hat Redlich (Wiener klin. Wochenschr. 1899. Nr. 11. S. 304) betont, dass „er und Obersteiner die Entstehung der tabischen Hinterstrangsdegeneration durch Einschnürung der hinteren Wurzeln nicht erwiesen, sondern nur erörtert haben“. „Ich habe“, fuhr er fort, „in Uebereinstimmung mit Obersteiner später die Frage noch einmal erörtert und den Standpunkt im wesentlichen modifiziert. Bezüglich des Nervus opticus scheint mir doch eine Differenz gegenüber den hinteren Wurzeln zu bestehen, da der Sehnerv von Bindegewebe durchflochten wird.“

Gliksmann hat im Jahre 1900 in einem Falle von Tabes dorsalis ein Auge und ein Stück des Sehnerven untersucht. Schon mit dem Augenspiegel war eine graue Verfärbung der Papille festgestellt worden und am Perimeter liess sich ein sektorförmiger Gesichtsfeldausfall nachweisen. „Die Nervenfaserschicht der Netzhaut war fast vollständig geschwunden und die Ganglienzellschicht der einen Seite zeigte eine erhebliche Verminderung ihrer nervösen Bestandteile." Die Gefässe der Retina waren normal. In dem kurzen Sehnervenstück fand sich eine hauptsächlich auf die Peripherie beschränkte Atrophie.

v. Grosz hat im Jahre 1900 über 12 Fälle von tabischer Atrophie berichtet. Seine Angaben über die 12 Fälle sind leider sehr kurz.

Im ersten Falle handelt es sich um einen Patienten, der seit fünf Jahren an Harnbeschwerden und Beschwerden beim Gehen litt. „Ueber Sehstörungen klagte er nicht, eine genaue Augenuntersuchung wurde nicht vorgenommen". Er starb an einer Pleuritis. Die Sektion ergab ausgesprochene Hinterstrangdegeneration, chronische Endarteriitis und Aortenklappeninsuffizienz, ferner eine Atrophie der Olfactorii und Oculomotorii. Untersucht wurden die Augen, Sehnerven, Chiasma und Traktus. Es fand sich im linken Optikus eine keilförmige Atrophie, die gegen das Chiasma abnahm und im Traktus nicht mehr zu erkennen war; im rechten Optikus waren nur die äussersten Bündel spärlicher, als gewöhnlich. Ueber die Augen ist nichts gesagt.

Im zweiten Fall, der durch die Sektion als Tabes festgestellt wurde gibt v. Grosz nur an: „Die Randfasern des Optikus atrophiert. Diese Atrophie ist sogar noch im Traktus erkennbar".

Im dritten Falle, in dem seit 27 Jahren lanzinierende Schmerzen bestanden, in dem reflektorische Pupillenstarre, Fehlen der Kniephänomene, Incontinentia urinae et alvi und eine schwere Arthropathie des einen Kniegelenkes gefunden wurde, war eine Augenuntersuchung nicht vorgenommen worden. Ueber den pathologisch-anatomischen Befund an der Sehbahn gibt v. Grosz nur an: „In dem Sehnerven, sowie in dem Traktus ist eine auf die Randfasern beschränkte Atrophie zu sehen".

Im vierten Falle konnte v. Grosz nur das Chiasma erhalten. „Ueber den Kranken erfuhr er nur soviel, dass sowohl zu Lebzeiten als auch an der Leiche die ausgesprochenen Symptome der Tabes sicher zu konstatieren waren. Die präzise Untersuchung des Chiasma konnte wegen vorgeschrittener Fäulnis kaum erfolgen. Soviel ist jedoch unzweifelhaft, dass in dem einen Sehnerven nicht eine einzige gesunde Faser zu finden war, während in dem zweiten die Atrophie noch kaum begonnen hatte".

Ueber seine letzten 8 Fälle äussert sich v. Grosz sehr summarisch in einem kurzen Anhange:

„Unter 8 neueren Fällen fand ich, dass die Atrophie in 6 Fällen eine ausgesprochene war; in zweien fand ich dieselbe nicht, jedoch muss bemerkt werden, dass in einem dieser Fälle bloss ein Teil der Sehnervenbahn untersucht werden konnte. Die Atrophie war in zwei Fällen eine derartig hochgradige, dass dieselbe $^2/_3$—$^3/_4$ des Querschnittes beträgt; in vier Fällen zeigte sich ein dreieckiges Bündel im Querschnitte – sämtliche Fälle jedoch zeigten, dass die Atrophie nach aufwärts abnahm. Die Untersuchung der Retina war nur in einem Falle möglich und es scheint, dass die Ganglienzellen und Nervenfaserschichten atrophisch waren".

Auf Grund seiner 12 Fälle kommt v. Grosz zu dem Schlusse, dass „die Atrophie stets an den randständigen Fasern beginnt".

Im Jahre 1902 hatten schon Kéraval und Raviart 2 Fälle von Sehnervenschwund bei progressiver Paralyse untersucht. In der Netzhaut fanden sie Veränderungen in der Ganglienzellenschicht, bestehend in Schwellung des Kerns und Veränderungen im Protoplasma, die zur Zerstörung einer Anzahl Zellen geführt hatten. Die Veränderungen der Ganglienzellen waren vollkommen denen in der Hirnrinde ähnlich. In der Papille fanden sie Schwund der Nervenfasern und Wucherung von Neuroglia und Bindegewebe. In der Zentralarterie wiesen sie Wandverdickungen nach. Im Sehnerven sahen sie neben dem Schwunde der Nervenfasern mehr oder weniger starke Wucherung des interstitiellen Gewebes, beträchtliche Vermehrung der Zahl der Neurogliazellen, und Verdickung der Bindegewebsbalken und der Pialscheide. Diese Hyperplasie des Bindegewebes solle von einer „inflammation interstitielle du nerf, d'une véritable névrite optique interstitielle" herrühren.

Im Jahre 1904 haben Marie und Léri in Paris in verschiedenen Sitzungen der Société de Neurologie über Befunde bei tabischen Atrophien vorgetragen, die das grösste Interesse verdienen. In Deutschland sind sie gänzlich unbeachtet geblieben. Ich selbst bin erst lange nach meinem ersten Vortrage in Heidelberg (1911) bei Durcharbeiten der Literatur auf ihre Untersuchungen aufmerksam geworden.

Marie und Léri haben ihre pathologisch-anatomischen Untersuchungen in 21 Fällen von tabischer Amaurose, 3 Fällen von paralytischer Amaurose, 2 Fällen von starker Herabsetzung des Sehvermögens bei beginnender Tabes, 26 Fällen von Tabes mit normalem Augenbefunde und 7 Fällen von Lues mit und ohne Augenstörungen angestellt. Soweit ich aus den kurzen Berichten in den Archives de Neurologie ersehe, sind sie zu folgenden Resultaten gekommen.

Bei der tabischen Amaurose fanden sie eine starke Verdickung der Arachnoidea und Pia mater um Chiasma und Optici, eine Verdickung, die der der Meningen bei Tabes entsprechen soll. Mikroskopisch fanden sie Pia und Arachnoidea infiltriert, und zwar „non seulement au devant de la portion crânienne des nerfs, mais egalement au pourtour de la portion orbitaire".

Nerven, die fast keine Fasern mehr enthielten, hatten ihr Volumen behalten, andere, die noch Fasern enthielten, waren stark verdünnt. Die nicht verdünnten Nerven zeigten eine beträchtliche Verdickung der Septen. In den dünnen Nerven zeigten sich „un semis de nodules fibreux extrêmement nombreux, disséminés sur un fond uniforme, parsemé de cellules névrologiques". Diese Knoten erwiesen sich bei der Untersuchung frischerer Präparate als obliterierte Gefässe. Aber die Zahl der „Knoten" war so erheblich, dass Marie und Léri glaubten, dass zuerst eine Vermehrung der Gefässe stattfindet, gewissermassen eine „phase d'irritation", und dass auf diese Phase erst eine solche der Obliteration der normaler Weise vorhandenen und der neugebildeten Gefässe folgt.

„Les fibres disparaissent alors faute d'irrigation sanguine".

Die beiden Phasen sollen auch klinisch eine Bedeutung haben. Marie und Léri trennen das Stadium der Erblindung in zwei Perioden. Die erste akute Periode soll 6—8 Monate, höchstens aber 2—3 Jahre dauern. In dieser Periode sollen Sehschärfe, Farben- und Formensinn verloren gehen. Die zweite Periode soll im allgemeinen 3—5 Jahre, aber bisweilen auch noch länger dauern — selbst 22 und 34 Jahre. In dieser Periode soll auch die Lichtempfindung verloren gehen. Die erste klinische Periode soll nun der pathologisch-anatomischen „phase d'irritation, „die zweite der „phase d'oblitération" entsprechen.

Erwähnenswert ist noch, dass Marie und Léri selbst bei total Amaurotischen noch relativ viele Ganglienzellen in der Retina fanden. Häufig war die Zahl der Ganglienzellen „très comparable au nombre habituel de ces éléments, bien que dans quatre au moins de ces cas — (11 Fälle von tabischer Amaurose) — nous n'ayons trouvé dans le nerf correspondant aucune fibre nerveuse et que dans la plupart des autres le nombre des fibres restantes ait été très minime". Die Nervenfaserschicht der Retina war in allen Fällen stark verdünnt, aber keineswegs im Verhältnis zu der Zahl der erhaltenen Fasern, noch zu der Zahl der multipolaren Zellen. Marie und Léri kommen zu dem Schlusse: Tabes, progressive Paralyse und tabische Amaurose „représentent simplement trois localisations d'un même processus, probablement d'ordinaire syphilitique tertiaire", die gleichzeitig auftreten können, aber auch isoliert bleiben können.

Die tabische Atrophie ist der bei Paralyse „semblable", beide sind auf „lésions de méningite et de névrite interstitielle à point de départ vasculaire (endo- et péri-artérite et phlébite") zurückzuführen.

Wilbrand und Sänger haben einen Fall von tabischer Atrophie genauer beschrieben (Bd. V, S. 528), in dem eine ringförmige periphere

Partie degeneriert war, während der zentrale Teil des Optikus gut erhalten war. Wilbrand und Sänger vertreten durchaus den Standpunkt, dass es sich beim tabischen Sehnervenschwunde um einen rein degenerativen Prozess handelt.

Im Jahre 1906 hat Spielmeyer einen Fall von totaler Sehnervenatrophie bei Tabes mit der Weigert'schen Neurogliamethode untersucht. Ueber die Ursachen der Optikusatrophie hat er sich nicht ausgesprochen.

Abgesehen von Spielmeyer und Wilbrand und Sänger kann keiner der bisher erwähnten Autoren die Arbeiten von Nissl und Alzheimer gekannt haben, die unsere Kenntnisse von der pathologischen Anatomie der progressiven Paralyse in so hervorragender Weise gefördert haben. Es ist sonderbar genug, dass von keiner Seite einmal mit den von Nissl und Alzheimer angegebenen Methoden das Verhalten der Sehbahn bei der Paralyse und der Tabes nachgeprüft worden ist. Es ist um so sonderbarer, als die Mangelhaftigkeit unserer Kenntnisse auf diesem Gebiete selbst in den Lehrbüchern der pathologischen Anatomie des Auges betont wird. So sagt Greeff schon 1906 über den tabischen Sehnervenschwund in seiner „Pathologischen Anatomie des Auges": „Merkwürdigerweise liegen nicht viele genau untersuchte Fälle vor".

Man hat offenbar das bisherige Dogma von den Ursachen des Sehnervenschwundes für so unerschütterlich gehalten, dass man Nachuntersuchungen für vollkommen überflüssig hielt.

Und dabei ist zu bedenken, dass keinerlei einwandsfreie Netzhautbefunde vorliegen, dass nur in ganz vereinzelten Fällen die ganze Sehbahn untersucht worden ist und dass die dabei angewandten Methoden keineswegs als ausreichend angesehen werden können.

Untersuchungsmethodik.

Untersucht habe ich 24 Fälle von Paralyse, Taboparalyse und Tabes, ferner zur Kontrolle 9 Fälle von Hirnarteriosklerose, Hirnlues und Epilepsie.

Zur Untersuchung kamen die Netzhäute, die Sehnerven, das Chiasma, die Traktus und von den primären Optikuszentren die Corpora geniculata externa. Nur in den Fällen 2, 5, 12 standen die Netzhäute und orbitalen Sehnerven aus äusseren Gründen nicht zur Verfügung. In allen Fällen wurde die Umgebung des Chiasma, das zentrale Grau, die dem Chiasma benachbarten Gefässe, der Hypophysenstiel und, wenn möglich, auch die Hypophyse, ferner die Substantia perforata anterior, und in einer Reihe von Fällen auch die Olfactorii und Oculomotorii untersucht. In allen Fällen wurde das Gehirn, und zwar besonders die dem Chiasma benachbarten Teile einer genaueren Untersuchung unterzogen und in den Fällen, in denen tabische Symptome vorhanden waren, auch das Rückenmark. Von anderen Organen habe ich mikroskopisch eine grössere Zahl von Aorten untersucht.

In Bezug auf die Methoden, die bei den einzelnen Teilen zur Anwendung kamen, möchte ich zunächst kurz die Methoden besprechen, nach denen die Netzhäute untersucht wurden.

Unter meinen 24 Fällen waren 4 (Fall 7, 13, 16, 18), in denen die Netzhäute mit den hinteren Bulbushälften und den Sehnerven in Formol fixiert und konserviert waren.

Die Formolfixation hat zwar den Vorteil, dass die Netzhäute nicht brüchig werden, sie hat aber den grossen Nachteil, dass sie die feinere Struktur der Netzhaut nur sehr mangelhaft fixiert und vor allem ungenügende Bilder von den Nisslkörpern der Ganglienzellen der Netzhaut gibt. Wir können aus Formolpräparaten demnach keine Schlüsse auf das Verhalten der feineren Zellstruktur, speziell der Ganglienzellen, ziehen. Für eine Reihe von Fragen sind die Formolpräparate deswegen nicht brauchbar. Andererseits vermögen wir doch noch gewisse Tatsachen auch an Formolpräparaten zu konstatieren, z. B. ob die Zahl und die Lage der Ganglienzellen eine normale ist, ob die Kerne der Ganglienzellen normal sind, ob die Körnerschichten irgendwelche Abweichungen von der Norm zeigen und ob die einzelnen Schichten normale Dicke zeigen und Aehnliches. Für manche Zwecke reicht demnach die Formolfixation aus. Als einwandsfreie Methode kann sie aber nicht betrachtet werden.

Als einwandsfreie Fixationsmittel kommen meinem Erachten nach für die Untersuchung am Menschen in erster Linie Sublimatgemische in Frage. Ich habe an mehreren Augen, unter anderem auch bei einem Paralytiker (Fall 1) zuerst die Fixation mit Sublimat-Kochsalzlösungen versucht. Die Resultate waren ganz zufriedenstellende, nur wurde die Netzhaut ausserordentlich brüchig.

Ich habe mich deswegen später der Birch-Hirschfeld'schen Fixationsflüssigkeit bedient und kann mich dem Urteil Birch-Hirschfeld's und Schreiber's durchaus anschliessen, dass diese Lösung das beste zurzeit zur Verfügung stehende Fixationsmittel der Retina darstellt.

Die Birch Hirschfeld'sche Lösung ist eine Modifikation der Zenkerlösung und unterscheidet sich von der Zenkerlösung nur dadurch, dass sie weniger Sublimat und Eisessig enthält, dafür aber eine gewisse Menge Formalin. Sie besteht aus Sublimat 3,0, Kal. bichrom. 2,5, Natr. sulfur. 1,0 und Aq. dest. 100. Diesem Gemisch wird kurz vor dem Gebrauch 3,0 Eisessig und 0,5 Formol (= 40 pCt. Formalin) zugesetzt. Die Fixierung soll 24 Stunden dauern, danach 24—48 Stunden ausgewaschen werden und in steigendem Alkohol unter Einschiebung von Jodalkohol gehärtet werden.

Ich habe die Birch-Hirschfeld'sche Lösung in der Weise angewandt, dass ich nach Ablassen des Vorderkammerwassers mit einer Pravazspritze die fertige Mischung in den Glaskörper injizierte. Das Ablassen des Kammerwassers geschieht am besten mit einer Punktionsnadel, kann aber im Notfalle auch mit jedem spitzen Messer ausgeführt werden. Es ist deswegen nötig, weil sonst nicht genügend Fixierflüssigkeit in den Glaskörper gelangt. Es ist aber zu beachten, dass die Nadel der Pravazspritze schon vor dem Ablassen des Kammerwassers durch die Sklera gestochen werden muss, weil nach dem Ablassen des Kammerwassers der Einstich durch die Sklera ausserordentlich schwer ist. Es ist ferner zu beachten, dass die Nadel möglichst schräg durch die Sklera gestochen wird, damit die Fixationsflüssigkeit nicht aus dem Glaskörper durch die Einstichstelle wieder abfliesst.

Bei der Injektion in den Glaskörper wird, auch dann, wenn sie sehr langsam erfolgt, der Glaskörper zum Teil zertrümmert. Das schadet aber der Netzhaut nichts. Dadurch, dass die Flüssigkeit nicht unmittelbar in die nächste Nähe der Retina injiziert wird, sondern durch eine schmale Zone Glaskörper von der Netzhaut getrennt bleibt, kann sie nur allmählich zur Netzhaut vordringen. Es werden auf diese Weise Kunstprodukte verhindert, die bei direkter Einwirkung der Fixationsflüssigkeit auf die Netzhaut durch den Ausgleich der Konzentration zwischen dem Reagens und der Gewebsflüssigkeit und dadurch bedingte Strömungen leicht entstehen können.

Bei der Sektion wurde nach Aufmeisseln des Orbitaldaches der hintere Bulbusabschnitt, und zwar von vorn bis zur Ora serrata mit dem Sehnerven herauspräpariert, der Sehnerv dicht am Bulbus abgetrennt und der hintere Bulbusabschnitt noch kurze Zeit in Birch-Hirschfeld'schem Gemisch nachfixiert und dann gewässert.

Eingebettet wurde die von der Aderhaut losgelöste Retina in Paraffin. Die Schnittfläche betrug durchgehends 5 Mikra. Die Makulagegend wurde stets in Serienschnitte geschnitten. Den übrigen Teil der Retina zerlegte ich im allgemeinen in 8 Sektoren und untersuchte aus jedem Sektor eine grössere Zahl von Schnitten. Nur in den Fällen mit beginnender und partieller Atrophie wich ich von diesem Verfahren ab.

Zur Färbung benutzte ich im allgemeinen Thionin. Von einer Gegenfärbung mit Erythrosin, wie sie Birch-Hirschfeld empfiehlt habe ich keinen Vorteil gesehen und habe sie deswegen ebenso, wie

Schreiber, wieder aufgegeben. Ausser Thionin kam vor allem die Heidenhain'sche Eisenalaunhämatoxylinfärbung zur Verwendung. Sie gibt besonders gute Bilder von den Kernen der Ganglienzellen und den inneren und äusseren Körnern. Auch die Stäbchen und Zapfen färbt sie sehr gut. Ferner lässt sich die Stützsubstanz der Retina mit dieser Methode, wenn man in bestimmter Weise entfärbt, in befriedigender Weise darstellen. Selbst die Nisslkörper kommen bei einer nicht zu starken Entfärbung noch ganz gut heraus. Die Papille, die Sklera und die Aderhaut wurden nach Entfernung der Retina eingebettet und vor allem horizontal durch Papille und Makulagegend verlaufende Schnitte angefertigt.

Was dann die Optici, das Chiasma, die Traktus und die Corpora geniculata externa betrifft, so habe ich sie in Formalin fixiert und auf Rat von Herrn Professor Raecke mit dem Gefriermikrotom geschnitten. Nur Gefrierschnitte bieten die Möglichkeit, an demselben Stücke die verschiedensten Färbemethoden zur Anwendung zu bringen.

Bearbeitet wurde jeder Fall in folgender Weise:

Die Sehnerven waren bei der Sektion etwa 4—6 mm vor dem Chiasma und 2—3 mm hinter dem Bulbus abgetrennt, sie wurden in 3 ungefähr gleiche Teile zerlegt. Der distale Teil enthielt die Zentralgefässe, der proximale Teil die Gegend des Foramen opticum mit der Arteria ophthalmica. Von jedem der 3 Stücke wurde nun ein kleiner Teil in Querschnitte und ein grösserer in Längsschnitte zerlegt. Um Querschnitte durch die Zentralgefässe zu erhalten, wurde der dem Bulbus benachbarte Teil des peripheren Stückes quer geschnitten und ebenso wurde, um Querschnitte durch die Ophthalmika zu erhalten, der distale Abschnitt des proximalen Stückes quer geschnitten.

Das Chiasma wurde mit einem möglichst grossen Stücke seiner Umgebung entfernt. Von den am Chiasma sitzenden Sehnervenstücken wurden in allen Fällen Querschnitte angefertigt. Das Chiasma selbst wurde bald horizontal, bald senkrecht geschnitten, dagegen wurde die Partie dicht hinter dem Chiasma stets in frontale Schnitte zerlegt, um Aufschluss über das Verhalten des zentralen Graus neben dem Chiasma zu erhalten.

Die Traktus wurden an verschiedenen Stellen zugleich mit dem zentralen Grau untersucht.

Die Corpora geniculata lateralia habe ich mir in der Weise freigelegt, dass ich den hinteren Teil des Hirnstammes mit dem daran sitzenden Kleinhirn durch einen schrägen Schnitt, der vorn vor dem Pons Varoli begann und hinten etwa zwischen den vorderen und hinteren Vierhügeln endete, abtrennte und dann durch einen fast horizontalen Schnitt die unteren Teile der Schläfenlappen abtrug. Man kann auf diese Weise die Corpora geniculata sehr leicht zu Gesicht bekommen. Das Kerngebiet ist, abgesehen von der äusseren Konfiguration, gewöhnlich auch an seiner etwas bräunlichen Färbung kenntlich. Durch zwei senkrecht zur Oberfläche und ungefähr in der Richtung der hinteren Traktusteile geführte parallele Schnitte von etwa 2 cm Länge und durch zwei entsprechende, zu den eben erwähnten senkrechte Schnitte wurde das ganze Kerngebiet mit dem hinteren Traktusteile entfernt. Das so gewonnene Stück von 2 cm Länge, 1—1,5 cm Tiefe und etwa 6—7 mm Dicke wurde dann mit dem Mikrotom senkrecht zur Gehirnbasis so geschnitten, dass in jedem Schnitte Traktus und primäres Zentrum getroffen wurde. Auf diese Weise kam der zwiebelschalenförmige Bau dieses Zentrums besonders deutlich heraus.

Als Schnittdicke der Gefrierschnitte habe ich für alle Teile der Sehbahn 15 Mikra gewählt. Nur für gewisse Fälle wurde unter diese Dicke heruntergegangen.

Was die Färbung betrifft, so kamen die verschiedensten Methoden zur Anwendung; für Uebersichtsbilder die v. Gieson'sche Methode, für Zellfärbung Toluidinblau, Thionin und Kresylviolett, für elastische Fasern die Weigert'sche Resorzin-Fuchsin-Methode, für Nervenfibrillen die Bielschowski'sche Silberimprägnation und in einzelnen Fällen auch das Verfahren von Ramon y Cajal (langsame Methode), für Markscheiden die Weigert-Pal'sche Methode und für Fett die Sudan- und Scharlachrotfärbung (Herxheimer). Die Unna-Pappenheim'sche Methode für die Färbung von Plasmazellen habe ich auch versucht, aber im Allgemeinen keine befriedigenden Resultate erhalten. Es mag das wohl daran liegen, dass mir nur Formolmaterial zur Verfügung stand. Für die Untersuchung der degenerativen Vorgänge habe ich mich auch mit Vorteil des Merzbacher'schen Verfahrens bedient. Prinzipiell wurde jeder Teil der Sehbahn möglichst nach allen angegebenen Methoden gefärbt, um ein nach jeder Richtung hin einwandfreies Urteil zu ermöglichen.

Uebersicht über die von mir untersuchten Fälle.

Unter den 24 von mir untersuchten Fällen habe ich in 8 Fällen die Sehbahn vollkommen normal gefunden und zwar in den Fällen 1, 2, 5, 10, 11, 21, 23 und 24. In allen übrigen Fällen fand sich eine mehr oder weniger ausgebreitete Atrophie. In dem Uebersichtsbilde Tafel I habe ich die einzelnen Fälle so eingetragen, dass sich ein Ueberblick über die Ausdehnung und den Grad der Atrophie in jedem einzelnen Falle gewinnen lässt. Die erste Figur zeigt das Schema des Verlaufes der einzelnen Bündel nach Henschen und zwar in dem dicht hinter dem Bulbus gelegenen Teile des Optikus. Da gerade an dieser Stelle die Lage der atrophischen Fasern am sichersten festzustellen ist, habe ich sie zur Eintragung meiner Befunde gewählt. Technisch ist hier eine genaue Markierung sehr leicht, wenn man in dem dicht am hinteren Bulbusabschnitte sitzenden Sehnerven in der Richtung der Makula einen tiefen und nach oben oder unten einen weniger tiefen Einschnitt macht.

In den Fällen, in denen die peripheren Optici und die Netzhäute aus äusseren Gründen nicht zur Verfügung standen, also in den Fällen 2, 5, 12, fand sich nur im Falle 12 eine Atrophie. In diesem Falle habe ich, um das Uebersichtsbild nicht zu stören, den am intrakraniellen Optikus erhaltenen Befund in dem Schema auf den orbitalen Teil übertragen.

Da die einzelnen untersuchten Fälle sich nicht nur in Bezug auf die Ausdehnung der Atrophie, sondern auch in Bezug auf eine ganze Reihe von Einzelheiten unterscheiden, habe ich es für erforderlich gehalten, jeden einzelnen Fall in Kürze zunächst zu beschreiben, ehe ich auf die Besprechung der Resultate näher eingehe.

Ich brauche wohl nicht besonders zu betonen, dass nur solche Fälle von mir verwertet wurden, in denen die Diagnose Paralyse, resp. Tabes auch mikroskopisch feststand. Alle Fälle, in denen auch nur die geringsten Zweifel an dieser Diagnose bestanden, wurden von vornherein ausgeschaltet. Speziell wurden solche Fälle, in denen auch nur die Differentialdiagnose zwischen Paralyse, resp. Tabes und Syphilis des Zentralnervensystems in Frage kommen konnte, unberücksichtigt gelassen.

Fall 1. Ba., Ewald, 31 Jahre alt, Kellner. Anfang 1910 wegen Diebstahls ziemlich wertloser Gegenstände bestraft. Damals in guter Stellung. Seit Anfang 1910 Grössenideen, hätte Reitpferde, mehrere Tausend Mark in Paris liegen. März 1910 in verwahrlostem Zustande in die Irrenanstalt Friedrichsberg aufgenommen. Bei der Aufnahme zeitlich und örtlich mangelhaft orientiert, ausgesprochene Grössenideen.

20. 7. 10 in die Klinik aufgenommen. Befindet sich in gutem Ernährungszustande, ist kräftig gebaut. Pupillendifferenz, starke Entrundung und reflektorische Starre. Linkes Lid hängt etwas herab. Die Papillen sind vollkommen normal. In der Umgebung der Papille und in der Makulagegend ist die Retina etwas verschleiert (Kleinsche Trübung). Im Zentrum der Makulagegend finden sich 3 kleine gelbe Stippchen. Fazialis symmetrisch. Zunge gerade, zittert stark. Gaumenbögen gleichmässig gehoben. Rachenreflex normal. Starke artikulatorische Sprachstörung. Reflexe der oberen Extremitäten lebhaft. Dynamometer beiderseits gleich (40). Romberg angedeutet. Kniephänomene gesteigert. Zehen plantar. Gang etwas breitbeinig, kann nur schwer auf einen Stuhl steigen, knickt in den Knieen ein. Pinselberührungen überall richtig lokalisiert,

Spitz und Stumpf nicht sicher unterschieden. Schmerzempfindung herabgesetzt. Innere Organe normal. Bauchdecken- und Kremasterreflex schwach. Leichte Schwellung der Inguinaldrüsen. Ausgesprochene Grössenideen: habe eine Villa, habe 200 000 Mark gewonnen, wolle Reisen nach England machen usw. Nur ganz einfache Rechenaufgaben werden richtig gelöst.

Lumbalpunktion: Druck 160 mm. Nissl 6 1/2. Reichlich Serumalbumin und Serumglobulin. Starke Lymphozytose. Wassermann im Blut und im Liquor negativ.

In der Folgezeit meist sehr euphorisch. Ausgesprochene Grössenideen, habe Pferde, ein Automobil, unendlich viel Geld, sei mit einer Prinzessin gereist, besitze die goldene Rettungsmedaille und verschiedene Orden usw. Intelligenz nimmt allmählich weiter ab. Am 18. 8. morgens plötzliche Benommenheit mit Temperatursteigerung auf 38,5, liegt schlaff auf dem Rücken, versucht zu sprechen, kann nur einige Silben herausbringen. Nachmittags nimmt Benommenheit zu. Patellarreflexe normal, Babinski negativ. Lungen frei. Keine Lähmungen. In den nächsten Tagen erholt er sich allmählich, zeigt vorübergehend aphatische Störungen. 22. 8. wieder ganz klar ohne aphatische Störungen. Artikulatorische Sprachstörungen nicht grösser als vor dem Anfall. In der folgenden Zeit im allgemeinen wieder sehr euphorisch und nur vorübergehend verstimmt. Einmal nachts starke Kopfschmerzen. Grössenideen nehmen zu. Wünscht immer wieder entlassen zu werden, um einen Direktorposten oder dergleichen zu übernehmen. 28. 10. Kurzer paralytischer Anfall. Zittert an Händen und Füssen, sinkt zu Boden, wird aber nicht bewusstlos. Keine Lähmungssymptome, nur Sprache schlechter. 28. 11. Plötzlich morgens schwerer paralytischer Anfall. Völlige Bewusstlosigkeit, klonische Zuckungen zuerst im rechten Arm und Bein, später auch linksseitig, dann im rechten Fazialis. Gesicht wird zyanotisch, Atmung gurgelnd. Auch nach Paraldehydklystier und Narkose keine Besserung. Temperatur nachmittags 38,8. Starke Transpiration. Erst am 29. 11. lassen die Krämpfe allmählich nach, doch besteht völliges Koma und röchelnde Atmung. Bulbi sind nach oben und links gedreht. Keine Spasmen. 30. 11. Koma unverändert. Temperatur steigt abends bis 39,5°. 1. 12. 1910. Zustand unverändert. Völliges Koma. Zeitweise noch leichte Zuckungen in den Augenmuskeln, im Fazialis und bisweilen auch in den Extremitäten. Temperatur morgens 39°. Ueber der linken Lunge entwickelt sich unten eine leichte Dämpfung. 1. 12. Abends Exitus.

S e k t i o n 2. 12. vormittags: Kleine Blutung in der Dura. Pia überall verdickt und trübe, besonders über Schläfenlappen. Gefässe stark injiziert. Stirnlappen wenig atrophisch. Gehirngewicht 1320. Basisgefässe stellenweise arteriosklerotisch. Aorta normal. Alte Pleuraverwachsungen. Links Pneumonie sämtlicher, rechts des mittleren Lappens. Leichter chronischer Blasenkatarrh.

M i k r o s k o p i s c h zeigt das H i r n die für Paralyse charakteristischen Veränderungen. Die Infiltration in der Pia ist ziemlich gleichmässig über die ganze Konvexität verbreitet, nur über dem Scheitelhirn ist sie etwas stärker. Hier ist auch die Gefässinfiltration in der Rinde am stärksten, ebenso die Erkrankung der Ganglienzellen und dementsprechend die Veränderungen der Glia.

Die Architektonik der Hirnrinde ist im Scheitel- und Stirnlappen schon stark gestört, im Hinterhauptslappen nicht verändert. Die Schläfenlappen zeigen in den neben dem Chiasma liegenden Abschnitten deutliche Plasmazellinfiltrationen, die sich zum Teil bis auf die Kapillaren erstreckt. Die degenerativen Erscheinungen an der nervösen Substanz sind hier noch nicht sehr ausgesprochen.

Retinae: $^1/_2$ Stunde nach Exitus konzentrierte Sublimatlösung in den Bulbus injiziert. Netzhäute vollkommen normal, tadellos konserviert. Es findet sich nirgends auch nur eine Andeutung einer Erkrankung der Ganglienzellen. Ebenso sind die übrigen Schichten alle normal. Makula ohne Faltenbildung fixiert, zeigt keinerlei Abweichungen von der Norm. Zahl der Ganglienzellen im Fundus und an der Peripherie vollkommen normal. Als pathologisch-anatomisches Substrat für die Kleinsche Trübung findet sich Verdickung der Membrana limitans interna. Die Stippchen sind durch beginnende Glasdrusen bedingt.

Optici: Orbitaler Teil vollkommen normal, sowohl was Markscheiden, wie Fibrillen, Glia, Gefässe und Bindegewebe betrifft. Intrakranielle Optici zeigen eine sehr geringfügige Infiltration der Pia mit Plasmazellen und Lymphozyten, nirgends aber greift die Infiltration auf das Innere des Optikus über. Die Infiltration dringt auf der rechten Seite noch bis in die Pia im knöchernen Kanal vor. Auf der linken Seite ist dieser Teil schon frei. Die Randglia ist an einzelnen Stellen etwas verdickt und bildet kleine Pinsel. Die nervösen Bestandteile der Optici sind vollkommen normal.

Chiasma: Pia nur mässig infiltriert. Inneres des Chiasma frei von Infiltrationen. Nur im untersten Teile des Chiasma finden sich um 2 Gefässe, dicht nach ihrem Eintritt in das Chiasma, vereinzelte Plasmazellen. Glia nur am vorderen Rande und an der unteren Fläche des Chiasma etwas verdickt und an einzelnen Stellen schon ausgesprochene Pinsel bildend. Im Innern des Chiasma ist die Glia ebenso wie die nervöse Substanz normal. Traktus normal. Randglia der Traktus zum grössten Teil vollkommen normal, nur an einzelnen Stellen ganz leicht verdickt.

Corpora geniculata externa: Kerngebiet vollkommen normal. An der Grenze des Kerngebietes des linken Corpus geniculatum, aber schon im Markweiss verlaufen einzelne Gefässe mit deutlicher Plasmazellinfiltration. Die Plasmazellen liegen hier an einzelnen Stellen in mehreren (bis zu 3) Schichten. Diese Gefässinfiltration lässt sich bis an die Oberfläche des linken Corpus geniculatum verfolgen, und es zeigt sich, dass hier die Pia etwas stärker infiltriert ist, als über dem Traktus derselben und dem Corpus geniculatum und Traktus der anderen Seite, wo sich nur ganz vereinzelte Plasmazellen finden.

Umgebung des Chiasma: Karotiden normal, nur in der Adventitia vereinzelte Plasmazellen. Das Tuber cinereum und die Corpora mammillaria zeigen ausgesprochene Zeichen der Erkrankung. Die grösseren Gefässe sind hier sämtlich von Plasmazellmänteln umgeben, die Plasmazellen liegen zum grössten Teil in einer Schicht, pflasterförmig, an mehreren Gefässen aber auch in 2 und 3 Schichten. Die Infiltration hat sich auch auf die feinsten Gefässe erstreckt; nur wenige Kapillaren sind noch frei. Die Ganglienzellen sind zum grossen Teil noch unverändert, doch lassen sich an vielen schon mehr oder weniger ausgesprochene Zeichen der „chronischen Erkrankung" nachweisen. An einzelnen Zellen ist die Degeneration schon weit fortgeschritten, so dass nur noch Reste der Ganglienzellen nachweisbar sind. Glia überall in Wucherung. Ueberall sieht man reichlich Monstregliazellen mit starker Faserbildung. Stark vermehrt ist auch die perivaskuläre Glia. Ebenso findet sich eine Vermehrung der Trabantzellen.

Oculomotorii: zeigen eine geringe Infiltration in ihrer Umgebung. Nur an 2 Gefassen dringen einzelne Plasmazellen in das Innere des linken Okulomotorius ein. Die Nerven sind im übrigen vollkommen normal.

Olfactorii: Nur in der Pia einzelne Plasmazellen, im übrigen normal.

Im Falle 1 handelt es sich klinisch und pathologisch-anatomisch um eine zweifellose progressive Paralyse, die in etwa einem Jahre nach mehreren paralytischen Anfällen zum Exitus geführt hat. Der Tod muss als die Folge eines schweren paralytischen Anfalls aufgefasst werden.

Die Netzhäute beider Augen zeigen keine Spur von Veränderungen. Ebenso ist die ganze Sehbahn von der Retina bis zum Corpus geniculatum vollkommen normal. Nur der Pialüberzug der intrakraniellen Optici, des Chiasma und der Traktus zeigt eine geringe Infiltration mit Plasmazellen und Lymphozyten, die aber mit Ausnahme zweier umschriebener Bezirke am Boden des Chiasma nirgends auf das Innere der Sehbahn übergreifen. Die Corpora geniculata externa sind vollkommen normal. Ausgesprochene paralytische Erkrankung dagegen (Plasmazellinfiltration der Gefässadventitia, Ganglienzellerkrankung und Gliawucherung) findet sich im ganzen Tuber cinereum und in den Corpora mamillaria. Schwer verändert sind die basalen Teile des Grosshirns, speziell die unteren Flächen der Schläfenlappen.

Fall 2. Be., E., Rechnungsrat a. D, 52 Jahre. Seit 1½ Jahren ist er schon seinen Bekannten durch Redseligkeit und unsinnige Reden aufgefallen. Seit derselben Zeit „Ohnmachtsanfälle"., musste sich setzen, um nicht hinzufallen. Nur einmal gefallen. Dauer der Anfälle ½—1 Minute. Zeitweise desorientiert, hielt seine Wohnung für die Amtsstube und redete die bei ihm befindlichen Personen dementsprechend an. Konnte sich auf der Strasse nicht zurecht finden. Seit 8 Tagen schlaflos, erregt und zornig, bedroht seine Angehörigen, hat einen Tag vor der Aufnahme eine Fensterscheibe eingeschlagen und sich dabei verletzt.

8. 11. 11 aufgenommen. Kräftig gebaut, befindet sich in gutem Ernährungszustande, sieht blühend aus. Pupillen Spur entrundet, gleichweit, 4 mm; auf Licht starr, auf Konvergenz bis 2 mm. Papillen sind in toto etwas blass, aber nicht atrophisch. Fazialis symmetrisch, Zunge gerade, zittert, Gaumenbögen gleichmassig gehoben. Mechanische Muskelerregbarkeit und Reflexe normal. Kniephänomene etwas gesteigert. Vasomotorisches Nachröten schwach. Kein Babinski, Romberg nicht zu prüfen. Gang sehr unsicher, fällt vom Stuhl, als er aufsteben will. Spitz und Stumpf nicht zu prüfen. Lokalisation richtig.

Innere Organe normal, Arterien weich. Während der Untersuchung sehr un ruhig, will die Aerzte umarmen, lacht, stösst unverständliche Laute und Worte aus. Sprache ist total verwaschen, lallend. Verfällt während der Untersuchung für kurze Zeit in einen schlafähnlichen Zustand, wird dann wieder sehr lebhaft, lallt. Sei Kaiser, habe über eine Million, sei „beinahe der liebe Gott“ usw.

Lumbalpunktion: 130 Druck, Serumglobulin, mittelstarke Lymphozytose. 12. 11. Sehr hinfällig, häufig schlafend, dann wieder sehr unruhig. Widersetzt sich beim Verbinden der Hand und ebenso beim Füttern. 17. 11. Morgens Kollaps, Nahrungsaufnahme unzureichend. Atmung oberflächlich. Zeitweise elementarer Bewegungsdrang. Schimpft unverständlich vor sich hin, lächelt blöde. In der Folgezeit verfällt Pat. mehr und mehr, lässt unter sich, reagiert kaum noch auf Anrede. Spricht nur Unverständliches, muss zeitweise gefüttert werden. Wegen schlechter Herzfunktion zeitweise Digalen.

10. 12. Seit gestern Mittag nicht mehr geschluckt, reaktionslos, zuckt nur bei Kampfereinspritzung etwas zusammen. 11. 12. Morgens 3 Uhr Exitus.

Sektion 11. 12. vormittags 11 Uhr: Dura normal. Liquor mässig vermehrt. Pia mater zeigt deutliche Trübung vor allem über dem Stirnhirn. Hier findet sich auch schon makroskopisch eine ausgesprochene Atrophie. Aber auch die Zentralwindungen und der Hinterhauptslappen zeigen deutliche Atrophie. Ausgebreitete hypostatische Hyperämie in beiden Lungen. Muskatnussleber.

Die Aorta zeigt neben arteriosklerotischen Erscheinungen (Kalkeinlagerungen in die Intima, zum Teil dicke Kalkplatten, atheromatöse Geschwüre) ausgesprochene Döhle-Hellersche Aortitis und zwar Plasmazellinfiltrate vor allem in der Adventitia, aber auch an einzelnen Stellen in der Media. Hier finden sich dichte Infiltrationen vor allem um die Vasa vasorum. Nirgends Gummen. Makroskopisch war die luetische Erkrankung der Aorta noch nicht nachweisbar.

Hirn mikroskopisch: Es findet sich das typische Bild der progressiven Paralyse. Auffallenderweise sind die Veränderungen am stärksten über dem Stirnhirn, das schon stark atrophisch ist, und über dem Hinterhauptshirn. Der Scheitellappen ist nur wenig befallen, die Infiltration in der Pia ist hier nur gering, auch sind nur wenige Gefässe infiltriert und die Ganglienzellen bis auf Ausnahmen normal. Stärkere Veränderungen weist der Schläfenlappen auf und zwar besonders an seiner unteren Fläche. Im Gyrus hippocampi und benachbarten Teilen ist die Infiltration auffallend stark und hat hier auch schon auf die Kapillaren übergegriffen. Die Ganglienzellen im Schläfenlappen sind zum grossen Teil verändert, an einzelnen Stellen, besonders auf der linken Seite, findet sich auch eine ausgesprochene Gefässproliferation.

Netzhäute und periphere Optici standen aus äusseren Gründen nicht zur Verfügung. Die intrakraniellen Optici zeigen eine mässige Infiltration der Pia und geringe Wucherung des Gliarandfilzes, aber vollkommen normales Verhalten der nervösen Bestandteile.

Am Chiasma findet sich eine stärkere Infiltration der umgebenden Pia, eine ausgesprochene Verdickung der Randglia. Besonders an der vorderen Kante und an der unteren Fläche finden sich lange pinselförmige Wucherungen. In dem verdickten Randfilze liegen massenhaft Amyloidkörperchen. Sehr stark gewuchert ist die Glia um den Hypophysenstiel, ebenso die die Lamina terminalis bildende Gliaschicht. Die Infiltration greift nirgends auf das Innere des Chiasma über. Dagegen finden sich in dem zentralen Grau dicht neben dem Chiasma und an der medialen Seite des linken Traktus mehrere Gefässe mit ausgesprochener Plasmazellinfiltration. Von diesen zweigen auch zwei feine Aeste mit deutlicher Infiltration nach vorn ab und verlaufen unter dem Ependym des Bodens des dritten Ventrikels nach vorn oberhalb des Chiasma hin, ohne aber in das Chiasma selbst einzudringen. Die nervöse Substanz des Chiasma (Markscheiden- und Fibrillenfärbung) ist vollkommen normal.

Die Traktus zeigen nur eine geringe Verdickung des Randfilzes und eine sehr geringfügige Infiltration der sie bedeckenden Glia; sie sind im übrigen normal.

Die Corpora geniculata zeigen vollkommen normales Verhalten. Die Pia über ihnen ist so gut wie frei von Infiltration.

Im Tuber cinereum sind die grossen Gefässe fast sämtlich von einer mehrfachen Lage von Plasmazellen umgeben. Von den kleineren zeigen die meisten ebenfalls eine ausgesprochene Infiltration. Die Ganglienzellen sind zum Teil schon verändert. Ein grosser Teil aber ist noch normal. Die Glia zeigt ausgesprochene Wucherungserscheinungen, es finden sich zahlreiche Monstregliazellen. Das Ependym des 3. Ventrikels ist normal.

An den grösseren Gefässen an der Hirnbasis, ebenso an den Karotiden findet sich eine mässige Arteriosklerose, aber nirgends schwerere Veränderungen.

Die Oculomotorii sind normal. Nur im Perineurium finden sich ganz vereinzelte Plasmazellen.

Im Okulomotoriuskerngebiet sind die Ganglienzellen normal, dagegen dringen an 2 Gefässen auf der linken Seite und an 3 Gefässen auf der rechten Plasmazellen in das Innere der Vierhügel ein, ohne aber die Okulomotoriuskerne zu erreichen.

Im Falle 2 handelt es sich um eine zweifellose progressive Paralyse. Die nervösen Teile des Sehnerven, des Chiasma und der Traktus sind normal. Dagegen findet sich schon rings um das Chiasma eine ausgesprochene Plasmazellinfiltration, die auch auf die Pia der intrakraniellen Sehnerven sich fortsetzt. Die Infiltration dringt auch längs einiger die Sehbahnen begleitender Gefässe ein. Die Corpora geniculata sind frei. Im Tuber cinereum finden sich schon ausgesprochene Veränderungen. Ebenso zeigen die dem Chiasma benachbarten Teile des Hirns (Schläfenlappen) schwere Veränderungen.

Fall 3. Bi., H., 45 Jahre alt, Uhrmacher. Seit $^3/_4$ Jahren psychisch verändert, verstimmt, grübelt viel und vernachlässigt sein Geschäft. Seit einigen Wochen aufgeregt, geschwätzig entgegen seiner früheren Natur. Erzählt die unglaublichsten Geschichten, in denen Geld immer die Hauptrolle spielt. Verlegt und verliert Wertsachen, will sich an den Kunden, mit denen er deswegen in Streit gerät, vergreifen. Hat ein vor einer Wirtschaft stehendes Fahrrad fortgenommen und es nach Hause geschoben und behauptet, es gehöre ihm.

14. 9. 1911 aufgenommen Ausserordentlich euphorisch, erzählt von kostbaren Uhren, die er verkaufen wolle, von einem Onkel, der 24 Millionen habe.

Status: Linke Lidspalte Spur enger als rechte. Pupillen different, entrundet, sehr eng, reflektorisch starr. Rechte Papille stark abgeblasst, im temporalen Teile deutlich atrophisch. Schmaler Halo um die Papille. Linke Papille auch abgeblasst, aber weniger ausgesprochen, so dass auch der temporale Teil noch eine gewisse Rosafärbung zeigt. Gefässe normal. Fazialis symmetrisch, Flattern der Wangenmuskulatur. Zunge leicht nach rechts, zittert stark. Würgereflex vorhanden, mechanische Muskelerregbarkeit gering. Vasomotorisches Nachröten schwach. Reflexe überall vorhanden. Kniephänomene lebhaft. Zehen plantar, kein Klonus, kein Romberg, Gang frei. Sensibilität: alle Qualitäten normal. Status im ubrigen normal.

Psychisch ausgesprochene Grossenideen: Er habe heute 1000 Mark von seinem Millionär erhalten, er wolle Schriftsteller werden und sich um den Nobelpreis bewerben, ein Buch schreiben, das „Meine Familie" heissen soll. Nachdem er kurz zuvor gelesen, dass er sich in der Nervenklinik befindet, kann er sich nicht besinnen, wo er ist. Weiss Wochentage nicht. Jahr? 911.

Lumbalpunktion: 130—140 Druck, Nissl $3^1/_2$, Serumalbumin und Serumglobulin reichlich. Starke Lymphozytose. Wassermann Blut positiv.

15. 9. Wegen Unruhe Dauerbad. In Folgezeit bald sehr unruhig, schimpft auf die „Beamten", er müsse erst grosse Geschäfte abschliessen, dann wolle er zu Bilz ins Sanatorium; bald euphorisch. Erzählt, dass die Aerzte 10000 Mark, die Pfleger 30000 Mark Gehalt hätten. Duzt Aerzte und Pfleger. Will die Hofdame des Prinzen X. heiraten. Vorher müsse seine Frau kommen, die müsse dann in die Badewanne und so lange untersucht werden, bis sie tot sei usw. Hat keinerlei Einsicht in seinen Zustand.

13. 10. Plötzlich sehr hinfällig, vielleicht Anfall in der Nacht, reagiert nicht auf Anruf, muss gefuttert werden.

25. 10. Linke Unterlappenpneumonie, die allmählich auf die ganze linke Lunge übergreift.

26. 10. Exitus letalis $5^3/_4$ Uhr abends.

27. 10. Nachmittags 7 Uhr Sektion. Hirngewicht 1235 g. Dura stellenweise mit der Pia verwachsen. In der Leptomeninx auf der konvexen Seite kleine flächenhafte Blutergusse. Basis frei. Leichte Trübung der Pia über der Konvexität, geringe Atrophie über dem Vorderhirn. Gefässe fallen zusammen.

Uebrige Sektion verweigert.

Gehirn mikroskopisch: Typisches Bild der progressiven Paralyse. Ueber der ganzen Konvexität findet sich eine mässige Piainfiltration. Am stärksten ist sie über dem Scheitelhirn. Hier ist auch die Infiltration der Hirnrinde am stärksten und hier erstreckt sich auch die Infiltration auf die feinsten Gefässe. Im Stirn- und Hinterhauptslappen ist die Rindeninfiltration viel geringer und beschränkt sich auf einen Teil der grösseren Gefässe. Die degenerativen Prozesse sind am Scheitelhirn am stärksten ausgesprochen. Stellenweise sind die Rindenschichten hier schon verworfen, und an umschriebenen Stellen fehlen die Ganglienzellen fast ganz. Stäbchenzellen sind reichlich vorhanden und Gefäsneubildung ist im Scheitelhirn sehr ausgesprochen. Das Stirnhirn zeigt auch an vielen Ganglienzellen degenerative Veränderungen und dementsprechende Gliavermehrung. Die Schichten sind aber noch gut erhalten. Am Hinterhauptslappen sind die degenerativen Veränderungen sehr gering.

Beide Schläfenlappen zeigen nur geringe Infiltration der grossen Gefässe, sie sind im übrigen normal.

Retinae: Die Netzhäute sind durch Injektion Birch-Hirschfeld'scher Lösung in den Glaskörper $1/2$ Stunde nach dem Tode ausgezeichnet fixiert.

Rechte Netzhaut: Drei Quadranten der Makula sind vollkommen normal, sie weisen weder in der Nervenfaserschicht, noch in der Ganglienzellenschicht, noch in den anderen Schichten irgend welche Veränderungen auf.

Auch der vierte, der untere temporale Quadrant der Makula ist im ganzen normal, sowohl was seine Konfiguration, als die Zahl seiner Zellen betrifft. Nur die Nervenfaserschicht ist stellenweise etwas verdunnt und in der Ganglienzellenschicht finden sich einige veränderte Zellen. Ihr Zahl ist nicht gross, sie beträgt etwa $1/20$ der vorhandenen Ganglienzellen. Die Veränderungen bestehen in schlechter Farbbarkeit und teilweise sogar völligem Verschwinden der Nisslkörper. In einzelnen der veränderten Zellen ist das Protoplasma gleichzeitig geschrumpft, in anderen ist es eher etwas gequollen. Der Kern in den veränderten Zellen ist entweder pyknotisch, oder blasig vergrössert und ohne nachweisbares Kerngerüst. Die Gliazellen zeigen keine Veränderungen; die die Makula versorgenden Gefässe sind normal.

Die peripheren Teile der Netzhaut sind vollkommen normal, nur im temporalen unteren Quadranten finden sich vereinzelte veränderte Ganglienzellen.

Die Veränderungen sind die gleichen, wie die in der Makulagegend.

Die Papille des rechten Auges ist normal, nur die Gliazellen scheinen in der unteren Hälfte etwas vermehrt zu sein.

Die linke Netzhaut ist in allen Teilen normal. Weder in der Makulagegend noch in der Peripherie finden sich irgend welche Veränderungen.

Der rechte Sehnerv: Am orbitalen Optikus findet sich eine deutliche Atrophie in den peripheren Teilen des ungekreuzten ventralen Bündels und des ungekreuzten ventralen Makulabündels (cf. Uebersichtsbild Tafel I). Es findet sich ferner ein unbedeutender Faserausfall an der Grenze des gekreuzten dorsalen und des ungekreuzten dorsalen Bündels. Auch dieser Defekt liegt vollkommen peripher. Der untere Defekt zeigt keine scharfe Grenze, vielmehr ist in einem Optikusbündel ein Teil der Fasern stark atrophisch, ein anderer so gut wie normal oder ganz normal. In dem atrophischen Bezirk sind die untergegangenen Fasern durch Glia ersetzt. Diese Glia ist in einzelnen Bundeln schon stark geschrumpft, so dass die Septen hier schon die charakteristischen Knickungen und Verbiegungen zeigen. Neben den atrophischen Bezirken finden sich in scheinbar sonst gesunden Partien des Optikus einzelne grossere Astrozyten mit auffallend reichlichen Fasern. Das Vorkommen dieser Astrozyten ist nicht an bestimmte Stellen gebunden. Der orbitale Optikus ist völlig frei von jeder Infiltration. Die Zentralgefässe sind normal.

Am intrakanalikulären Teil des Optikus lässt sich schon eine geringe Plasmazellinfiltration in der Pia nachweisen. Diese Infiltration nimmt nach hinten zu.

Die Pia des intrakraniellen Optikus ist überall deutlich infiltriert. Am ausgesprochensten ist die Infiltration an der unteren Fläche des Optikus. Von hier dringt sie vor allem längs zweier Septen, die fast senkrecht in den Optikus hineinziehen, in das Innere des Optikus ein. Der Verlauf dieser beiden Septen ist insofern bemerkenswert, als beide in das Gebiet des ungekreuzten makularen ventralen Bündels hineinreichen, das ja hier schon ziemlich zentral im Optikus liegt. Das temporale Septum endet gerade an der Grenze des dorsalen ungekreuzten Makulabündels, während das mehr nasal gelegene Septum nicht ganz bis zum gekreuzten ventralen Makulabündel sich erstreckt. Die Infiltration der in diesen Septen verlaufenden Gefässe ist nicht unbeträchtlich. An einzelnen Stellen liegen die Plasmazellen um diese Gefässe in zwei bis drei Schichten. Aber auch wo nur eine Schicht von Plasmazellen vorhanden ist, liegen die Zellen dicht neben einander. In der Umgebung der beiden Septen findet sich eine deutliche Atrophie der Nervenfasern. Der atrophische Bezirk erstreckt sich über einen grossen Teil des ungekreuzten ventralen Bündels und ebenso über einen beträchtlichen Teil des ungekreuzten ventralen Makulabündels. Es springt also der Defekt entsprechend der Infiltration bis fast in die Mitte des Optikus vor, während er ja, wie wir gesehen haben, am distalen Teile des orbitalen Optikus sich auf die Randpartien beschränkt, was sich ohne weiteres aus dem Faserverlauf erklärt.

An der Stelle der Atrophie findet sich eine starke Gliawucherung. Die Glia im intrakraniellen Optikus ist schon recht erheblich geschrumpft. Die noch vorhandenen Gliazellen sind fast sämtlich klein. Grössere Astrozyten finden sich nur in sehr beschränkter Zahl. Riesenspinnenzellen fehlen.

Auch im dorsalen Teil des intrakraniellen Optikus dringen zwei infiltrierte Septen in das Innere ein. Diese Septen gehen ungefähr von der Mitte der oberen Fläche aus und ziehen divergierend in das Innere. Sie sind aber nur sehr kurz. Die Infiltration der in ihnen liegenden Gefässe ist nur gering. Auch hier lässt sich feststellen, dass die Partien dicht neben diesen infiltrierten Septen atrophisch sind. Aber die Atrophie ist noch nicht weit vorgeschritten. Es handelt sich nur um einen sehr geringfügigen Faserausfall. Die Glia ist an der Stelle des Ausfalles schon etwas gewuchert. Riesenspinnenzellen fehlen auch hier.

Der linke Optikus ist vollkommen normal. Nur am intrakraniellen Teile findet sich eine geringfügige Plasmazellinfiltration, die aber nirgends auf das Innere übergreift.

Das Chiasma ist nur wenig verändert. Abgesehen von den atrophischen Veränderungen, die sich entsprechend der partiellen Optikusatrophie des rechten Auges nachweisen lassen und die im Chiasma nur wenig auffallen, findet sich nur stellenweise eine geringe Verdickung der Randglia. Die Infiltration der Pia beschränkt sich auf die den Sehnerven benachbarten Teile des Chiasma. Die weiter hinten gelegenen Teile, ebenso, wie die Umgebung des Hypophysenstiels sind normal. In das Chiasma dringt die Infiltration nur an einer Stelle ein, nämlich an der rechten Seite des Chiasma längs eines kleinen, gleich nach dem Eintritt sich verzweigenden Gefässes. An diesem Gefässe findet sich eine mehrfache Lage von Plasmazellen. Eine nachweisbare Atrophie in der Umgebung dieses Gefässes ist nicht vorhanden, nur die Glia ist etwas vermehrt.

Die Traktus sind normal, nur im rechten Traktus lässt sich eine geringe Gliavermehrung im Bereich des ungekreuzten ventralen Makulabündels und des ungekreuzten ventralen Bündels nachweisen. Ein Nervenfaserausfall am Pal-Präparat ist hier mit Sicherheit nicht festzustellen.

Die Corpora geniculata externa sind normal. Nur am rechten Corpus geniculatum ist stellenweise eine geringe Gliavermehrung, besonders zwischen den ventralen Ganglienzellen nachzuweisen. Das Zell- und Fibrillenbild ist normal

Umgebung: Die Karotiden sind, abgesehen von geringer arteriosklerotischer Wandverdickung, normal.

Das zentrale Grau zeigt nur sehr geringfügige Veränderungen. Nur an zwei Gefässen habe ich vereinzelne Plasmazellen nachgewiesen. Die nervösen Teile der grauen Substanz waren normal. Nur stellenweise fanden sich vereinzelte grössere Spinnenzellen.

Beide Oculomotorii zeigen eine geringe Infiltration der Scheide. Am linken lassen sich auch einige Plasmazellen im Innern nachweisen. Die Okulomotoriuskerne sind normal.

Die Ganglienzellen zeigen normale Nisslstruktur; die Gefässe sind völlig normal.

In den vorderen Vierhügeln finden sich zahlreiche Gefässe mit ausgesprochener Plasmazellinfiltration. Auch hier lässt sich ein Zusammenhang mit der Infiltration der Pia über den Vierhügeln nachweisen.

Im Falle 3 handelt es sich um einen partiellen Sehnervenschwund auf einem Auge bei progresssiver Paralyse. Die Netzhaut des betreffenden Auges zeigt relativ geringe Veränderungen, die sich auf die Bezirke beschränken, die den atrophischen Sehnervenbezirken entsprechen. Die Veränderungen der Retina sind rein sekundäre. Die Atrophie steht in direktem Zusammenhange mit exsudativen Prozessen am intrakraniellen Sehnerven. Die Infiltration greift auf einige Septen über und es lässt sich nachweisen, dass gerade in der Umgebung dieser Septen die atrophierten Bezirke liegen.

Fall 4. Ch., Christian, 46 Jahre alt, Kaufmann. Vor 3—4 Jahren rheumatische Schmerzen in den Gliedern, die nach gewissen Zeiten immer wiederkehrten. Seit einem Jahr vergesslich, häufig aufgeregt. Seit Februar 1911 nahm Gedächtnisschwäche zu, wurde stumpfer, konfabulierte, behauptete Personen gesehen zu haben, die nicht da waren. Wurde immer interesseloser, beschäftigte sich überhaupt nicht mehr. Schlief zuweilen schlecht. Konnte den Urin zuweilen nicht recht halten.

19. 7. 11 in die psychiatrische Klinik aufgenommen. Stumpf und apathisch. Oertlich orientiert. Monat und Jahr wird richtig angegeben. Datum weiss er

nicht, da „er augenblicklich nicht geschäftlich tätig sei“, ebenso weiss er nicht den Wochentag. Alter und Geburtsdatum richtig. Einfache Rechnungen zum Teil richtig (z. B. 11 × 12, 12 × 17), zum Teil falsch (61 — 19? 51 — 41? 24—143?). Keine Krankheitseinsicht. Er sei nur unbedeutend krank, das Gedächtnis sei etwas schlecht. Er habe sich im Geschäft etwas überanstrengt. Er habe im letzten Jahre 180 000 Mark Umsatz gehabt, sei dadurch zu stark mitgenommen. Habe jetzt noch ein Geschäft gehabt, aber kein bestimmtes. Die Sprache sei schwer geworden durch einen Schlag mit einem Spiegel auf den Kopf am 25. 12. 10.

Kraftig gebaut und gut genährt. Am Hinterkopf kleine verschiebliche, nicht druckempfindliche Narbe. Pupillen different, entrundet, auf Licht vollkommen starr, auf Konvergenz normal reagierend. Die rechte Papille ist in toto etwas blass, im temporalen Teile vielleicht schon nicht mehr normal. Die linke Papille ist blass, aber nirgends atrophisch. Fazialis normal, nur starkes Flattern der Gesichtsmuskulatur, Zunge gerade, zittert stark. Starke artikulatorische Sprachstorung: Hesitieren, Stolpern, verwaschene Sprache. Rachenreflex normal. Reflexe an den oberen Extremitaten normal, grobe Kraft nicht gestört. Patellar und Achillessehnenreflexe fehlen. Zehen plantar. Hypotonie der Beinmuskulatur. Grobe Kraft der unteren Extremitäten gut. Kniehackenversuch unsicher. Pinselberuhrungen werden am Rücken und an den Unterschenkeln schlecht, sonst gut lokalisiert. Spitz und Stumpf wird am Rumpf und an den Beinen nicht unterschieden, ebenso ist hier die Schmerzempfindung stark herabgesetzt. Gang unsicher, ausgesprochener Romberg.

Innere Organe ohne Befund. 22. 7. Intravenöse Salvarsaninjektion 0,4. Darnach etwas Fieber. 26. 7. Sehr dement, steht öfter aus dem Bett auf, läuft viel herum, will nach Hause. 28. 7. Hält Krankenzimmer für Bahnhof, die Betten seien für die Reisenden. Behauptet, einige Kranke hätten seiner Tante 15 000 Mark aus dem Beutel gestohlen. 14. 8. Unrein. Behauptet, seine Schwester sei erschossen worden, belästigt Nebenkranke. Sehr unsicher auf den Beinen. 16. 8. Rechtes Oberlid hängt herab. 17. 8. Sehr laut. Hat anscheinend entsetzliche Angst vor irgend etwas, zittert am ganzen Körper, weint und stohnt. 27. 8. Halluziniert, es seien Einbrecher da, die seine Kasse berauben wollten. 29. 8. Erbrechen und Schmerzen im ganzen Leibe. Durch Pantopon beseitigt. 4. 9. Harnträufeln. 5. 9. Sehr ängstlich. Schreit mehrfach: „Ich will nicht operiert werden“. 15. 9. Wegen grosser Unruhe Dauerbad. Halluziniert in der Folgezeit stark, glaubt, er müsse erschossen werden. Verfallt körperlich immer mehr, kann nicht mehr gehen. 28. 9. Nässt dauernd ein. Urin läuft kontinuierlich tropfenweise ab. Lässt Fäzes unter sich. Seit 8 Tagen wiederholt blutiger Urin mit Schleimflocken. 1. 11. Abends Temperatur 39,9°. Benommenheit. 2. 11. Zunehmender Verfall. Morgens 39,5, abends 39,4°. Abends 7 Uhr Exitus.

Sektion 3. 11. 12 Uhr 40 Min. mittags: Dura mit Schädel stellenweise verwachsen, über Stirnhirn etwas gefaltet. Pia über der Konvexität überall milchig getrübt und etwas verdickt. Hirngewicht 1442 g. Stirnhirn zeigt makroskopisch leichte Atrophie, starke Hyperämie der Venen des Hinterhauptlappens. Aorta zeigt ausgesprochen atheromatöse Veränderungen, makroskopisch keine luetischen Veränderungen. Herz, Lungen, Leber normal. Pyelonephritis rechts mit reichlich Eiter im Nierenbecken und Erweiterung des Ureters. Links Hydronephrose. Eitrige Cystitis.

Gehirn mikroskopisch: Typisches Bild der progressiven Paralyse. Stirn und Hinterhauptslappen sind am stärksten verandert, während die Scheitel und Schläfenlappen so gut wie keine Veränderungen zeigen. Am Stirnlappen sind die Rindenschichten schon streckenweise vollkommen verödet. Da, wo noch Ganglienzellen in grösserer Zahl vorhanden sind, sind sie schon schwer verändert und die Schichten verworfen. Im Hinterhauptslappen sind die Veränderungen noch frischer. Hier ist die Infiltration noch ausgesprochener als im Stirnhirn, dagegen treten die degenerativen Erscheinungen zurück. Die Schichten sind noch gut zu differenzieren. Die Ganglienzellen zeigen allerdings zum grossen Teil schon Veranderungen. Das Rückenmark wurde nicht untersucht.

Netzhäute: Die Netzhäute sind $^1/_4$ Stunde post mortem durch Injektion von Birch-Hirschfeldscher Lösung in den Glaskörper fixiert. Sie sind ausgezeichnet erhalten.

Rechtes Auge: Die Makulagegend ist vollkommen normal. An den Nisslkörpern lassen sich nicht die geringsten Veranderungen nachweisen. Die temporale Netzhauthälfte zeigt keinerlei Veränderungen, die Zahl der Ganglienzellen ist überall normal, die Nervenfaserschicht zeigt überall normale Dicke. In der nasalen Halfte der Netzhaut habe ich einzelne veränderte Ganglienzellen nachweisen können. In diesen Zellen waren die Nisslkörper schlecht gefärbt, zum Teil auch vollkommen zerfallen. Ferner fand sich an einzelnen Zellen ein stark geschrumpftes Protoplasma. Die Kerne zeigten entsprechende Veranderungen. Die Gefässe waren in der ganzen Netzhaut normal. Die Glia zeigte keine nachweisbaren Veränderungen. Auch in der nasalen Netzhauthälfte liess sich eine Vermehrung der Gliakerne nicht feststellen.

Direkte Ausfalle in der Ganglienzellenschicht habe ich auch in der nasalen Netzhauthälfte nicht nachweisen können, auch nicht bei Vergleich mit entsprechenden Stellen gesunder Netzhäute.

Die Netzhaut des linken Auges ist in allen Teilen normal. Hier finden sich weder in der Makulagegend, noch in der Peripherie die geringsten Veränderungen. Die Papillen sind normal, in der rechten Papille sind die Gliazellen in der nasalen Hälfte vielleicht etwas zahlreicher als in der temporalen.

Der rechte Sehnerv weist an der nasalen Seite eine schmale, periphere, atrophische Zone auf. Der atrophische Bezirk liegt in den Randpartien des gekreuzten dorsalen und ventralen Bündels. Am orbitalen Optikus finden sich an dieser Stelle nur die typischen Zeichen der sekundären Degeneration. An der temporalen Seite sind in den makularen Bundeln vereinzelte Fasern ausgefallen, und die Glia zeigt hier schon eine geringe Faservermehrung. Schon etwas vor dem Foramen nervi optici beginnt eine leichte Infiltration der Pia auf der nasalen Seite. Die Infiltration nimmt nach hinten an Stärke zu. Im Foramen nervi optici selbst und am intrakraniellen Optikus dringt die Infiltration längs einiger kürzerer und längerer Septen in das Innere des Optikus ein. Am intrakraniellen Optikus sind die auf der medialen Seite liegenden Septen besonders stark infiltriert [2 und mehr Zellschichten (cf. Mikrophotographie 5)]. Die Pia ist an den übrigen Stellen weniger infiltriert. Nur auf der temporalen Seite ist am intrakraniellen Teile die Infiltration etwas dichter, dringt aber hier nicht in das Innere des Optikus ein.

Die Glia ist entsprechend den atrophischen Partien stark gewuchert. Besonders auffallend ist diese Wucherung am intrakraniellen Optikus oben und nasal. Hier hat sich um die infiltrierten Gefässe ein dichter Gliafilz gebildet.

Der linke Optikus zeigt auf der nasalen Seite einen ganz geringfügigen Faserausfall und zwar an der Peripherie der gekreuzten und ungekreuzten ventralen Bündel. Im übrigen ist der Optikus normal. In der Gegend des knöchernen Kanals finden sich einzelne Plasmazellen. Der intrakranielle Optikus weist eine ziemlich diffuse Infiltration der Pia mässigen Grades auf. Nirgends dringt die Infiltration in das Innere des Optikus ein.

Um das Chiasma finden sich geringfügige Ansammlungen von Plasmazellen, nirgends ist es zur Bildung dichterer Infiltrate gekommen. Nur an 2 mittleren Gefässen in der unteren Hälfte lassen sich noch einige Plasmazellen im Chiasma selbst nachweisen. Im übrigen ist das Chiasma selbst frei von Infiltration. Ein Ausfall von Nervenfasern lässt sich nur in der rechten Hälfte des Chiasma nachweisen und zwar entsprechend den atrophischen Partien im rechten Optikus. Der Faserausfall ist aber im Chiasma nicht sehr deutlich, weil die atrophischen Fasern hier schon mit normalen Fasern des anderen Auges zusammenliegen. Auch die Gliawucherung ist deswegen nicht sehr in die Augen springend. Die neugebildeten Gliafasern laufen im wesentlichen in der Richtung der untergegangenen Nervenfasern. Im hinteren Teil des Chiasma ist der Nervenfaserausfall nur noch an der geringen Vermehrung der Glia zu erkennen.

Im linken Traktus ist ebenfalls eine geringe Gliavermehrung nachweisbar, der rechte Traktus ist vollkommen normal. Die Traktus zeigen keinerlei Infiltration.

Die Corpora geniculata sind normal und frei von Infiltration. Nur im linken Corpus geniculatum findet sich an einzelnen Stellen die Glia etwas vermehrt, vor allem lässt sich zwischen den ventralen Ganglienzellen eine Gliavermehrung nachweisen. Das Zell- und das Fibrillenbild zeigen keine Abweichung von der Norm.

Das zentrale Grau ist wenig verändert. Im Kerngebiet des Tuber cinereum habe ich nur zwei infiltrierte Gefässe gefunden. Alle übrigen Gefässe waren vollkommen normal. Auch Veränderungen an den Ganglienzellen habe ich nicht nachweisen können. Dagegen fanden sich vereinzelte vergrösserte Gliazellen mit reichlicher Faserbildung. Das Ependym des 3. Ventrikels wies vollkommen normale Verhältnisse auf.

An der Carotis interna fanden sich in der Adventitia vereinzelte Plasmazellen. An der linken Karotis bestand ferner eine zirkumskripte arteriosklerotische Verdickung der Intima.

Im rechten Okulomotorius findet sich eine ausgesprochene Plasmazellinfiltration um eine grössere Zahl von Gefässen. Die Plasmazellen liegen an einzelnen Gefässen in mehreren Lagen. In der bindegewebigen Nervenscheide liegen die Plasmazellen nicht in ununterbrochener Reihe, sondern in kleineren Häufchen. Doch sind diese Infiltrate vom Austritt des Nerven an bis fast zum Sinus cavernosus zu verfolgen.

Am linken Okulomotorius finden sich in der Scheide ebenfalls kleine Plasmazellinfiltrate, doch ist nur an einer Stelle ein Eindringen der Plasmazellen in das Innere des Okulomotorius festzustellen, und zwar liegen hier die Plasmazellen in zweifacher Lage um ein Gefass. Die übrigen Gefässe sind frei. Die Okulomotoriuskerne sind normal.

Im Falle 4 handelt es sich um eine Taboparalyse. Die Netzhaut des linken Auges ist normal, die des rechten zeigt nur in der nasalen Hälfte vereinzelte veränderte Ganglienzellen. Im rechten Optikus findet sich eine geringe partielle Atrophie. Im linken Optikus fehlen einzelne periphere Fasern. Beide intrakraniellen Optici zeigen eine Plasmazellinfiltration ihrer Pia. Im rechten Optikus ist entsprechend den atrophischen Bündeln auch ein Eindringen der Plasmazellinfiltration in das Innere des Optikus festzustellen.

Fall 5. Heinrich Fe., 42 Jahre alt, Restaurateur. Seit einem Jahre in seinem Wesen verändert, vergesslich, gereizt. Vor einigen Wochen plötzlich bewusstlos hingefallen, konnte nach dem Anfall schlechter sprechen. Seitdem Geschäft vernachlässigt, Gang unsicher, Sprache schlechter, Gedächtnis fast vollkommen verloren. Grössenideen. Wollte grosse Summen dadurch gewinnen. dass er alle Lieferanten nachbezahlen liesse. Nachts heimlich aufgestanden, um nach Hamburg zu gehen und Geschäfte zu machen. Nach starkem Erregungszustande in die Klinik gebracht. 16. 6. 11.

Status: Pupillen mittelweit, linke weiter als rechte, beide entrundet, auf Licht und Konvergenz normal reagierend. Augenhintergrund normal. Sprache verwaschen, deutliches Silbenstolpern, Mitbewegung im Gesicht. Kremasterreflex schwach, alle anderen Reflexe lebhaft. Romberg positiv. Gang unsicher und schwankend. Sensibilität nicht gestört. Sehr euphorisch. In der Folgezeit bald euphorisch, bald erregt, keine Krankheitseinsicht. 22. 6. Greift Pfleger an, muss ins Dauerbad. 23. 6. ausgesprochene Grössenideen, wolle sich ein eigenes Sanatorium bauen. 27. 6. Lumbalpunktion, Druck 150, Nissl 10. Deutlich Serumglobulin und Serumalbumin, starke Lymphozytose. Blut und Liquor Wassermann positiv. Seit Anfang Juni immer dementer, zeitweise stark erregt, dann wieder apathisch. Verfällt allmählich. 5. 8. Verschluckt sich leicht. Abends 38°; komatös. 6. 8. morgens 40,8°, 8½ Uhr Exitus.

Sektion 6. 8., 10½ Uhr: Gehirn 1174 g. Grosse flächenhafte Blutung in der Dura. An mehreren Stellen schwer losliche Verwachsungen zwischen Dura und Pia. Pia nur leicht getrübt. An Stirnwindungen schon makroskopisch Atrophie erkennbar. Aorta frei, nur im Bogen leichte arteriosklerotische Veränderungen. Lungenemphysem, Bronchitis und Lungenödem.

Hirn mikroskopisch: Typisches Bild der progressiven Paralyse. Am stärksten befallen ist das Stirnhirn, hier findet sich schon eine ausgesprochene Verwerfung der Rindenschichten; nach dem Scheitelhirn nimmt die Erkrankung des Grau an Intensität ab. Dagegen wird sie wieder stärker im Schläfenhirn, besonders der linken Seite. In den dem Chiasma benachbarten, an der unteren Fläche des Gehirns gelegenen Abschnitten des linken Schläfenlappens findet sich zwar nur eine mässige Infiltration der Pia; die Rindengefässe sind dagegen sämtlich deutlich infiltriert und die Infiltration erstreckt sich bis in die feinsten Gefässe. Die degenerativen Erscheinungen sind ebenfalls schon sehr ausgesprochen. Die Schichten sind bereits deutlich verworfen. Stäbchenzellen- und Gefässvermehrung sind fast überall nachweisbar. Der rechte Schläfenlappen ist viel weniger beteiligt. Hier sind nur die grösseren Gefässe infiltriert, die kleineren sind fast sämtlich frei. Die degenerativen Erscheinungen sind sehr gering und beschranken sich auf Veränderungen an wenigen Ganglienzellen.

Die Hinterhauptslappen zeigen einen auffallenden Wechsel in der Intensitat der Erkrankung an verschiedenen Stellen. Neben gänzlich normal aussehenden finden sich Bezirke mit ausgesprochener Infiltration und deutlichen degenerativen Veränderungen. Doch sind schwerere Veränderungen, wie wir sie im Stirnhirn finden, nicht nachweisbar.

Netzhäute und periphere Optici standen zur Untersuchung nicht zur Verfügung.

Die intrakraniellen Optici wiesen keinerlei atrophische Veränderungen auf. In der Pia des rechten Optikus fanden sich nur kleine umschriebene, nicht miteinander konfluierende Infiltrate, aus wenigen Zellen bestehend. Nirgends waren Plasmazellen im Innern des Optikus nachweisbar. Am linken Optikus war die Infiltration eine noch geringere. Das Chiasma war normal. Die Pia in den oberen Abschnitten war fast frei von Plasmazellen, nur auf der linken Seite lagen einzelne kleine Zellhaufen. An der unteren Fläche war die Infiltration etwas stärker, aber auch hier war sie nicht ununterbrochen über die ganze Pia verbreitet. In der Umgebung des Hypophysenstiels war die Randglia etwas gewuchert, im übrigen war sie normal.

Die Traktus waren vollkommen normal. Die sie bedeckende Pia war im vorderen Abschnitte gar nicht infiltriert, in der Nähe der primären Ganglien fand sich aber eine allmählich zunehmende Infiltration. Dementsprechend war auch in den hinteren Abschnitten die Randglia verdickt und mit reichlich Amyloid durchsetzt.

Das rechte Corpus geniculatum externum war fast normal, nur an einzelnen grösseren Gefässen drangen einige Plasmazellen in das Innere ein. Die Ganglienzellen zeigten aber keinerlei Veränderungen.

Die Pia über dem linken Corpus geniculatum externum war ziemlich gleichmässig infiltriert. Die Zellen lagen hier in mehreren Schichten. Im linken Corpus geniculatum selbst fanden sich schwerere Veranderungen. Die grösseren Gefässe wiesen hier ebenso, wie die Gefässe der benachbarten Teile mit wenigen Ausnahmen eine deutliche Infiltration auf. An mehreren Stellen aber liess sich auch eine Infiltration der kleineren und kleinsten Gefässe feststellen. Besonders war das der Fall in den Kerngebieten, die am meisten nach hinten und medianwärts lagen. Jedenfalls waren etwa 2 Drittel des ganzen Corpus geniculatum bis in die feinsten Gefässe infiltriert. Die Infiltration erreicht nur an wenigen Stellen solche Grade, dass ganze Gefässe von ununterbrochenen Zellmänteln umgeben waren. In den am stärksten befallenen Gebieten fanden sich auch stellenweise reichlich Stäbchenzellen in allen bekannten Formen und eine mässige Gefässneubildung. Die Ganglienzellen wiesen in den infiltrierten Bezirken zum Teil deutliche Veränderungen auf, einige waren sogar schwer verändert. Meist entsprach das Bild der Veränderungen dem der chronischen Erkrankung, an vielen Zellen war auch das Bild der „Pigmentatrophie" sichtbar. Vereinzelte Zellen waren schon so weit degeneriert, dass nur noch Reste von Protoplasma und einige Lipochromkörner übrig waren. Die Glia war entsprechend dem Ausfall von Ganglienzellen vermehrt. Es fanden sich besonders zwischen mittelgrossen Ganglienzellen reichlich grosse, protoplasmareiche Gliazellen. Riesenspinnenzellen waren nur in geringer Zahl nachweisbar.

Das zentrale Grau wies nur stellenweise an einigen grösseren Gefässen eine deutliche Plasmazellinfiltration auf. Die feineren Gefässe waren überall frei. Degenerative Veränderungen waren nicht nachweisbar. Gliawucherung war nirgends festzustellen. Nur um die Gefässe war die Glia etwas dichter, doch hielt sich die Verdichtung in normalen Grenzen.

Die Oculomotorii waren normal. Nur in der Umgebung der Wurzeln fanden sich einige Plasmazellen. Die Okulomotoriuskerne waren normal. In den Corpora quadrigemina waren einige infiltrierte Gefässe nachweisbar. Die Infiltration stand in direktem Zusammenhange mit der Infiltration der Pia über den Corpora quadrigemina. Die Olfactorii zeigten eine leichte Infiltration der umliegenden Pia, sie selbst waren normal.

Im Falle 5 handelt es sich um eine progressive Paralyse. Die Netzhäute konnten nicht untersucht werden, doch muss man annehmen, dass sie normal waren, weil das Augenspiegelbild normal war und weil die Optici im intrakraniellen Teile keinerlei Atrophie aufwiesen. An den intrakraniellen Optici und dem Chiasma fand sich eine geringe Piainfiltration. Die Traktus waren normal. Im linken Corpus geniculatum fanden sich typische paralytische Veränderungen, die als primäre angesprochen werden mussten. Das rechte Corpus geniculatum war so gut wie normal. Die Veränderungen im linken Kniehöcker stimmen histologisch überein mit den schweren Veränderungen im linken Schläfenlappen. Der rechte Schläfenlappen war fast normal.

Fall 6. Frau He., 31 Jahre alt. Seit Dezember 1911 „wirr", schlaflos und ohne Appetit. Seit Anfang Januar 1912 sehr unruhig, spricht völlig ungereimtes Zeug, klagt und jammert und fängt an, Hausgerätschaften und Kleidungsstücke zu zerstören. 15. 1. 12 in die psychiatrische und Nervenklinik aufgenommen.

Status: Linkes Bein oberhalb des Kniegelenks amputiert, angeblich wegen „Knochenfrass", vor 6 Jahren. Augenbefund: Pupillen maximal erweitert, auch bei hellem Tageslicht 9 mm, auf Licht vollkommen starr, auf Konvergenz nur 1—2 mm enger. Sehvermögen nicht genau zu prüfen, es kann jedoch soviel festgestellt werden, dass Patientin mit beiden Augen noch ziemlich genau fixiert. Beiderseits weit vorgeschrittene tabische Atrophie. Rechte Papille fast weiss, nur im nasalen Teile noch geringe Rotfärbung. Linke Papille noch etwas besser gefärbt, hier ist auch im temporalen Teile noch eine Spur Rosafärbung nachweisbar. Die Grenzen sind beiderseits scharf, die Netzhautgefässe stark verengt.

Fazialis symmetrisch, Zunge gerade, Gaumenbögen gleichmässig gehoben. Kniephänomene gesteigert, Zehen schwach plantar. Reflexe der oberen Extremitäten normal. Sensibilität nicht gestört. Gravida im 9. Monat.

Oertlich und zeitlich desorientiert, glaubt in Altona zu sein, weiss weder wann sie geboren ist, noch Jahr und Monat. Spricht in einem fort, schmiert herum. Mehrere Zahlen vermag sie nicht richtig nachzusprechen, selbst die einfachsten Rechenaufgaben werden nicht gelöst. Ueber ihren Mann, der ein Säufer sein soll, äussert sie sich in der unflätigsten Weise. Macht im ganzen einen ausserordentlich dementen Eindruck, ist dabei unterwürfig und kindisch. Aeussert zeitweise auch Grossenideen, z. B. wollte sie sich einen Gummifuss für 10000 Mark machen lassen. Zeitweise ist sie ängstlich, will fort, sei ganz gesund. 21. 1. Lumbalpunktion: Druck 150, reichlich Serumalbumin und Serumglobulin. Nissl 5. Mittelstarke Lymphozytose. Liquor und Blut geben positiven Wassermann. 27. 1. 0,3 g Salvarsan. 17. 2. im psychischen Zustande keine Veränderung. 27. 2. in den letzten Tagen sehr apathisch. Seit dem Abend des 27. 2. sehr unruhig und ängstlich. Gegen 12 Uhr Wehen. Um 1 Uhr 30 spontane Geburt eines gesundes Kindes, das keinerlei Zeichen von Lues aufweist. Nachgeburtsperiode verläuft normal. 29. 2. abends Temperatur auf 38,9°. Pneumonie im rechten unteren Lappen. Bis zum 9. 3. hohe Temperaturen, meist um 39,0° herum, am 4. 3. sogar bis 39,6. Seit dem 9. 3. Temperatur um 37° herum, aber grosse Schwäche und trotz Kampfer und Digalen schlechter Puls. 13 3. zunehmender Verfall. Morgens 9 Uhr 15 Exitus.

Sektion 13. 3. vormittags 12 Uhr: Noch keine Totenstarre. Gehirngewicht 1082 g. Pia wenig getrübt und verdickt. Die Trübung ist am ausgesprochensten über beiden Scheitellappen und der Gegend der Zentralwindungen. Windungen des Stirnhirns schmal. Gefässe klaffen nicht.

Fibrinöse Pneumonie des rechten Ober- und Unterlappens. Neben schweren atheromatösen Veränderungen finden sich schon makroskopisch ausgesprochene Veränderungen im Sinne einer luetischen Aortitis (Döhle-Heller). Mikroskopisch findet sich besonders in der Adventitia eine ausgedehnte Plasmazellinfiltration. Längs der Vasa vasorum dringen die Plasmazellen auch an vielen Stellen in die Media ein.

Herz und Koronargefässe frei. Leichte parenchymatöse Veränderungen in der Niere. Im Uterus ist die Ansatzstelle der Plazenta noch deutlich nachweisbar.

Gehirn mikroskopisch: Pia über dem Stirnhirn nur wenig infiltriert. Die Gefässe im Stirnhirn zeigen ausgesprochene typische Plasmazellinfiltration, an einzelnen Stellen liegen die Infiltrationszellen in 2—3 Reihen. Die Ganglienzellen sind schon zum Teil geschwunden, die noch vorhandenen fast sämtlich schwer verändert. Die Architektonik ist vollkommen gestört; die Rinde in toto stark verschmälert.

Am stärksten von allen Rindenteilen ist der Scheitellappen infiltriert. Die Infiltration ist um die grösseren Gefässe hier 2—4 Zellschichten dick und setzt sich überall auf die feinsten Gefässe fort. An einzelnen zirkumskripten Stellen findet sich eine ausserordentlich starke Gefässneubildung. Die Rindenschichten sind streckenweise schon deutlich verworfen. Die Ganglienzellen zum grossen Teil verändert, ein Teil schon zugrunde gegangen. Stellenweise starke Wucherung der protoplasmatischen Glia und ausgesprochene Gliarasenbildung.

Im Hinterhauptslappen sind die Veränderungen nur geringfügig. Nur einige grössere Gefässe sind infiltriert, und zwar liegt auch hier die Infiltration fast nur in einer Schicht. Die kleineren Gefässe sind vollkommen frei. Die Ganglienzellen sind noch fast alle normal, die Architektur der Rinde ist vollkommen erhalten.

Die Schläfenlappen zeigen an der unteren und medialen, also der dem Chiasma benachbarten Seite, schwere Veränderungen. Die Gefässe sind hier sämtlich infiltriert, bis in die feinsten Kapillaren. An den meisten Ganglienzellen finden sich schon schwere Veränderungen, die Glia zeigt starke Wucherungserscheinungen. Die Architektonik der Schichten ist noch einigermassen erhalten.

Ganz ähnlich sind die Veränderungen an der unteren Fläche des Stirnhirns. Auch hier sind alle Gefässe infiltriert, an einigen Stellen finden sich ausgesprochene Gefässproliferationen und zahlreiche Stäbchenzellen. Die Ganglienzellen sind zum grössten Teil verändert. Die Architektonik ist schon etwas gestört, an einzelnen Stellen ist eine deutliche Verwerfung der Rindenschichten nachweisbar.

Die Netzhäute sind durch Injektion von Birch-Hirschfeld'scher Lösung in den Glaskörper 15 Minuten post exitum ausgezeichnet fixiert. Netzhaut des linken Auges: Die Makulagegend zeigt schwere Veränderungen. Es fällt sofort die ausserordentliche Verschmälerung der Nervenfaserschicht und ebenso der Ganglienzellschicht auf. Die Nervenfaserschicht ist am Rande der Fovea, wo normalerweise eine erhebliche Verdickung besteht, nur 8—10 μ dick. Die Ganglienzellschicht ist im ganzen Bereich der Fovea verdünnt. Am Rande der Fovea, wo sonst 6—8 Schichten Ganglienzellen übereinander liegen, sind jetzt nur noch 2 Schichten von Zellen nachweisbar Von dieser Stelle an nimmt die Zahl der Ganglienzellen nach beiden Seiten gleichmässig ab. 2 mm nach aussen vom Zentrum der Makula findet sich nur noch eine einfache Lage von Ganglienzellen und bald treten auch in dieser einfachen Lage Lücken auf Nach innen vom Rande der Fovea ist die Abnahme der Ganglienzellen keine ganz gleichmässige. Zwar lässt sich auch hier im allgemeinen ein kontinuierliches Abnehmen der Zahl der Ganglienzellen erkennen; aber es finden sich hier doch schon Lücken, die darauf hindeuten, dass der Schwund kein ganz gleichmässiger war. Die meisten Zellen in der Makulagegend, die noch erhalten sind, zeigen vollkommen normales Verhalten. Nur an jeder 8.—10. Zelle etwa lassen sich Veränderungen nachweisen. Die Veränderungen bestehen in einem Zerfall der Nisslsubstanz, Schrumpfung des Protoplasmas und in einigen Zellen fast vollkommenem Verlust des Protoplasmas. Der Kern zeigt nur in wenigen Zellen Veränderungen, bestehend in Faltungen der Kernmembran, intensiver Färbung des Kerninhalts und Verlagerung des Kernkörperchens. Bisweilen sieht man so veränderte Kerne isoliert liegen. Eine wesentliche Vermehrung der Gliakerne habe ich nicht feststellen können, ebenso haben sich keinerlei Veränderungen der feinen, von aussen an die Fovea herantretenden Gefässe nachweisen lassen. Die innere Körnerschicht zeigt in der Zahl und der Lagerung ihrer Zellen keinerlei Veränderungen. Am Rande der Fovea (die Körnerschicht hat hier eine Dicke von 0,056 mm) findet sich eine 10fache Lage von Zellen, die in normaler Weise nach dem Innern der Fovea und ebenso nach aussen hin abnehmen. Die meisten Zellen der inneren Körnerschicht zeigen normales Verhalten. Von den bipolaren Zellen zeigt etwa jede 20. Zelle Veränderungen, die in einer dunkleren Färbung des Kerns bestehen und bis zu gleichmässiger schwarzblauer Färbung des ganzen Kerns unter gleichzeitiger Schrumpfung gehen können. Da die Netzhaut 15 Minuten post exitum durch Einspritzen von Birch-Hirschfeld'scher Lösung in den Glaskörper fixiert worden ist, kann es sich hier nicht um Leichenveränderungen handeln. Vielmehr müssen die Veränderungen an den inneren Körnern in Zusammenhang mit den Veränderungen an den Ganglienzellen der Netzhaut stehen. Die übrigen Schichten der Netzhaut in der Makulagegend sind vollkommen normal.

Die peripheren Teile der Netzhaut des linken Auges zeigen in allen Bezirken geringe Veränderungen. Wesentliche Unterschiede zwischen den einzelnen Bezirken lassen sich nicht nachweisen. Die Veränderungen bestehen in einer Abnahme der Zahl der Ganglienzellen. Doch ist die Abnahme nur gering und mit Sicherheit nur zu erkennen, wenn man zum Vergleich entsprechende Stellen normaler Netzhäute heranzieht. Die erhaltenen Zellen sind zum grössten Teil normal. Höchstens an jeder 6.—10. Zelle lassen sich Veränderungen nachweisen. Die Veränderungen bestehen in Zerfall der Nisslkörper, Schrumpfung des Protoplasmas und Kerndegeneration. Neben den degenerierten Zellen finden sich einzelne ausgesprochen pyknomorphe Zellen mit übernormal grossen und zahlreichen Nisslkörpern. Neben den Veränderungen der Ganglienzellschicht findet sich eine deutliche Verdünnung der Nervenfaserschicht. Die Schicht ist überall, wie sich aus vergleichenden Messungen an entsprechenden Stellen normaler Netzhäute ergibt, auf $^{1}/_{2}$—$^{1}/_{3}$ der ursprünglichen Dicke geschwunden. Die Gliazellen zeigen keine wesentlichen Veränderungen. An einzelnen Stellen lassen sich etwas mehr Kerne nachweisen, als normalerweise, doch ist die Vermehrung eine geringe.

An den Gefässen finden sich keinerlei Veränderungen. Die Körnerschichten, die retikulären Schichten und die Stäbchen und Zapfen sind normal.

Netzhaut des rechten Auges: Die Makulagegend weist schwere Veränderungen auf.

Die Zapfen, die äussere Körnerschicht und die Henle'sche Schicht sind normal. In der inneren Körnerschicht, und zwar unter den bipolaren Zellen, finden sich ganz vereinzelt (etwa jede 20. Zelle) pyknotische Kerne, wie auf dem linken Auge. Im übrigen ist die Schicht normal und zeigt auch normale Dicke. Die Nervenfaserschicht ist ausserordentlich dünn, so dass an manchen Stellen die Ganglienzellen fast an der Oberfläche der Retina liegen. Die Dicke der Nervenfaserschicht beträgt am Rande der Fovea 10 μ.

Die Ganglienzellschicht zeigt auf den ersten Blick schon eine ausgesprochene Verdünnung. An der dicksten Stelle am Rande der Fovea findet sich nur eine einzige Schicht von Zellen und nur hin und wieder eine zweite Zelle neben dieser Schicht. Sehr bald treten auch in dieser einfachen Lage Lücken auf. Von den noch erhaltenen Zellen sind die meisten in jeder Beziehung normal. Nur an wenigen Zellen sieht man Veränderungen. In diesen wenigen, veränderten Zellen sind die Nisslschollen bald schwach gefärbt, während das ganze Protoplasma diffus mitgefärbt ist, sonstige Veränderungen aber fehlen, bald sind die Nisslschollen in feine staubförmige Partikel zerfallen, bald zeigt das Protoplasma stärkere Schrumpfungserscheinungen und auch die Kernmembran weist schon Faltungen auf; nur an wenigen Zellen ist das Protoplasma bis auf Reste verschwunden, der Kern geschrumpft und diffus blau gefärbt.

In einzelnen Zellen sieht man auffallend grosse plumpe Nisslschollen, wie sie normalerweise nicht vorkommen (Regenerationsvorgang). Auch haben sich Zellen gefunden, in denen das Protoplasma gar nicht gefärbt war, die Nisslschollen vollkommen durcheinandergeworfen waren und im Gegensatz zum normalen Verhalten sich in grösserer Zahl um den Kern gelagert hatten, der starke Schrumpfungserscheinungen aufwies. Vakuolen waren in keiner Zelle nachzuweisen.

Die Gliazellen sind etwas vermehrt. Aber stärkere Ansammlungen fehlen. Die Gefässe in der Nähe der Foveola zeigen vollkommen normale Verhältnisse.

Die peripheren Bezirke der rechten Netzhaut zeigen in verschiedenen Bezirken verschieden starke Veränderungen.

Im temporalen oberen Quadranten, also entsprechend dem ungekreuzten dorsalen Bündel, finden sich vollkommen normale Verhältnisse. Ebenso ist der temporale untere Quadrant so gut wie normal. Nur hin und wieder findet sich hier eine Ganglienzelle mit Zeichen der Degeneration.

In der nasalen Netzhauthälfte dagegen, also entsprechend dem gekreuzten dorsalen und ventralen Bündel, finden sich zweifellose Ausfälle in der Ganglienzellschicht. Vergleiche mit entsprechenden Stellen normaler Netzhäute zeigen, dass stellenweise in dem nasalen Teile der Netzhaut die Zahl der Ganglienzellen um etwa die Hälfte vermindert ist. Die Abnahme der Ganglienzellen ist im übrigen eine ziemlich gleichmässige von der Papille bis an die Peripherie. Die noch erhaltenen Zellen sind zum grössten Teil normal. Nur jede 4.—5. Zelle zeigt Veränderungen. An den veränderten Zellen finden sich alle Stadien des Zerfalls, von schlechter Färbbarkeit der Nisslschollen bis zum vollständigen Zerfall und Schwunde des Protoplasmas. Fast nirgends finden sich Vakuolen. Der Kern zeigt entsprechend den Protoplasmaveränderungen ebenfalls alle Stadien der Degeneration.

Die Gefässe der Peripherie sind sowohl im temporalen Teile wie im nasalen vollkommen normal.

Die Glia zeigt in der nasalen Hälfte eine geringe Vermehrung der zelligen Elemente.

Linker Sehnerv, orbitaler Teil: Der linke Sehnerv zeigt eine über den ganzen Sehnervenquerschnitt verbreitete diffuse Atrophie. Der Durchmesser des Nerven 4 mm hinter dem Bulbus ohne die Duralscheide beträgt 2,0 : 2,4 mm. Kein Bündel ist mehr normal. In den meisten Bündeln ist die Zahl der Nervenfasern etwa auf die Hälfte herabgesetzt. Im ungekreuzten ventralen und in den makularen gekreuzten und ungekreuzten Bündeln finden sich aber noch stärkere Atrophien. Diese stärkere Atrophie ist, wie das Uebersichtsbild (Taf. I) zeigt, nicht an bestimmte Bahnen oder Bündel gebunden; vielmehr finden sich in einem Bündel wenig veränderte Partien neben ausgesprochen atrophischen. Was die degenerativen Vorgänge im einzelnen betrifft, so entsprechen sie durchaus dem Bilde der sekundären Degeneration. Die Abräumvorgänge lassen sich an Merzbacher Präparaten sehr gut feststellen. In jedem Bündel finden sich etwa 10 bis 20 Abräumzellen mit Fetttröpfchen. Das Protoplasma dieser Zellen ist zum Teil sehr stark ausgebildet, so dass manche Zellen durchaus amöboide Form zeigen. Im Protoplasma liegen bald 2—3, bald aber auch 10—20 Fetttröpfchen, daneben finden sich auch bisweilen Reste von Markscheiden und Achsenzylindern. Reichlich Fett findet sich auch in den Adventitialzellen und den Endothelzellen der septalen Gefässe. Es lässt sich auch feststellen, dass an den Stellen, an denen die Atrophie am stärksten ist, die Gefässwandzellen am meisten Fett enthalten.

Die Pia des Sehnerven im orbitalen Teile war vollkommen normal. In der Gegend des Foramen nervi optici traten die ersten Plasmazellen auf. Sie nahmen nach hinten an Zahl zu und bildeten im intrakraniellen Teile eine ziemlich dichte Infiltration, die sich in der Pia rings um den ganzen Optikus herum erstreckte. Nur im intrakraniellen Teile des Optikus war auch ein Uebergreifen der Infiltration auf die Gefässe des Nerven zu konstatieren. Fast alle Gefässe zeigten in ihrer Wandung mehr oder weniger reichlich Plasmazellen. Dort, wo Gefässe längs getroffen waren, sah man auch an einzelnen Stellen eine pflasterförmige Anordnung der Plasmazellen. Im allgemeinen war die Infiltration keine sehr hochgradige. Mehrere Zellschichten kamen nur ganz vereinzelt vor. Von der Stärke der Infiltration und deren Bedeutung für den Sehnerven kann man sich überhaupt erst dann einen Begriff machen, wenn man in Serienschnitten eine grössere Reihe von Schnitten durchmustert. Ich habe zu dem Zwecke ein Stück des intrakraniellen Sehnerven in Paraffin eingebettet und in Serien geschnitten und mit Thionin gefärbt. Es zeigte sich, dass der ganze Teil von Plasmazellen durchsetzt war, aber in wechselnder Menge. So waren in einzelnen Schnitten nur wenig Zellen zu sehen, in anderen war die Infiltration eine sehr ausgesprochene und betraf sämtliche Gefässe. Das Bindegewebe der Septen zeigte stellenweise eine geringe Verdickung, ebenso wie die Pia. Die Gefässe waren normal, sowohl in der Pia, wie in den Septen.

Der rechte Sehnerv zeigte genau dieselben Veränderungen, wie der linke. Nur waren die degenerativen Prozesse anders verteilt. Einige Bezirke waren nur wenig verändert und zwar fanden sie sich im wesentlichen im ungekreuzten dorsalen und im ungekreuzten ventralen Bündel. Im Gegensatz dazu zeigten die makularen Bündel und die gekreuzten dorsalen und ventralen Bündel hochgradige Ausfälle. Teilweise waren schon fast sämtliche Fasern geschwunden und die zum Ersatz gewucherte Glia stark geschrumpft, so dass die Septen schon starke Verzerrungen aufwiesen. Der Durchmesser des Sehnerven betrug 4 mm hinter dem Bulbus nur 2 : 2,2 mm, ohne die Duralscheide. Eine Differenz zwischen der Zahl der erhaltenen Markscheiden und der Zahl der erhaltenen Achsenzylinder war nicht nachweisbar.

Die Infiltration begann am rechten Sehnerven schon etwas vor dem Foramen nervi optici, in ihrer Stärke unterschied sie sich nicht von der der linken Seite. Auffallend war am rechten Sehnerven nur, dass die ungekreuzten dorsalen und ventralen Bündel eine äusserst geringe Infiltration aufwiesen, während die übrigen Teile deutlich infiltriert waren. Das zeigte sich auch schon an der Pia, insofern die nasale Seite des intrakraniellen und intrakanalikulären Teiles des Optikus eine wesentlich starkere Infiltration aufwies.

Das Chiasma zeigt eine diffus infiltrierte Pia. Auf der rechten Seite fehlt die Infiltration fast ganz. Auch an den übrigen Stellen ist sie nur geringfügig, nur vereinzelt finden sich in der Pia kleine Infiltrate, in denen die Zellen dichter liegen. Der Gliamantel des Chiasma ist etwas verdickt und weist an einzelnen Stellen recht erhebliche Wucherungen über die freie Oberfläche auf. In der verdickten Randglia sieht man ungeheure Mengen von Amyloidkörperchen liegen. Im ganzen Chiasma findet sich reichlich neugebildete Glia. Die neugebildeten Fasern weisen zum grössten Teile einen Verlauf auf parallel zu den Nervenfasern. Nur gegen die Oberfläche hin und um die Gefässe finden sich auch zahlreiche neugebildete Fasern, die senkrecht oder schräg zum Nervenfaserverlaufe gewuchert sind. An einzelnen Stellen ist die Gliawucherung etwas dichter als an anderen Stellen. An bestimmte Bahnen ist aber die Wucherung nicht gebunden. Die Gliazellen zeigen nur eine geringe Vermehrung. An vielen Zellen findet sich ein deutliches Protoplasma, meist mit langen Ausläufern, ganz analog den Golgibildern. Die neugebildeten Fasern unterscheiden sich im allgemeinen inbezug auf ihre Dicke nicht von den normalen Fasern. Nur an einzelnen Stellen finden sich Fasern, die die normalen um ein mehrfaches ihres Durchmessers übertreffen. Diese Fasern gehen fast stets vom Randfilz oder von der Glia in der Umgebung der Gefässe aus. Plasmazellen lassen sich fast überall im Chiasma an den Gefässen nachweisen. Im allgemeinen ist die Infiltration aber nur sehr gering, d. h. es finden sich nur vereinzelte Plasmazellen in der Gefässwand. Auf Querschnitten sieht man bisweilen auch an grösseren Gefässen nur 1 oder 2 Plasmazellen im adventitiellen Lymphraume liegen. Nur an wenigen Stellen ist die Infiltration dichter. Einzelne Gefässe weisen richtige Zellmäntel auf. Mehrfache Lagen von Zellen sind aber selten. Es lässt sich an verschiedenen Stellen nachweisen, dass die Plasmazellen sich kontinuierlich von der Plasmazellinfiltration der Pia längs der Gefässe auf das Innere des Chiasma fortsetzen. Dicht an der Eintrittsstelle liegen die Plasmazellen gewöhnlich noch in

3—4facher Lage um das Gefäss, um dann sehr schnell an Zahl abzunehmen. Dichtere Infiltrate habe ich im Innern des Chiasma nicht nachweisen können.

Die Markscheidenpräparate zeigen einen ganz diffusen Ausfall von Fasern. Auch im Chiasma lässt sich nachweisen, dass wohl an einzelnen Stellen mehr Fasern ausgefallen sind, als an anderen; aber sehr erhebliche Differenzen ergeben sich nicht. Das Fibrillenbild entspricht durchaus dem Markscheidenbilde.

Die beiden Traktus zeigen eine diffuse Vermehrung der Glia. Auch hier sind vor allem Fasern neugebildet parallel zum Nervenfaserverlaufe. Auch hier ist die Gliavermehrung nicht an bestimmte Bahnen gebunden. Durchaus dem Gliabilde entspricht das Markscheidenbild. Auch hier finden wir einen diffusen Faserausfall. Der Gliamantel der Traktus ist normal, er enthält nur wenig Amyloid. In der die Traktus bedeckenden Pia sind nur ganz vereinzelt Plasmazellen nachzuweisen.

Die Corpora geniculata lateralia weisen nur geringe Veränderungen auf. Die Pia über ihnen ist ebenso, wie über dem Pulvinar nur wenig infiltriert. An einzelnen grösseren Gefässen setzt sich die Infiltration auf das Innere der Kniehöcker fort. Die Plasmazellen liegen an diesen Gefässen in mehreren Schichten, sie lassen aber die kleineren Gefässe und die Kapillaren vollkommen frei. Auch die meisten grösseren Gefässe zeigen keinerlei Infiltration. Die Randglia ist verdickt und enthält grosse Mengen von Amyloid. Die Gliawucherung der Traktus setzt sich ohne Unterbrechung auf die Ausstrahlung der Traktus im Corpus geniculatum fort. Zwischen den einzelnen Ganglienzelllagen ist die Glia deutlich vermehrt. Nur ist hier die Vermehrung der zu den Nervenfasern parallelen Gliafasern nicht mehr so ausgesprochen, wie im Traktus, vielmehr sind hier auch die in anderen Richtungen verlaufenden Fasern reichlich zu finden. Eine deutliche Gliavermehrung lässt sich auch in den ventralen Kerngebieten nachweisen. Hier ist die Faserneubildung an einzelnen Stellen eine recht erhebliche, so dass die hier liegenden Ganglienzellen von ganz dichten, unentwirrbaren Gliafaserfilzen eingehüllt sind. Grössere Spinnenzellen fehlen in den Kniehöckern vollkommen. In den dorsalen Ganglienzellhaufen ist die Gliavermehrung mit nur geringer Faserneubildung verbunden. Die Ganglienzellen sind zum grössten Teile vollkommen normal. Nur vereinzelt findet sich eine veränderte Zelle. Die Veränderungen bestehen auch hier in Chromatolyse der Nisslschollen und Kerndegeneration.

Was die nächste Umgebung des Chiasma und der Sehnerven betrifft, so zeigt das zentrale Grau schwere Veränderungen. Die grösseren Gefässe weisen besonders im Tuber cinereum eine dichte Plasmazellinfiltration auf, die sich überall auf die mittleren und kleinen Gefässe fortsetzt. Alle Gefässe sind infiltriert. Daneben findet sich eine an einzelnen Stellen sehr erhebliche Gefässneubildung. Die Glia weist überall Proliferationserscheinungen auf. Massenhaft Monstregliazellen sind durch das ganze Grau verteilt und überall ist mit ihrem Auftreten eine reichliche Neubildung von Fasern verbunden. Die Ganglienzellen in den Kernen des Tuber cinereum zeigen fast alle mehr oder weniger hochgradige Veränderungen. Schwer veränderte Zellen sind in grosser Zahl nachweisbar. Die Veränderungen bestehen in Chromatolyse und Kerndegeneration. Das Bild entspricht fast durchgehend dem der „Chronischen Zellerkrankung".

Schwer erkrankt sind auch die Olfactorii. Ihre Umgebung ist stark mit Plasmazellen infiltriert und längs der Gefässe dringt die Infiltration auch überall in das Innere ein. Die Olfactorii weisen schon ausgesprochene Degenerationen auf.

Die Oculomotorii sind normal. Ebenso sind die Okulomotoriuszentren normal und die Corpora quadrigemina. Nur in der Nervenscheide finden sich einzelne Plasmazellen.

Das Ependym des III. Ventrikels und speziell der Recessus Chiasmatis und das Infundibulum weisen normale Verhältnisse auf.

Sehr dichte Infiltration findet sich um den Hypophysenstiel und dringt an einzelnen Stellen auch in das Innere ein.

Die Karotiden zeigen eine geringe Infiltration der Adventitia. An der rechten Karotis besteht eine starke arteriosklerotische Verdickung der Intima.

Im Falle 6 handelt es sich um eine typische progressive Paralyse. Trotz der weit vorgeschrittenen Paralyse gab die Patientin noch 14 Tage vor dem Exitus einem anscheinend gesunden Kinde das Leben. Der Exitus erfolgte an Pneumonie und Herzschwäche.

Schon zu Lebzeiten war eine beiderseitige hochgradige Sehnervenatrophie festgestellt worden. Als Grund für den Sehnervenschwund fand sich ein ausgesprochener exsudativer Prozess in beiden intrakraniellen Sehnerven und im Chiasma. Auf dem linken Auge war die Atrophie eine ganz diffuse und dementsprechend waren auch die Veränderungen in der Retina (Ganglienzellschwund und Nervenfaserschwund) ganz diffus. Auf dem rechten Auge waren das ungekreuzte dorsale und ventrale Bündel nur wenig befallen und dementsprechend waren auch die temporalen Netzhauthälften so gut wie normal, während die ganze Makulagegend und die nasale Netzhauthälfte ausgesprochene Degenerationen aufwiesen. In der Umgebung des Chiasma fanden sich schwere Veränderungen, auch die Olfactorii waren von dem exsudativen und degenerativen Prozesse befallen.

Fall 7. He., Ludwig, 51 Jahre alt, Arbeiter. Hat 4 gesunde Kinder. Hat früher viel an Rheumatismus gelitten. Vor 5 Monaten bemerkte er plotzlich, dass er auf dem einen Auge gar nicht, auf dem anderen nur noch sehr schlecht sehen konnte. Allmählich wurde es auch mit dem Gehen schlechter. Vor 4 Monaten habe er einen Schlaganfall auf der Strasse gehabt, konnte etwa eine halbe Stunde nicht sprechen. Seit dem Anfall Stottern. Vor 2 Monaten wieder Anfall, fiel plötzlich beim Essen ins Bett zurück, als wenn er tot wäre. Lag die ganze Nacht so. Am nächsten Tage allmählich besser. Bald aber fing er an zu phantasieren, schimpfte, weil er glaubte, dass man ihm sein Bett fortnähme, sprach davon, dass er im Wagen führe, wollte seine Frau verprügeln, wurde immer un ruhiger, liess schliesslich Stuhl und Urin unter sich und musste am 20. 3. 06 in die Psychiatrische Klinik gebracht werden.

Status: Pupillen different, beide stark verzogen, auf Licht starr; Konvergenzreaktion nicht zu prüfen. Sehschärfe rechts Fingerzählen in nächster Nähe, links angeblich keine Lichtempfindung mehr. Fazialis rechts besser als links. Sprache verwaschen, Silbenstolpern. Zunge grade, zittert sehr stark, leicht belegt. Gaumenbögen gleichmässig gehoben. Rachenreflex normal. Grobschlägiger Tremor der Hände. Reflexe und Muskelerregbarkeit der oberen Extremitäten normal. Ebenso Motilität. Patellar- und Achillessehnenreflex fehlen. Zehen plantar. Beim Kniehackenversuch deutliches Ausfahren. Kremasterreflex schwach, Bauchdeckenreflex nicht auszulösen. Sensibilitätsprüfung sehr erschwert. Nur soviel ist sicher festzustellen, dass an den unteren Extremitäten Nadelstiche nicht empfunden werden. Innere Organe nicht verändert. Leistendrüsen geschwollen. Gang ohne Unterstützung nicht möglich, sehr unsicher, schwankend, Beine übermässig im Knie gehoben, und dann geschleudert. Romberg positiv.

Oertlich desorientiert. Weiss nicht, wo er sich befindet und wie er in die Klinik gekommen ist. Unterwegs hätten sie ihm die Kleider vom Leibe gerissen und fortgeschmissen. Tag und Monat richtig. Jahr? 1035. Seit 21 Wochen könne er nicht mehr arbeiten, jetzt könne er es aber wieder. Erst seit den letzten Wochen könne er nicht mehr sehen, er habe aber auch jeden Tag 100000 Nieten geschnitten. Schlüssel bezeichnet er als Schloss. Ein Markstück erkennt er nicht. Ist sehr ungeschickt, lässt Gegenstände aus der Hand fallen. Die einfachsten Rechenaufgaben werden nicht gelöst (z. B. 6×7? 67; 2×3? 60).

Kramt im Bett umher, zeitweise etwas gereizt und ungeduldig. In der Folgezeit öfter ganz verwirrt, scheint zu halluzinieren. Schreit öfter laut nach der Polizei, da „er immer geschlagen werde". Klagt über heftige Schmerzen in den Beinen. „Es werde ihm in die Beine geschnitten". Nach Morphium beruhigt er sich.

6. 4. Sieht plötzlich sehr verfallen aus, schläft viel, lässt dauernd unter sich, klagt über Brustschmerzen. 7. 4. Unter weiterem Verfall und zunehmender Herzschwäche Nachts 11 Uhr 45 Exitus. Temperatur nie über 37,7.

Sektion: 8. 4. 06., morgens $10^1/_2$ Uhr. Pia milchig getrübt. Gyri an verschiedenen Stellen verschmälert. Optici sehr dünn. Deutliche graue Degeneration der Hinterstränge in ganzer Ausdehnung des Rückenmarks.

Ausgesprochene atheromatöse Degeneration der Aorta. Dicke Kalkplatten. Ausserdem Mesaortitis luetica. Geringe Ektasie der aufsteigenden Aorta. Stauungslunge, geringes Emphysem und Oedem. Residuen von Pleuritis an den schwielig verdickten Lungenspitzen. Gestaute Fettleber. Ganz glatter Zungengrund.

Hirn mikroskopisch: Das Gehirn zeigt das typische Bild der progressiven Paralyse. Schwer verändert ist das Stirnhirn, und zwar am schwersten die untere Fläche. Hier sind fast alle Gefässe infitriert, die Ganglienzellen sind zum grossen Teile schon verschwunden, die Rindenschichten vollkommen verworfen. Stäbchenzellen finden sich in mässiger Zahl. Die zellige und die Faserglia ist stark gewuchert. Die Veränderungen im Stirnhirn nehmen nach oben allmählich ab. Das Scheitelhirn ist so gut wie völlig frei, nur an einzelnen grösseren Gefässen finden sich einzelne Plasmazellen. Am Hinterhauptslappen sind die Veränderungen wieder intensiver. Hier sind auch die kleineren Gefässe infiltriert und die Ganglienzellen zeigen schon zum grossen Teile Veränderungen.

Am stärksten und zwar noch ausgesprochener als im Stirnhirn sind die degenerativen Veränderungen an der Hirnbasis in den Schläfenlappen. Stellenweise fehlen hier schon viele Ganglienzellen und an einzelnen Stellen ist die Rinde fast völlig verödet. Die Infiltration ist hier nicht sehr erheblich, doch sind alle Gefässe, auch die kleinsten infiltriert.

Das Rückenmark zeigt das typische Bild der lumbo-sakralen Tabes. Die Ausbreitung der exsudativen Prozesse am Rückenmark habe ich nicht näher untersucht, doch fanden sich typische Plasmazellen in den Meningen des Lumbalmarks und drangen hier längs der Arteria sulco-commissuralis auch in das Innere des Rückenmarks ein. Ferner fanden sich Plasmazellen an mehreren Wurzeln des Lumbalmarks, und zwar in recht beträchtlicher Zahl.

Retinae: Die Netzhäute sind Jahre lang in Formalin aufgehoben worden, sie zeigen deswegen eine Reihe von Abweichungen, die man wohl auf die Konservierung zurückführen muss. Dahin möchte ich die Veränderungen an den Stäbchen und Zapfen, an den äusseren und inneren Körnern und an den beiden retikulären Schichten rechnen. Die Stäbchen und Zapfen waren in normaler Zahl erhalten, aber die Aussenglieder und Innenglieder zeigten starke Abweichungen vom Normalen, Deformierungen und partielle Defekte. Die äusseren Körner liessen eine deutliche Struktur nicht mehr erkennen, sie färbten sich diffus blau. Die äussere und innere retikuläre Schicht zeigte Schrumpfungserscheinungen. Die inneren Körner waren in normaler Zahl vorhanden, liessen aber die Kernstrukturen nicht mehr deutlich erkennen. In der Ganglienzellschicht waren nur noch wenige Zellen vorhanden. Diese wenigen Zellen waren ziemlich gleichmässig über den ganzen Hintergrund verteilt. Sie zeigten einen nur wenig geschrumpften Kern und ein stark geschrumpftes Protoplasma. Von Nisslkörpern waren nur noch in einzelnen Zellen Andeutungen vorhanden. Wieweit die Veränderungen an den vorhandenen Ganglienzellen schon in vivo bestanden haben, lässt sich nicht entscheiden. Jedenfalls lässt sich aber trotz der mangelhaften Konservierung der Retina noch soviel sagen, dass überall in der Retina noch vereinzelte Ganglienzellen vorhanden waren. Aus dem Vorhandensein des Kernes und den geringen Veränderungen (Leichenveränderungen) an ihm und aus dem Vergleich mit anderen Fällen möchte ich schliessen, dass die vorhandenen Ganglienzellen noch normal gewesen sind. Die Zahl der noch erhaltenen Ganglienzellen entspricht schätzungsweise der Zahl der noch in den Optici erhaltenen Nervenfasern. Von der Nervenfaserschicht ist nichts mehr erhalten. Die vorhandenen Ganglienzellen stossen unmittelbar an die Membrana limitans interna. Die Gefässe in der Netzhaut sind normal, die Gliazellen sind entsprechend dem Ganglienzellenausfall etwas vermehrt.

Beide Optici sind fast vollkommen atrophisch. Die orbitalen Teile sind ausserordentlich geschrumpft. Die Septen sind stark verzerrt, geschlängelt, der intravaginale Raum ist stark verbreitert. Pia und Septen sind normal, sie weisen im orbitalen Teile nirgends eine Infiltration auf. Von den Nervenfasern sind nur noch ausserordentlich wenig erhalten. In jedem der geschrumpften, aber noch gut erkennbaren Bündel sind etwa 6 — höchstens 20 Fasern erhalten. Die erhaltenen Markscheiden zeigen alle möglichen Veränderungen, nicht nur die bekannten, rosenkranzartigen Verdickungen, sondern auch unregelmässige Varikositäten und streckenweise schlechte Färbbarkeit. Auch die noch vorhandenen Achsenzylinder, deren Zahl bei genauer Prüfung korrespondierender Schnitte der Zahl der Markscheiden entspricht, weisen Veränderungen auf. Sie sind an einzelnen Stellen spindelförmig verdickt und im Zentrum der Verdickungen gewöhnlich nicht imprägniert. An einigen Stellen sind sie fadendünn, an anderen Stellen wieder normal dick, aber kaum imprägniert.

Die Atrophie ist ganz diffus über den ganzen Querschnitt verbreitet, es lässt sich aber doch noch ein Unterschied zwischen den zentralen und den peripheren Partien erkennen, insofern, als die Zahl der erhaltenen Fasern in den zentralen Bündeln entschieden noch etwas grösser ist, als in den peripheren.

Die Gliawucherung entspricht der Atrophie. In allen Bündeln findet sich eine zellarme stark geschrumpfte Glia, deren Fasern sich in allen möglichen Richtungen kreuzen und einen ziemlich dichten Filz bilden. Mit Thioninfärbung lassen sich noch spärliche protoplasmareiche, an Golgizellen erinnerden Gliazellen nachweisen. Einzelne Gliazellen haben auch breite Protoplasmafortsätze. Riesenspinnenzellen fehlen völlig. Ueber Abräumzellen liess sich nichts mehr feststellen, da die Merzbacher'sche Methode versagte.

Die Zentralarterien zeigen eine geringe arteriosklerotische Verdickung der Intima.

Die degenerativen Veränderungen sind in ganzer Länge des Optikus in unverminderter Stärke nachweisbar. In der Gegend des Foramen Nervi optici beginnt beiderseits eine mässige Infiltration der Pia. Die Infiltration nimmt beiderseits gegen das Chiasma hin an Stärke zu. Die Infiltrationszellen dringen im ganzen Verlauf des intrakraniellen Teiles des Optikus in das Innere des Optikus ein. Die Plasmazellen liegen in den adventitiellen Räumen hier zum Teil in mehreren Lagen, meist allerdings nur in einfacher Lage. Sie zeigen zum Teil regressive Veränderungen.

Im Chiasma sind nur spärlich Nervenfasern nachweisbar. Ihre Zahl entspricht durchaus der Zahl der noch vorhandenen Fasern in den beiden Optici. Auch zeigen die noch erhaltenen Fasern dieselben Veränderungen, wie die Fasern in den Optici. Die Pia ist rings um das ganze Chiasma diffus infiltriert. Die einzelnen Infiltrationszellen liegen aber nicht dicht beieinander, sondern lassen im allgemeinen kleine Lücken zwischen sich.

Ueberall dringen die Infiltrationszellen, mit wenigen Ausnahmen Plasmazellen, in das Innere des Chiasma ein. Nur im unteren Teile des Chiasma finden sich einzelne Gefässe ohne Infiltration. Sehr ausgesprochen ist die Infiltration dagegen im oberen Teile, vor allem unter dem Ependym. Das Ependym selbst ist über den infiltrierten Gefässen verdickt und zeigt deutliche Granulationen.

Die Glia ist entsprechend der Atrophie stark gewuchert. Stark verdickt ist überall der Randfilz. Besonders an der vorderen und unteren Fläche bildet er lange pinselförmige Fortsätze. Filzförmige Gliawucherung findet sich um viele Gefässe. Ueberall ist in der Glia reichlich Amyloid vorhanden. Kleine Spinnenzellen lassen sich in grossen Mengen nachweisen, Riesenspinnenzellen fehlen.

Im unteren Teile des Chiasma finden sich auch Körnchenzellen (Sudan III), stellenweise nur vereinzelt, stellenweise in grösseren Mengen auf einem Haufen.

Die Traktus: Die Pia ist nur mässig infiltriert. Die Randglia ziemlich stark verdickt und mit vielen pinselförmigen Fortsätzen besetzt. Die Traktus sind fast vollkommen atrophisch. Die Zahl der noch erhaltenen Fasern entspricht der Zahl der Fasern, die sich noch in den Optici finden. Auch die Markscheiden und die Achsenzylinder zeigen dieselben Veränderungen, wie ich sie oben für den Optikus beschrieben habe. Die Glia ist entsprechend der Atrophie der Nervenfasern gewuchert. Amyloid findet sich sowohl im Randfilz, wie in der übrigen Glia in grossen Mengen. Infiltration ist in den Traktus nicht nachweisbar.

Die Corpora geniculata externa zeigen eine mässige Infiltration der Pia, eine starke Verdickung des Randfilzes mit reichlich Amyloid. Die Gefässe sind im allgemeinen normal, nur an einzelnen lassen sich einzelne Plasmazellen erkennen, nirgends greifen diese aber auf die kleineren Gefässe über.

Die Ganglienzellen sind mit wenigen Ausnahmen normal. An den veränderten Ganglienzellen handelt es sich um Chromatolyse und Kerndegeneration. Schwere Veränderungen sind nur an ganz vereinzelten Zellen zu sehen. Die Ausstrahlungen der Traktus zeigen einen fast völligen Schwund, an ihrer Stelle ist reichlich Glia gewuchert. Auch das Fibrillengeflecht ist stark gelichtet und dichte filzartige Gliamassen liegen zwischen den einzelnen Ganglienzellen. Besonders dicht ist der Gliafilz in der Schicht der ventralen Ganglienzellen. Ferner finden sich um einzelne grössere Gefässe Gliaverdichtungen.

Die Umgebung des Chiasma: Die Karotiden zeigen geringe arteriosklerotische Verdickungen der Intima. In der Adventitia finden sich einzelne Plasmazellen.

In den Olfactorii finden sich an einzelnen Gefässen ebenfalls Plasmazellen, im übrigen sind die Olfactorii aber normal. Nur die Randglia ist an verschiedenen Stellen, entsprechend der Piainfiltration der Umgebung verdickt.

Im zentralen Grau sind schwere Veränderungen nachweisbar. Die Infiltration ist über das ganze Grau ziemlich gleichmässig verteilt und erstreckt sich auch auf die feinsten Gefässe. In einzelnen Ganglienzellengruppen finden sich schwere degenerative Veränderungen und starke Gliawucherung, so dass ganze Gruppen von degenerierten Zellen in dichte Faserfilze eingeschlossen sind. An anderen Stellen sieht man grosse Spinnenzellen, und zwar in grosser Zahl mit reichlicher Faserbildung. Stellenweise finden sich auch reichlich neugebildete Gefässe. Stäbchenzellen sind in verschiedenen Schnitten in wechselnder Menge nachweisbar.

Die Oculomotorii sind normal. Nur im Perineurium sind ganz vereinzelte Plasmazellen nachweisbar. Die Okulomotoriuskerne sind völlig normal.

Im Falle 7 handelt es sich um einen beiderseitigen fast völligen Sehnervenschwund. Seit wenigstens $1/2$ Jahr ist der Patient auf dem einen Auge erblindet, auf dem anderen ist der Visus fast auf 0 herabgesetzt. Klinisch und pathologisch-anatomisch handelt es sich um eine Tabo-Paralyse. Ein ausgesprochener exsudativer Prozess findet sich in beiden intrakraniellen Optici und im Chiasma. Die orbitalen Optici sind frei von entzündlichen Veränderungen und zeigen ebenso wie die Netzhäute nur sekundäre degenerative Veränderungen. Auch die Traktus und die äusseren Kniehöcker zeigen im Wesentlichen sekundäre Veränderungen.

Schwer erkrankt sind das zentrale Grau und die dem Chiasma benachbarten Hirnteile, leicht erkrankt sind die Olfactorii.

Fall 8. Otto H., Landwirt, 49 Jahre alt. 1890 Lues. 1902 (4 Wochen in der Nervenklinik) Parästhesien in den Füssen, Schmerzen in den Beinen Blasenstörungen, Ataxie, Romberg. Kniephänomene und Achillessehnenreflexe fehlen beiderseits, reflektorische Pupillenstarre, hypalgetische Zone an der Brust.

Seit 1910 blind. Januar 1912 auswärts Salvarsan intravenös erhalten, seitdem sollen die Krankheitserscheinungen sich verschlechtert haben. 2. 6. 1912 fing Pat. plötzlich an, irre zu reden, zu schreien. Nachts begann er zu toben, versuchte sich mit dem Taschenmesser zu verletzen, brachte sich aber nur ungefährliche Wunden am linken Handgelenke und rechts am Halse bei.

5. 6. 12 aufgenommen. Schlecht genährt, sieht stark reduziert aus. Links Ptosis bis zur Pupillenmitte, Augenbewegungen normal. Pupillen different, lichtstarr, Konvergenzreaktion nicht zu prüfen. Sehschärfe = Null. Typisches Bild der totalen tabischen Optikusatrophie. Sprache etwas lallend, verwaschen und nasal. Bauchdecken- und Kremasterreflexe fehlen, ebenso Kniephänomene und Achillessehnenreflexe. Oberhalb der Leistenbeuge eine handbreite Zone, in der die Lokalisation ungenau ist, Spitz und Stumpf wird hier auch nicht unterschieden. Von der zweiten Rippe an abwärts Analgesie. Antwortet auf Fragen ziemlich sinngemäss. Da er nicht sehen könne, wisse er nicht, wo er sei. Er habe gehört, dass er in die Klinik gebracht werden sollte. Erinnert sich noch an den Namen des Arztes, der ihn im Jahre 1902 behandelt hat. Rechnen gut. Nahrungsaufnahme ist gering.

6. 6. Nachts sehr laut, schreit und spricht allerlei konfuses Zeug. Muss ins Dauerbad. 7. 6. auch im Dauerbade sehr laut und nicht zu beruhigen.

8. 6. anscheinend etwas ruhiger, aber vollkommen verwirrt. 9. 6. wieder sehr unruhig, nur durch Schlafmittel zu beruhigen. Gegen 2 Uhr nachts wird er sehr erregt, stirbt 2 Uhr 40 unter den Zeichen der Herzschwäche.

Sektion 20. 6. mittags 1 Uhr: Gehirn 1460 g, sehr starke Trübung besonders links über dem linken Stirnhirn. Hydrocephalus externus. Karotiden klaffen stark und sind unterhalb der total atrophischen Optici etwas erweitert. Die Optici zeigen aber keinerlei Zeichen von einem auf sie ausgeübten Drucke. Sie zeigen die normale Form des Querschnittes, nur ist der Querschnitt stark verkleinert.

Die Hinterstränge des Rückenmarks zeigen schon makroskopisch eine ausgesprochene Degeneration in den Hintersträngen. Mikroskopisch finden sich im Goll'schen Strange schwere Ausfälle, aber auch im Burdach'schen Strange schon eine ausgedehnte Degeneration.

In der Pia des Lumbalmarkes und an einzelnen Wurzeln finden sich stellenweise zahlreiche Plasmazellen. Die Lokalisation der exsudativen Prozesse am Rückenmarke ist nicht genauer untersucht worden.

Gehirn mikroskopisch: Kleinhirn und Hinterhauptshirn ist normal. Ueber den Scheitellappen ist die Pia ganz leicht infiltriert, das Grau ist aber normal. Ueber den Stirnlappen findet sich eine ziemlich dichte Piainfiltration. Ebenso sind die grosseren Gefässe der Rinde sämtlich infiltriert. Die feineren Gefässe sind dagegen fast frei. Die Infiltration ist im allgemeinen im Stirnhirn geringfügig. Trotzdem finden sich an den meisten Ganglienzellen schon Degenerationserscheinungen. Ganz schwere Veränderungen sind allerdings selten, ferner ist auch die Gliavermehrung nicht sehr ausgesprochen. Die Schichten sind noch alle gut erhalten. Die Veränderungen sind auf der linken Seite schwerer als auf der rechten Seite. Ferner sind sie ausgesprochener an der Basis, als an der Konvexität. Das rechte Schläfenhirn ist normal, nur die Pia ist leicht infiltriert. In der Pia des linken Schläfenhirns findet sich besonders in der Nähe des Chiasma eine deutliche Infiltration, die auch längs einiger grösserer Gefässe in das Grau eindringt. Die feineren Gefässe sind frei. Die Ganglienzellen sind zum grössten Teile normal.

Die Netzhäute sind gut fixiert, da zwei Stunden post exitum Birch-Hirschfeld'sche Lösung in den Glaskörper injiziert worden war.

Die Netzhäute beider Augen sind schwer verändert. Die Veränderungen sind sowohl, was den Grad wie die Ausdehnung betrifft, auf beiden Seiten vollkommen gleich. Die Fovea ist stark abgeflacht, da hier die Nervenfaserschicht ganz fehlt und von den Ganglienzellen nur noch vereinzelte vorhanden sind. Vom Rande der Fovea bis zur Mitte der Foveola finden sich auf allen Seiten in jedem Schnitte nur noch 2—3 Ganglienzellen. Die meisten dieser noch erhaltenen Ganglienzellen zeigen Veränderungen, bestehend in schlechter Färbung und Zerbröckelung bezw. vollkommenem Schwunde der Nisslkörperchen. Nur ganz vereinzelte Ganglienzellen sind noch normal. Neben den Ganglienzellen finden sich in der Foveagegend noch Massen, die als Protoplasmareste untergegangener Ganglienzellen aufzufassen sind. In diesen Massen sieht man bisweilen noch degenerierte Kerne. Neben diesen Resten sind gewöhnlich 2—3 Gliazellen sichtbar. In der inneren Körnerschicht finden sich insofern Veränderungen, als ein Teil der Körner neben einer leichten Schrumpfung eine dichte gleichmässige dunkle Färbung zeigt. Besonders sind die am weitesten nach innen liegenden Zellen in dieser Weise verändert. Ein Teil dieser Körner gehört sicher amakrinen Zellen an, andere sind aber nach ihrer Lage zweifellos bipolare Zellen.

Die übrigen Schichten sind normal. Speziell die Zapfen sind in der Makulagegend sehr gut erhalten.

Was die übrigen Bezirke der Netzhaut betrifft, so zeigen sie in allen Teilen die gleichen Veränderungen.

Die Nervenfaserschicht fehlt fast völlig, so dass die noch vorhandenen Ganglienzellen der Membrana limitans interna unmittelbar anliegen. Die Ganglienzellen sind zum grössten Teile zu Grunde gegangen. Von der Papille bis zur Peripherie lassen sich im allgemeinen in jedem Schnitte nur noch 2 bis 5 Ganglienzellen mit normaler Struktur nachweisen. Neben diesen normalen Zellen finden sich noch ungefähr ebenso viele mit Veränderungen wechselnden Grades. In einzelnen sind nur die Nisslkörper schlecht gefärbt, in anderen sind sie vollkommen zerfallen, in manchen ist das Protoplasma schon stark geschrumpft und auch der Kern schon verändert. Schliesslich finden sich noch an vielen Stellen Trümmer von Ganglienzellen, umgeben von mehreren Gliazellen. Nur selten sieht man untergehende Ganglienzellen ohne Gliazellen. Vereinzelt finden sich auch Ganglienzellen mit abnorm zahlreichen und grossen Nisslkörpern. Die innere retikuläre Schicht zeigt keine Veränderung. In der inneren Körnerschicht finden sich geringe Veränderungen. Einzelne Kerne sind leicht geschrumpft und intensiv gefärbt, daneben finden sich spärlich blasig vergrösserte Körner mit schlecht gefärbtem Kerngerüst. Auch an den peripheren Netzhautteilen liegen die intensiv gefärbten, „pyknotischen“ Körner vor allem in der innersten Schicht der inneren Körnerschicht. Die äussere Körnerschicht ist normal, die Stäbchen und Zapfen sind vollkommen normal. Die Gefässe in der Retina sind vollkommen normal. Die Aderhaut ist vollkommen normal.

Die Sehnerven sind fast vollkommen atrophisch, der Querschnitt ist stark verkleinert.. In allen Bündeln ist die Glia schon erheblich geschrumpft, die Septen sind infolgedessen verkrümmt und verzerrt. Im Markscheidenpräparat finden sich nur noch ganz vereinzelt markhaltige Nervenfasern. Viele von den noch erhaltenen Markfasern zeigen schon Veränderungen, bestehend in partieller schlechter Färbbarkeit und partiellen, zum Teil recht beträchtlichen Verdickungen und Zerklüftungen.

Das Fibrillenbild entspricht im allgemeinen dem Markscheidenbilde. Exsudative Prozesse fehlen im allgemeinen an den orbitalen Optici, nur am rechten Optikus findet sich etwa 8 mm hinter dem Bulbus an der temporalen Seite in der Pia ein kleines Plasmazellinfiltrat, bestehend aus etwa 40 Zellen in einem Schnitte. Die Plasmazellen liegen an dieser Stelle um eine kleine in der Pia verlaufende Vene.

Im knöchernen Kanal beginnt in der Pia des rechten Optikus eine nach hinten zunehmende Plasmazellinfiltration. Zuerst finden sich nur Plasmazellen auf der temporalen Seite, weiter nach hinten treten aber auch Plasmazellen auf der nasalen Seite auf und im hintersten Teile des knöchernen Kanals finden sich Plasmazellen rings um den ganzen Optikus. Hier dringen auch schon Plasmazellen längs der Gefässe in das Innere des Optikus ein. Am intrakraniellen Teile des Optikus ist die Plasmazellinfiltration der Pia eine sehr ausgesprochene. Es liegen hier die Plasmazellen in mehrfacher Lage. Hier dringen auch von allen Seiten die Plasmazellen in das Innere des Optikus ein. Im Innern finden sie sich in sehr wechselnder Dichte. An einzelnen Gefässen liegen sie in mehrfacher Lage, besonders an Teilungsstellen. An anderen Gefässen findet man nur eine einfache Lage. An manchen Gefässen findet sich nur hin und wieder eine Plasmazelle. Nur an wenigen Gefässen findet sich in einem Schnitte überhaupt keine Plasmazelle. Die Gefässe selbst sind im allgemeinen normal. Nur einzelne Gefässe der Pia zeigen eine Intimaverdickung mit mehrfacher Bildung elastischer Membranen.

Am linken Optikus ist die Pia bis in den hintersten Teil der Orbita von infiltrativen Prozessen frei. Im knöchernen Kanal finden sich vereinzelte Plasmazellen. Zentralwärts nehmen sie an Zahl zu und am intrakraniellen Teile finden sie sich in derselben Zahl, wie am rechten Optikus.

Die Infiltration der Pia setzt sich nun in gleichbleibender Stärke auf das Chiasma fort. Nur an der Basis des Chiasma finden sich etwas dichtere Anhäufungen von Plasmazellen. Auch der Hypophysenstiel ist von dichteren Zellhaufen umgeben.

Die Infiltration der Chiasmagefässe ist die gleiche wie an den intrakraniellen Optici. Nur vereinzelte Gefässe sind frei von Plasmazellen. Die Gefässe selbst sind normal, bis auf geringe arteriosklerotische Veränderungen. Nur an einzelnen Stellen lassen sich Veränderungen der Intima nachweisen. Die Nerzenfasern sind im Chiasma fast vollkommen zu Grunde gegangen. Die Zahl der noch erhaltenen Fasern entspricht der Zahl der noch in den Optici vorhandenen Fasern. Markscheiden und Fibrillenbild entsprechen sich vollkommen. Die Glia ist überall stark geschrumpft. Die neugebildeten Gliafasern verlaufen zum grössten Teile in der Richtung der zu Grunde gegangenen Nervenfasern. Nur in der Umgebung der Gefässe finden sich Gliafilze. Die Randglia ist stark verdickt und zeigt überall pinselförmige Wucherungen. Amyloid findet sich überall in grossen Mengen.

Mit der Fettfärbung lassen sich noch in allen Teilen des Chiasma grosse Mengen Fett und fettähnlicher Substanzen nachweisen. Das Fett liegt meist innerhalb von Abräumzellen. Unter diesen fällt die grosse Zahl typischer Körnchenzellen auf.

Die Traktus sind vollkommen atrophisch. Die Zahl der noch erhaltenen Markfasern entspricht der Zahl der in den Optici erhaltenen Fasern. Das Fibrillenbild entspricht dem Markscheidenbilde. Die gewucherte Glia ist schon überall geschrumpft. Die Randglia ist stark verdickt. Amyloid findet sich in grossen Mengen. Die Pia ist nur in den vordersten Teilen des Traktus noch deutlich infiltriert. In den hintersten Partien findet sich nur hier und da noch eine Plasmazelle.

Die Pia über den Corpora geniculata externa ist ebenfalls nur ganz geringfügig infiltriert. Auch sieht man nur an wenigen Stellen noch einige Plasmazellen um die grösseren Gefässe in die Kerngebiete selbst eindringen. Die Gefässe der Kerngebiete sind normal. Die Corpora geniculata weisen auf dem Schnitte schon makroskopisch eine deutliche Verkleinerung auf. Diese Verkleinerung ist aber allein auf Rechnung des Schwundes der Ausstrahlungen der Traktus zu setzen. Die Ganglienzellen weisen keine Verminderung ihrer Zahl auf. Sie sind auch bis auf wenige Ausnahmen vollkommen normal. An den veränderten Zellen, die in allen Schichten verstreut zu finden sind, findet sich ein Zerfall der Nisslsubstanz, Schwund des Protoplasma und Kerndegeneration. Im allgemeinen sind die Veränderungen nur geringfügig. Hin und wieder sieht man aber auch schwer veränderte und selbst fast völlig zerstörte Zellen. Die Glia zeigt eine ausgesprochene Vermehrung ihrer zelligen und vor allem ihrer faserigen Bestandteile. Riesenspinnenzellen fehlen. Dagegen lassen sich zahllose kleine, faserreiche Astrozyten nachweisen. Besonders reichlich sind diese Zellen in den ventralen Ganglienschichten.

Das zentrale Grau ist an verschiedenen Stellen in auffallend verschiedenem Grade erkrankt.

Exsudative Prozesse an den Gefässen finden sich nur vereinzelt und vor allem in der Nähe des Chiasma. In den weiter nach hinten gelegenen Teilen des zentralen Graus findet man bisweilen in einem Schnitte nicht eine Plasmazelle. Die Gefässe sind normal. Nur ganz vereinzelt findet sich ein Gefäss mit geringfügigen arteriosklerotischen Veränderungen. Die Ganglienzellen sind im allgemeinen normal. Nur hier und da sieht man eine Zelle mit deutlichen degenerativen Veränderungen. Die Glia ist stellenweise stark vermehrt, und zwar fällt besonders der Reichtum an Riesenspinnenzellen in den vorderen Teilen auf. Das Ependym des III. Ventrikels ist verdickt, an einzelnen Stellen bestehen deutliche Granulationen. An verschiedenen unter dem Ependym verlaufenden Gefässen sieht man eine deutliche Plasmazellinfiltration.

Beide Oculomotorii zeigen eine mässige Plasmazellinfiltration ihrer Scheide. Im rechten sind nur zwei Gefässe von vereinzelten Plasmazellen umgeben, im linken sind die meisten Gefässe mehr oder weniger dicht infiltriert.

Im Falle 8 handelt es sich um eine tabische Optikusatrophie, die zu einer Zeit entstanden war, als nur tabische Symptome vorhanden waren. Später ist zu der Tabes auch eine pathologisch-anatomisch nachweisbare progressive Paralyse hinzugetreten.

In der Netzhaut lassen sich nur noch wenige Ganglienzellen nachweisen. Der periphere Optikus zeigt nur die Erscheinungen der sekundären Degeneration. Exsudative Prozesse finden sich in den intrakraniellen Optici und dem Chiasma. Traktus und Corpora geniculata weisen nur sekundäre Degenerationen auf.

Fall **9.** Hi., Georg, 48 Jahre alt, Sattlermeister, Hat 2 gesunde Kinder im Alter von 21 und 16 Jahren. Vor 23 und 24 Jahren hat die Frau drei Frühgeburten gehabt. 2 Kinder sind in sehr frühem Alter gestorben. War stets gesund. Seit 3 Jahren ist H. leicht aufgeregt, schläft schlecht, klagt bisweilen über Schmerzen im ganzen Körper. In den letzten Jahren ganz abstinent. Seit $^1/_2$ Jahre wesentlich unruhiger, zittert am ganzen Körper, fallt öfter, ohne das Bewusstsein zu verlieren, zu Boden, hat Angstgefühl. Seit etwa 6 Monaten liegt er zu Bett, weil er sich zu schwach fühlt und nicht gehen kann. Seit derselben Zeit kann er die linke Hand nicht mehr ordentlich gebrauchen, ebenso kann er nicht mehr auf einem Fleck stehen. Seit etwa 1 Jahr kann er nicht mehr schreiben, lässt sich auch seit derselben Zeit vorlesen. Vor $^1/_2$ Jahre konnte er einige Tage nicht sprechen. Hatte auch in derselben Zeit Visionen, sah Tiere an der Wand. In letzter Zeit bildete er sich ein, er hätte 2 grosse Häuser gekauft, fragte seine Frau, ob sie das Heu schon hereingebracht habe, obwohl er gar keine Wiesen besitzt.

14. 6. 11. aufgenommen. Gut genährt, kräftig gebaut. Allgemeiner Schütteltremor. Pupillen 4 mm, lichtstarr, dagegen prompt auf Konvergenz bis 2 mm. Linke Papille in toto leicht atrophisch, im temporalen Teile fällt die Abblassung besonders auf. Rechte Papille in toto leicht atrophisch, aber in allen Teilen auch im temporalen noch deutlich rosa gefärbt.

Augenbewegungen frei. Starkes Flattern der Gesichtsmuskulatur. Fazialis symmetrisch. Zunge grade, zittert sehr stark. Am weichen Gaumen einige Narben. Sprache verwaschen, hesitierend, nasaler Beiklang, Silbenstolpern, hochgradiger Tremor der Arme. Grobe Kraft beiderseits gleich, Reflexe der oberen Extremität sehr lebhaft. Mechanische Muskelerregbarkeit gering. Vasomotorisches Nachröten schwach, Bauchdecken- und Kremasterreflex fehlen. Kniephänome gesteigert, links mehr als rechts. Zehen plantar, kein Klonus.

In beiden Beinen leichte Spasmen. Beine werden bis zur Senkrechten gehoben. Grobe Kraft anscheinend gering. Sensibilität nicht genau zu prüfen, Nadelstiche wehrt er nicht ab. Innere Organe ohne Besonderheiten. Gang nicht zu prüfen, fängt beim Hinstellen sofort an zu zittern, lässt sich in die Knie sinken. Hochgradig ängstlich. Er sei krank, könne nicht gut gehen, habe aber ein eigenes Automobil, es stehe im Haus. Habe Geld auf der Sparkasse, habe sich eine Wirtschaft gekauft, auch einen Hof zu 50 000 Mark. Ist zeitlich vollkommen desorientiert. Monate? 1, 2, 3, 4 usw. Wieviel sind es? keine Antwort. Welches Jahr? keine Antwort. 1800? ja. Wie alt? 28 Jahr. Wann Geburtstag? 48. In welchem Jahr? 63. Vorgehaltene Gegenstände werden richtig bezeichnet, ebenso Farben. Einfache Rechnungen werden richtig ausgeführt (z. B. 7×9, 7×10), schwierigere (7×19 usw.) nicht. Kaiser? Wilhelm von Rex.

In der Zeit nach der Aufnahme entwickelt sich eine enorme Ataxie, so dass Patient die Speisen nicht zum Munde führen kann. 1. 7. Nachts Anfall. Zuckungen der rechten und später auch der linken Körperhälfte. Atmung nach Cheyne Stokes. Während des Anfalles ist die Temperatur auf 40,4° erhöht. Nach dem Anfall liegt H. ruhig im Bett, schreckt nur auf Anruf zusammen und zuckt mit dem rechten Arm. Puls 110. In der Folgezeit sehr unruhig, wühlt im Bett herum, nässt dauernd ein, spricht fortwährend vor sich hin, stört nachts durch lautes Stöhnen und Jammern. Nahrungsaufnahme schlecht. 13. 7. beginnt stertoröse Atmung. 14. 7. steigt die Temperatur abends auf 39,6, Puls auf 120 — 130. Nachts Anfall mit Krämpfen. 15. 7. Morgens liegt H. stark röchelnd mit halbgeschlossenen Augen ohne Reaktion da. Puls beschleunigt, leicht unregelmässig. Mittags steigt die Temperatur auf 41,3, der Puls geht auf über 140. Um 2 Uhr nachmittags Exitus.

15. 7. 11. Nachmittags 5 Uhr Sektion. Dura über dem Stirnhirn schlaff, nirgends mit der Pia verwachsen. Pia an der Konvexität milchig getrübt, Subarachnoidealflüssigkeit vermehrt. Gyri besonders im Stirnhirn deutlich verschmälert, Sulci vertieft und verbreitert. Erheblicher Hydrocephalus externus. Gewicht 1325. Aorta stark atheromatös verändert, Rechts hypo-

stalische Unterlappenpneumonie, Muskatnussleber, Gallenblasensteine. Uebriger Befund ohne Besonderheiten.

Hirn mikroskopisch: Typisches Bild der progressiven Paralyse. Pia über dem Stirnhirn zum Teil recht erheblich infiltriert, zum Teil aber nur geringfügig. Um die Gefässe der Rinde Infiltration nur mässig. Stäbchenzellen sind reichlich vorhanden, Gefässneubildung ist nicht sehr ausgesprochen. Die degenerativen Erscheinungen an den Ganglienzellen sind an verschiedenen Stellen auffallend verschieden. Eine Verwerfung der Rindenschichten ist noch nirgends zu konstatieren. Die Gliavermehrung hält sich in mässigen Grenzen.

Die Zentralwindungen sind fast vollkommen normal. Schwer verändert ist dagegen der Gyrus fornicatus und der darüber liegende Teil der ersten Stirnwindung (mediale Seite).

Hinterhauptshirn und Kleinhirn sind fast frei. Nur in der Pia und an einigen grösseren Gefässen finden sich einzelne Plasmazellen.

Schwere Veränderungen zeigen die beiden Schläfenlappen in ihren nach unten gerichteten Partien. Besonders im rechten sind auch die degenerativen Veränderungen schon weit fortgeschritten, so dass die Architektonik der Rinde hier sehr erheblich gestört ist. Im linken handelt es sich hauptsächlich um ausgesprochene exsudative Prozesse, die sich bis auf die feinsten Gefässe ausdehnen. Von den Ganglienzellen ist nur ein Teil deutlich verändert.

Die Netzhäute sind 20 Minuten nach dem Tode durch Injektion von Birsch-Hirschfeld'scher Lösung in den Glaskörper fixiert. Sie sind ausgezeichnet erhalten. In der Retina des rechten Auges finden sich an verschiedenen Stellen Veränderungen. Die Makulagegend ist im nasalen Teile vollkommen normal und ebenso im unteren temporalen Quadranten. Dagegen zeigt sie Veränderungen im oberen temporalen Quadranten. Hier ist ein deutlicher Schwund von Ganglienzellen nachweisbar. Am Rande der Makula findet sich hier nur eine doppelte bis dreifache Lage von Ganglienzellen und nach beiden Seiten vom Rande nimmt die Zahl der Ganglienzellen ab. Es sind schätzungsweise mehr als $^3/_4$ aller Ganglienzellen in dem oberen temporalen Quadranten zu Grunde gegangen. Von den noch vorhandenen Zellen sind die meisten, etwas über die Hälfte normal. An den übrigen finden sich Veränderungen, bestehend in Zerfall der Nisslschollen, Schwund des Protoplasma und Kerndegeneration. Vakuolen habe ich nur in 2 Zellen beobachtet. Was die peripheren Teile der Retina betrifft, so ist die ganze obere Hälfte (dem gekreuzten und ungekreuzten dorsalen Bündel entsprechend) schwer verändert. Die Zahl der Ganglienzellen ist hier schätzungsweise auf $^1/_{10}$ gesunken. Von diesen noch vorhandenen Ganglienzellen sind die meisten normal, nur an wenigen finden sich ebenso wie in der Makulagegend Veränderungen. Die Nervenfaserschicht ist ausserordentlich dünn, an den meisten Stellen kaum nachweisbar, so dass die Ganglienzellen direkt an der Membrana limitans interna liegen. Die Gliazellen in der Ganglienzellenschicht sind etwas vermehrt. In der inneren Körnerschicht ist etwa der 20. Teil aller Zellen etwas geschrumpft und dicht gefärbt, die übrigen sind normal. Die anderen Schichten lassen keine Veränderungen erkennen.

In der unteren Hälfte der Retina finden sich bedeutende Unterschiede zwischen der temporalen und der nasalen Hälfte. In dem nasalen Teile (entsprechend dem gekreuzten ventralen Bündel) der unteren Netzhauthälfte ist die Nervenfaserschicht auffallend verdünnt und ein deutlicher Schwund von Ganglienzellen nachweisbar. Wenn er auch nicht so hochgradig ist, wie in der oberen Hälfte der Retina, so sind doch auch hier weit über die Hälfte aller Zellen zerstört. An den noch vorhandenen finden sich allerdings nur zum Teile Veränderungen (Zerfall der Nisslschollen und Schwund des Protoplasmas, schliesslich auch Kerndegeneration). Im temporalen unteren Qaudranten habe ich keinerlei Veränderungen gefunden. Die Grenze zwischen dem erkrankten und normalen Quadranten lässt sich nicht scharf ziehen, schon deshalb nicht, weil in dem erkrankten Quadranten ja auch überall noch normale Ganglienzellen vorhanden sind.

In der ganzen Netzhaut des rechten Auges hat sich nicht ein Gefäss gefunden, das irgend welche Veränderungen aufwies, die Netzhautgefässe sind ebenso normal, wie die Zentralgefässe selbst.

Retina des linken Auges: In der Netzhaut des linken Auges finden sich ausgesprochene Veränderungen nur in der Nervenfaser- und der Ganglienzellenschicht. Die Veränderungen in der inneren Körnerschicht sind ausserordentlich geringfügig. Die übrigen Schichten sind vollkommen normal. Was zunächst die Makula betrifft, so ist sie in der temporalen Hälfte vollkommen normal. In der nasalen Hälfte ist die Ganglienzellenschicht stellenweise etwas verdünnt, doch fehlen nur wenige Zellen. Dagegen lassen sich an mehreren Zellen Degenerationserscheinungen nachweisen (Nisslkörperzerfall). Die meisten Zellen im nasalen Teile der Makula sind aber normal. Schwere Veränderungen finden wir im nasalen oberen Quadranten. Die Nervenfaserschicht ist hier stark verdünnt, an einzelnen Stellen kaum noch zu erkennen. Ganglienzellen finden sich nur noch spärlich. Ueber grosse Strecken (mehrere Gesichtsfelder bei Oelimmersion) fehlen sie völlig. Normale Ganglienzellen sind nur noch ganz vereinzelt nachzuweisen; an manchen Stellen in jedem Schnitte durch den ganzen Quadranten nur 2 bis 3.

Die anderen, noch vorhandenen Zellen zeigen alle mehr oder weniger hochgradige Veränderungen. Bei manchem ist das Protoplasma in eine feingranulierte Masse verwandelt, zeigt keine Nisslkörper mehr und ist stark geschrumpft, ebenso wie der stark deformierte Kern. Von einzelnen Zellen ist nichts mehr weiter zu sehen, als der stark geschrumpfte Kern, indem das Kerngerüst vollkommen zerfallen und das Kernkörperchen an die Wand gerückt ist. An den ganglienfreien Stellen sieht man eine geringe Vermehrung der Gliazellen. Bisweilen liegen hier dicht bei einander 4 — 5 Zellen. Im allgemeinen ist aber die Gliazellvermehrung eine sehr unbedeutende. An einzelnen untergehenden Ganglienzellen sieht man 1 — 2 Gliazellen liegen, die ähnlich wie die Trabantzellen im Zentralnervensystem nahe am Protoplasma der Ganglienzelle liegen. Eindringen von Gliazellen in das Innere von Ganglienzellen ist nicht zu beobachten. Die Gefässe sind vollkommen normal.

Im temporalen Teile der oberen Netzhauthälfte finden sich nur ganz vereinzelt degenerierende Zellen. Zellausfall ist nicht nachzuweisen. In der unteren Netzhauthälfte besteht ein grosser Unterschied zwischen dem temporalen und dem nasalen Teile. Während der temporale Teil vollkommen normale Verhältnisse zeigt, während hier weder die Zahl, noch die Lage der Ganglienzellen, noch ihre Färbbarkeit irgend welche pathologischen Veränderungen aufweisen, ist der nasale Teil schwer verändert. Grössere Strecken sind im nasalen Teile vollkommen frei von Ganglienzellen. Die noch vorhandenen Ganglienzellen zeigen aber zum grossen Teile mehr oder weniger schwere Veränderungen. Normale Zellen sind nur äusserst spärlich vorhanden, in jedem Schnitt 2 — 4. Die Veränderungen an den übrigen noch vorhandenen Ganglienzellen sind verschiedener Art, Chromatolyse bis zu völligem Zerfall der färbbaren Substanz, Schrumpfung und schliesslich vollkommenes Zugrundegehen des Protoplasmas. Der Kern scheint entschieden widerstandsfähiger zu sein, was wohl daraus geschlossen werden kann, dass sich einzelne nur wenig veränderte Kerne ohne Protoplasma finden.

Rechter Sehnerv: Im rechten Sehnerven findet sich eine partielle Atrophie (cf. Uebersichtsbild Tafel I). Am schwersten betroffen sind das ungekreuzte dorsale, das gekreuzte dorsale und das gekreuzte ventrale Bündel. Stark beteiligt ist auch das ungekreuzte dorsale Makulabündel. Vereinzelte Fasern sind ausgefallen im gekreuzten dorsalen und gekreuzten ventralen Makulabündel, ferner im ungekreuzten ventralen Bündel. An Stelle der ausgefallenen Nervenfasern hat sich Glia gebildet, die zum Teil sehr dicht ist und zum Teil auch schon erhebliche Schrumpfungserscheinungen zeigt. Der orbitale Teil des Sehnerven ist vollkommen frei von exsudativen Prozessen. Erst im knöchernen Kanal beginnt eine leichte Infiltration der Pia mit Plasmazellen. Die Infiltration nimmt nach hinten zu. Am intrakraniellen Optikus ist die ganze Pia ziemlich gleichmässig infiltriert. Hier dringt auch die Infiltration längs der Gefässe in das Innere des Optikus ein. In den oberen Partien ist die Infiltration vielleicht etwas dichter als in den unteren, doch besteht ein wesentlicher Unterschied zwischen den einzelnen Teilen des Optikus in Bezug auf die Dichte der Infiltration nicht. Die Infiltration ist nirgends erheblich. 2—3 Schichten Plasmazellen ist das Maximum. An vielen Gefässen finden sich nur vereinzelte zerstreute Plasmazellen. Nach hinten geht die Infiltration ohne scharfe Grenze in die Infiltration des Chiasma über.

Der linke Sehnerv zeigt ebenfalls eine ausgesprochene Atrophie. Am schwersten betroffen ist das gekreuzte dorsale und gekreuzte ventrale Bündel, weniger stark degeneriert ist das ungekreuzte dorsale Bündel und nur ganz geringer Faserausausfall findet sich in den beiden gekreuzten Makulabündeln und im ventralen ungekeuzten Bündel (cf. Uebersichtsbild Tafel I). Die Gliawucherung entspricht der Atrophie. Stellenweise ist die gewucherte Glia schon erheblich geschrumpft. In den Randteilen findet sich reichlich Amyloid. Die Septen zeigen zum Teil auch schon Verkrümmungen. Die Gefässe sind überall normal. Im orbitalen Teile des Optikus finden sich nur an einem 7 mm hinter dem Bulbus aus der Pia in den Optikus eintretenden Gefässe 3 Plasmazellen. Die stärkere Infiltration beginnt in der Pia erst im knöchernen Kanal.

Hier finden sich vereinzelte nicht zusammenhängende Infiltrate, aus nur wenigen Zellen bestehend. Nach hinten werden die Infiltrate dichter und konfluieren mit einander. Um den intrakraniellen Optikus findet sich in der Pia eine zusammenhängende, nicht sehr dichte Infiltration. Von dieser Pialinfiltration lässt sich überall das Eindringen von Plasmazellen in das Innere des Optikus feststellen. Auch am linken Optikus ist die Infiltration nirgends sehr erheblich. Auch hier liegen höchstens an vereinzelten Stellen die Plasmazellen in mehreren Schichten. Im allgemeinen findet sich nur eine einfache Zellenlage. Meist bestehen zwischen den einzelnen Plasmazellen grössere Lücken. Die zentralen Teile sind weniger infiltriert als die peripheren. Ein Unterschied in der Stärke der Infiltration der peripheren Teile lässt sich nicht feststellen. Es scheint vielmehr, als ob in den am stärksten atrophierten Teilen die Infiltration geringer ist, als an den Stellen, wo die Infiltration noch nicht soweit fortgeschritten ist. Ja in einzelnen ganz normalen Teilen findet sich schon eine nicht unerhebliche Infiltration. Eine Reihe von Gefässen zeigen nur ganz vereinzelte Plasmazellen. Die Infiltration ist im allgemeinen eine so unregelmässige, dass eine Lokalisation auf bestimmte Bündel, besonders wenn man eine grössere Zahl von Schnitten berücksichtigt, nicht möglich ist.

Die Infiltration der Pia der intrakraniellen Optici setzt sich ohne Grenze auf das Chiasma fort. Hier ist die Infiltration am stärksten am vorderen Rande und an der unteren Fläche, in der Umgebung des Hypophysenstieles. Der Pialinfiltration entsprechend ist die Randglia gewuchert. Die Infiltration dringt überall längs der Gefässe in das Innere des Chiasma ein. Besonders deutlich infiltriert sind die unteren Partien des Chiasma. Hier finden sich an allen Gefässen bis in die feinsten Verzweigungen Plasmazellen, wenn auch in sehr wechselnder Menge. Nirgends finden sich mehr als 1 — 2 Lagen Zellen. Die Gefässe selbst sind zum grossen Teile normal. Nur an zwei Gefässen fand sich eine geringfügige Verdickung der Intima mit Verdoppelung der elastischen Membran. An einer Stelle dicht neben der unteren Fläche fand sich auch eine geringe Gefässneubildung, daneben einzelne Gefässsprossen.

Etwas dichter als im allgemeinen ist die Infiltration auch an den unter dem Ependym verlaufenden Gefässen (Mikrophotographie 8). In den Seitenteilen des Chiasma ist sie gering. Die Atrophie im Chiasma entspricht dem Schwunde an beiden Sehnerven. Ebenso die Gliawucherung. Riesenspinnenzellen sind nicht nachweisbar. Dagegen finden sich in den unteren Teilen des Chiasma zweifellose Körnchenzellen. Stäbchenzellen habe ich nur ganz vereinzelt, ebenfalls in den unteren Partien des Chiasma gefunden.

Die Traktus sind partiell atrophisch. Die Atrophie entspricht dem Grade der beiderseitigen Optikusatrophie. Dasselbe ist der Fall mit der Glia. Die Infiltration der Pia erstreckt sich an den Traktus nicht weit nach hinten, sondern hört ziemlich dicht hinter dem Chiasma auf. Weiter nach hinten finden sich nur vereinzelte Plasmazellen.

Die Pia der Corpora geniculata externa ist nur wenig infiltriert. Auch dringen nur an einzelnen grösseren Gefässen Plasmazellen ein Stück weit in das Kerngebiet ein (cf. Mikrophotographie 14). Die meisten Gefässe sind völlig frei von Infiltration. Stäbchenzellen und Gefässneubildung ist nirgends nachweisbar. Die Ausstrahlungen der Traktus zeigen eine der Optikusatrophie entsprechende Degeneration. Der Atrophie entspricht die Gliawucherung. Sie ist nirgends so dicht, dass sich richtige Filze gebildet haben. Vielmehr ist sie über das ganze Corpus geniculatum verstreut, wenn auch gewisse Differenzen in der Dichte an verschiedenen Stellen bestehen.

Etwas dichtere Fasermengen finden sich in den ventralen Partien, zwischen den grossen Ganglienzellen, ferner in der Nähe der Oberfläche, hier gehen sie ohne scharfe Grenze in den stark verdickten Randfilz uber. Die Ganglienzellen sind mit ganz wenigen Ausnahmen normal. Veränderte Ganglienzellen fand ich fast nur in den medialen Partien des Kerngebietes. Die Veränderungen bestanden in Chromatolyse und Kernzerfall. An wenigen Zellen fanden sich Vakuolen. Die Trabantzellen waren an den degenerierenden Zellen vermehrt.

Das zentrale Grau zeigt schwere Veränderungen. Dicht hinter dem Chiasma weist es an allen grösseren Gefässen eine deutliche Infiltration auf. An einzelnen Stellen sind auch die feineren Gefässe infiltriert. An den Ganglienzellen finden sich schwere Degenerationserscheinungen, Chromatolyse, Protoplasmazerfall und Kerndegeneration. An Fibrillenpräparaten sieht man die intracellulären Fibrillen vielfach verbacken, an vielen Zellen fehlen sie ganz. Das normaler Weise in dem zentralen Grau vorhandene Fibrillengeflecht weist grosse Lücken auf. Die wenigen markhaltigen Nervenfasern sind fast ganz verschwunden. Noch schwerer verändert als die dem Chiasma benachbarten Teile des zentralen Graus sind die weiter nach hinten gelegenen Teile. Hier ist die Infiltration noch dichter. Hier finden sich um manche grösseren Gefässe sogar 4—5 Zelllagen von Plasmazellen. Auch hier sind die Ganglienzellen schwer verändert.

Die Glia ist im ganzen zentralen Grau stark gewuchert. Zahllose Monstregliazellen finden sich in allen Teilen. Daneben kommen auch reichlich protoplasmatische Gliawucherungen vor. An einzelnen Stellen haben sich richtige Gliarasen gebildet. Stäbchenzellen sind an einzelnen Stellen in grosser Zahl vorhanden. Auch Gefässvermehrung lässt sich fast überall feststellen. In der Hypophyse finden sich einige Gefässe mit typischer Plasmazellinfiltration.

Die Olfactorii sind von dichten Plasmazellinfiltraten umgeben. Besonders stark ist die Pia an der ventralen Seite infiltriert. Ueberall dringen auch mit den Gefässen Plasmazellen in das Innere der Olfactorii. Mit Palfärbung lässt sich eine ziemlich weit vorgeschrittene Atrophie nachweisen. Dementsprechend ist die Glia enorm gewuchert. Auch Amyloid ist in grössten Mengen vorhanden.

Die Oculomotorii sind abgesehen von vereinzelten Plasmazellen im Perineurium normal.

Die Ganglienzellen in den Okulomotoriuskernen sind normal. Dagegen finden sich an einzelnen zum Okulomotiriuszentrum ziehenden Gefässen typische Plasmazellen, zum Teil sogar dicht neben einander liegend. Die Plasmazellinfiltration lässt sich bis an die Pia der Hirnbasis verfolgen. Die Pia ist an dieser Stelle in typischer Weise infiltriert.

Die Karotiden zeigen ganz geringfügige arteriosklerotische Veränderungen.

Im Falle 9 handelt es sich also um eine klinisch und pathologisch-anatomisch nachgewiesene progresive Paralyse. Es fand sich eine beiderseitige Optikusatrophie. Die Netzhäute zeigten entsprechend den atrophischen Partien des Optikus degenerative Erscheinungen in der Nervenfaserschicht und der Ganglienzellenschicht. Die Teile der Netzhaut, die nicht degenerierten Bündeln entsprachen, waren normal, obwohl der Patient im paralytischen Anfall und bei einer Temperatur von 41,3 Grad gestorben ist. Ausgedehnte exsudative Prozesse fanden sich um und in den intrakraniellen Optici und dem Chiasma.

Die Traktus und die Corpora geniculata zeigten nur sekundäre Veränderungen. Schwer erkrankt, sowohl was die exsudativen Prozesse, wie die degenerativen Erscheinungen betrifft, waren auch das zentrale Grau und die dem Chiasma benachbarten Teile der Schläfenlappen, ferner die Olfactorii.

Fall **10.** Ho.. Friedrich, 48 Jahre, Agent. Seit etwa einem halben Jahre aufgeregt und auffallend gesprächig. Seit einigen Tagen Schlaf schlecht. Seit derselben Zeit Grössenideen. Wollte sein Geschäft verkaufen, um daran Millionen zu verdienen, wollte sich neue Möbel kaufen, da er Millionen habe. Wollte Brauereien und andere Geschäfte kaufen. Sehr gesprächig, lässt andere Leute nicht zu Worte kommen. Auf Veranlassung des Arztes in die Nervenklinik geschickt. Merkt gar nicht, dass er im Sanitätswagen sich befindet, glaubt, zur Schlossbrauerei zu fahren. Potus wird negiert, Infektion mit Lues angeblich 1898, niemals Hg.-Kur. 14. 11. 10 aufgenommen.

Leidlich genährt, mässig entwickelte Muskulatur. Blasse Gesichtsfarbe. Schädel nicht empfindlich. Pupillen different, verzogen, auf Licht nur Spur reagierend, auf Konvergenz gut. Augenbewegungen normal. Papillen normal.

Fazialis links besser als rechts. Sprache verwaschen, stolpernd. Zunge zittert stark. Gaumenbogen gleichmäsig gehoben. Rachenreflex normal. Reflexe und mechanische Muskelerregbarkeit der oberen Extremitäten lebhaft. Starker Tremor manuum, grobe Kraft gut. Fingernasenversuch rechts unsicher. Patellarreflexe lebhaft. Achillessehnenreflex normal. Kein Fussklonus, Zehen plantar. Beide Beine bis zur Senkrechten gehoben, rechtes Bein schwächer wie linkes. Abdominalreflex normal, wegen grosser Hernie Kremasterreflex nicht zu prüfen.

Pinselberührungen werden richtig lokalisiert, Spitz und Stumpf wird meist verwechselt. Schmerzempfindung scheint aufgehoben.

Gang ist sicher. Romberg fehlt. Abgesehen von leichtem systolischen Geräusch an der Herzspitze und unreinem ersten Aortenton innere Organe normal.

Patient spricht dauernd, zeigt seine „kräftigen Arme und Beine“, zeigt, wie er tanzen kann. Datum und Wochentag gibt er falsch an. Dass er sich in der Irrenanstalt befindet, weiss er. Als Grund gibt er an, dass er so aufgeregt sei. Er habe soviel Geld bekommen, von 10 Vertretungen je 10000 Mark, von einem Hause bekäme er 30000 Mark. Er sei sehr begabt usw. Auf die

Frage, ob er krank sei, erwidert er: „gar nicht". Einfache Rechnungen werden richtig ausgeführt (z. B. 6 × 7, 11 × 12, 13 × 14). 15. 11. Nachts sehr unruhig, lebhafte Grössenideen, habe Millionen, grosse Weinagenturen usw. Wird immer unruhiger, zerreisst sein Bettzeug. Trotz zweimaliger Injektion von 0,01 Morphium und 0,002 Duboisin nicht ruhiger, deswegen Narkose, die nur sehr schwer gelingt. Danach aber Schlaf gut. Am Tage Dauerbad, da noch immer sehr unruhig. 16. 11. Unruhe besteht fort, fabelt von grossen Geschäften. 17. 11. ruhiger. Sprachstörungen nehmen zu, Sprache wird verwaschener, teilweise unverständlich. Dabei andauernd Grössenideen. 20. 11. nachts wieder ausserordentlich erregt. Trotz Duboisin-Morphium nicht ruhiger, greift den Pfleger an. Vereiterte Hämorrhoiden, die dem Patienten aber keinerlei Beschwerden machen. 22. 11. Temperatur auf 38,8 Grad. Hämorrhoidalknoten eitern stark. Am folgenden Tage steigt Temperatur weiter auf 39,4° Dämpfung über rechtem unteren Lungenlappen. 24. 11. verfällt Patient vollkommen. Agone. 12 Uhr mittags Exitus.

Sektion: 24. 11. 3 Uhr nachmittags. Gehirngewicht 1420 g. Pia über Stirnlappen ausgesprochen getrübt und verdickt. Windungen im Stirnlappen deutlich verschmälert. Im Rückenmark findet sich an der Grenze des Vorder- und Seitenstranges eine leichte Atrophie, Lendenmark normal. Mesaortitis luetica im Anfangsteile der Aorta. Bronchitis purulenta gravis, Broncho-Pneumonie rechts, chronische interstitielle Nephritis, vereiterte Hämorrhoiden.

Gehirn und Rückenmark mikroskopisch: Rückenmark und Medulla frei von Infiltration. Ueber der ganzen Konvexität ist die Pia ziemlich gleichmässig infiltriert, die Infiltration dringt aber nur in den Stirnlappen und den Scheitellappen in das Innere des Gehirns ein. Im Hinterhauptslappen sind nur wenige grössere Gefässe infiltriert. Im Stirn- und Scheitellappen erstreckt sich die Infiltration bis in die kleinsten Gefässe. Die degenerativen Veränderungen sind hier sehr hochgradig. Die Schichten sind nicht mehr deutlich zu erkennen. Stäbchenzellen sind in grosser Zahl vorhanden und Gefässvermehrung ist an vielen Stellen sehr ausgesprochen. Die Glia ist entsprechend den degenerativen Veränderungen stark vermehrt. Im Hinterhauptslappen sind die degenerativen Veränderungen nur gering. Das Kleinhirn ist normal.

Die untere Fläche des Stirnhirns ist wenig verändert. Die Pia ist kaum infiltriert. In der Rinde finden sich nur vereinzelte Plasmazellen. Die Ganglienzellen sind bis auf wenige Ausnahmen normal. Die Schläfenlappen verhalten sich wie die untere Fläche des Stirnhirns.

Retinae: $^1/_2$ Stunde post mortem Birch-Hirschfeldsches Gemisch in den Glaskörper injiziert. Netzhäute ausgezeichnet fixiert. Nirgends finden sich Veränderungen. Speziell die Ganglienzellen sind an allen Stellen vollkommen normal.

Die Optici sind normal. Nur am rechten intrakraniellen Optikus findet sich an dem dem Chiasma benachbarten Teile an der unteren Fläche eine geringe Infiltration in der Pia. Das Innere auch des intrakraniellen Teiles ist frei von Infiltration. Das Chiasma ist im Innern vollkommen normal. Nur die Pia an der unteren Fläche zeigt eine mässige Plasmazellinfiltration. Ein Eindringen der Infiltration in das Innere des Chiasma ist nirgends zu beobachten.

Der Randfilz ist etwas verdickt und weist an der unteren Fläche reichliche Pinsel auf.

Die Traktus sind normal. Die Pia über ihnen ist fast gänzlich frei von Plasmazellen.

Die Corpora geniculata externa sind normal. Die Pia über ihnen ist ebenfalls normal.

Im zentralen Grau finden sich nur geringe Veränderungen. Nur stellenweise sind die Gefässe etwas infiltriert. Die Ganglienzellen sind normal. Nur an einzelnen Stellen in den Kernen des Tuber cinereum sieht man einzelne degenerierte Zellen liegen. Die Glia zeigt wenig Veränderungen. Nur ganz vereinzelt findet sich eine Gliavermehrung, meist in der Umgebung von Gefässen.

Die Olfactorii sind normal, nur in der Pia sind einzelne Plasmazellen sichtbar.

Die Oculomotorii sind normal. Im Perineurium liegen vereinzelte Plasmazellen. An einem Gefäss im linken Okulomotorius liegen ebenfalls 3 Plasmazellen. Die Okulomotoriuskerne sind normal.

Im Falle 10 handelt es sich also um eine typische progressive Paralyse. Die Veränderungen sind im wesentlichen auf die Konvexität beschränkt.

An der Basis des Gehirns findet sich nur eine geringe Infiltration in der Pia des Stirnhirns, in der Umgebung der Olfactorii und an der unteren Fläche des Chiasma und des rechten intrakraniellen Optikus. Längs einiger grösserer Gefässe greift die Infiltration auch auf das zentrale Grau über.

Die Sehbahnen und die Retinae sind normal.

Fall **11.** Friedrich Hu., 45 Jahre. Vor 17 Jahren fragliches Ulcus durum. Mehrere Hg.-Inunktionskuren, letzte Kur 1909. Seit 12 Jahren verheiratet, 1 gesundes Kind. Frau hat niemals abortiert. Vor 14 Jahren Malaria, vorher Ruhr. 1907 wegen Thrombose am rechten Bein mit Jodkali behandelt. 1909 taubes Gefühl in den Fingerspitzen. Wegen verschiedener Unglücksfälle in der Familie und aus Furcht vor den Folgen der Lues immer melancholisch. August 1911 wurde auswärts Fehlen der Kniereflexe festgestellt. Infolgedessen Salvarsan intravenös. Danach Unsicherheit beim Gehen und häufig heftige Schmerzen von der Fusssohle bis in das Gesäss. 13.—19. 11. 11 in der Klinik.

Kräftig gebaut, gut genährt. Augen: rechts Myopie von 3,0 links von 1,75 D. Mit korrigierendem Glase S normal. Exophorie 2—3 Grad. Lid- und Augenbewegungen normal. Pupillen gleich, kreisrund, 5 mm, auf Licht etwas langsam aber bis 2,5 mm, auf Konvergenz etwas besser. Papillen normal, schmale temporale Staphylome. Fazialis rechts Spur besser als links. Zunge nach rechts, zittert nicht. Sprache gut, nur bei schweren Paradigmata etwas verwaschen. Reflexe der oberen Extremität normal. Bei Fingernasenversuch rechts geringe Unsicherheit.

Patellar- und Achillessehnenreflexe fehlen. Zehen plantar. Pinselberührungen werden in der oberen Bauchgegend nicht ganz genau, sonst richtig lokalisiert.

Sensibilität im übrigen normal. Kniehackenversuch rechts Spur unsicher, bei Uebung besser. Grosse Nervenstämme der oberen Extremitäten sehr druckempfindlich; der unteren nicht. Innere Organe ohne Besonderheiten.

14. 11. Lumbalpunktion: Druck 200, Nissl 3, kein Serumalbumin, kein Serumglobulin. Keine Lymphozytose. Wassermann im Blut und im Liquor negativ.

Nach der Entlassung aus der Klinik immer sehr traurig. Schuldigte sich selbst an, meinte, er müsste aus der Welt wegen eines „Verbrechens".

17. 1. 12 Suicid durch Erhängen.

Sektion 17. 1. 12, 7 Uhr abends.

Hirngewicht 1330 g. Nirgends sichtbare Atrophie. Pia und Dua leicht zu trennen. Pia über beiden Scheitellappen vielleicht etwas getrübt. Zirkumskripte Hämorrhagien subpial im linken Frontalhirn. Hirngefässe klaffen nicht. Im unteren Teile des Brustmarkes ist die Pia über eine grössere Strecke hin mit Blut durchtränkt.

Aorta normal. Nur im Anfangsteile einige gelbliche Plaques. Aber nirgends entzündliche Veränderungen. Innere Organe ohne Besonderheiten.

Mikroskopisch finden sich am Hirn ausser Leichenerscheinungen keinerlei Veränderungen, speziell fehlen Plasmazellen vollkommen. Im Rückenmark findet sich im oberen Lendenmark ein symmetrischer Ausfall in den Hintersträngen. In derselben Höhe lassen sich auch an mehreren Gefässen im Rückenmark Plasmazellen nachweisen. An einem Gefässe liegen sie sogar in 2 Reihen. Im allgemeinen sind sie aber recht spärlich. In der Pia finden sich nur vereinzelte Plasmazellen. Brustmark und Medulla ist vollkommen frei von jeglicher Infiltration.

Befund an der Sehbahn: Nur das rechte Auge stand zur Verfügung. Die Netzhaut (in Birch-Hirschfeldscher Lösung fixiert) zeigte ausser Leichenerscheinungen keinerlei Veränderungen. Die Ganglienzellen waren in normaler Zahl vorhanden, die Ganglienzellschicht zeigte überall normale Dickenverhältnisse, sowohl in der Makulagegend, wie in der Peripherie. Ebenso liess sich an den übrigen Schichten nichts Pathologisches nachweisen, speziell war die Nervenfaserschicht normal. Die Gefässe der Retina waren normal.

Die Sehnerven waren normal in jeder Beziehung. Am Chiasma zeigten sich keinerlei Veränderungen, weder an der nervösen Substanz noch in der Pia.

Die Traktus und die Corpora geniculata waren völlig normal. In der Umgebung des Chiasma fanden sich völlig normale Verhältnisse. Das zentrale Grau zeigte keinerlei Abweichungen von der Norm. Auch die dem Chiasma benachbarten Hirnteile waren normal.

Die Oculomotorii und die Oculomotoriuskerne zeigten keine Abweichung von der Norm.

Im Falle 11 handelt es sich um eine zweifellose Tabes, wofür nicht nur die klinischen Erscheinungen, sondern auch die mikroskopisch gefundenen Hinterstrangsdegenerationen und die Plasmazellinfiltration im Lendenmark sprachen. Die Netzhaut des rechten Auges (des einzigen, das untersucht werden konnte) war normal. Auch die gesamte Seh-

bahn und die Umgebung waren normal. Der tabische Prozess war vollkommen auf das Lendenmark beschränkt. Das Hirn war frei.

Fall **12.** Kl., K., 52 Jahre alt, Weichenwärter. 10 gesunde Kinder. 1893 schwere Kopfverletzung durch Ueberfahren, Gehör links verloren. Seit Anfang 1908 Tag und Nacht Phantasien, stand nachts auf, glaubte noch Soldat zu sein. Verliess das Haus, wollte seinen Schwiegersohn einsperren lassen. In den letzten Wochen jähzornig, jagte seine Angehörigen aus dem Hause, warf seinen Sohn zur Tür hinaus, klagte über reissende Schmerzen in Händen und Füssen. 16. 8. 1910 aufgenommen.

Status: Kräftig gebaut, gute Muskulatur. Pupille links etwas enger als rechts, Augenbewegungen normal. Keine artikulatorischen Sprachstörungen. Tremor der Hände, vasomotorisches Nachröten. Mechanische Muskelerregbarkeit erhöht. Reflexe der oberen Extremität und Kremasterreflex lebhaft, Bauchdeckenreflex fehlt. Patellarreflex fehlt links, ist rechts vorhanden, keine Achillessehnenreflexe. Babinski negativ, Romberg negativ. Nervenstämme druckempfindlich.

Orientiert über Zeit und Ort. Die meisten Fragen werden richtig beantwortet, doch wird Pat. leicht ungeduldig und aufgeıegt. Stets unzufrieden, nörgelnd, verstimmt. 10. 9. gegen Rat der Aerzte entlassen.

Zu Hause zuerst ruhig. 9. 10. mittags von Hause fortgelaufen, vom Polizisten wiedergebracht, da er den Weg nicht finden konnte. Seitdem bettlägerig. Sagt, er sei tot, müsste in einen Sarg gelegt werden. Zeitweise grosse Angst. Blasen- und Darmstörungen. 19. 10. 09 in die Klinik gebracht, sehr ängstlich, schimpft, will aus dem Bett, kann aber nicht gehen. Bei der Untersuchung sehr unruhig, Gesicht schmerzhaft verzerrt, Gesichtsmuskulatur dauernd in choreiformer Bewegung. Versucht zu sprechen, völlig unverständlich. Pupillen starr auf Licht, etwas different. Ueber die Papillen ist in der Krankengeschichte nichts angegeben. Reflexe der oberen Extremitäten gesteigert, Kniephänomene sehr lebhaft. Sensibilität nicht zu prüfen. Auf Fragen keine Antwort. 20. 10. 09 morgens 37,4°, 21. 10. nachts tief benommen, morgens 7 Uhr Exitus.

Sektion ½11 Uhr morgens: Arachnoidea und Pia über der ganzen Konvexität stark getrübt. Die Windungen lassen schon makroskopisch eine deutliche Atrophie erkennen. Gefässe zart. Gewicht 1296 g. Taubeneigrosses Aneurysma der Aorta oberhalb der Aortenklappen. Geringe interstitielle Hepatitis und Nephritis. Im übrigen Befund o. B.

Hirn mikroskopisch: Das Stirnhirn ist fast frei, nur die Pia ist etwas infiltriert und an einzelnen grösseren Rindengefässen finden sich einzelne Plasmazellen. Die Ganglienzellen sind fast alle normal. Scheitelhirn besonders links stark verändert. Ueberall bis in die kleinsten Gefässe deutliche Infiltration und ausgesprochene Veränderungen an den Ganglienzellen, Rindenschichten über grosse Strecken vollkommen verworfen und Glia stark gewuchert.

Hinterhauptslappen weniger stark verändert, aber doch auch überall infiltriert, zum Teil auch bis in die kleinsten Gefässe. Ganglienzellen relativ wenig verändert. Architektonik noch gut erhalten.

Die stärksten Veränderungen finden sich in den Schläfenlappen und zwar in den an der Basis gelegenen Teilen. Hier sind alle Gefässe infiltriert. Die Infiltration erstreckt sich überall bis in die feinsten Gefässe. An den grösseren Gefässen finden sich vielfach 2 Reihen Plasmazellen. Die Ganglienzellen sind fast alle schwer verändert, die Glia ist stark gewuchert, die Schichtenlagerung ist nicht mehr ganz regelrecht.

Die Netzhäute und peripheren Optici standen zur Untersuchung nicht zur Verfügung. Die intrakraniellen Optici weisen eine starke Plasmazellinfiltration der Pia auf. Die Zellen liegen zum grossen Teil in mehreren Lagen. Lymphozyten sind in mässiger Zahl zwischen den Plasmazellen verteilt. Das Piagewebe ist etwas verdickt. An einzelnen Stellen wuchern lange pinselförmige Fortsätze der verdickten Randglia zwischen die Pialbalken und in die Infiltration hinein. Die Infiltration setzt sich längs der Gefässe überall auf das Innere der Optici fort. An den meisten Gefässen ist die Infiltration nur geringgradig. An manchen aber liegen die Plasmazellen meist in recht grossen Exemplaren in mehreren Schichten. In beiden Optici finden sich ausgesprochene degenerative Veränderungen. Die Degeneration ist eine diffuse, d. h. es sind alle Bündel mehr oder weniger befallen. In den meisten Bündeln ist die Degeneration eine hochgradige. Die am stärksten degenerierten Bündel fanden sich in den Randpartien und vor allem in der Umgebung der Pialleiste und ihrer Septen. Es entspricht das der besonders starken Infiltration an dieser Stelle. Das Markscheidenbild entspricht dem Fibrillenbilde, es ist also die Zahl der erhaltenen Achsenzylinder ebenso gross, wie die Zahl der erhaltenen Markscheiden, soweit sich das schätzungsweise feststellen lässt.

Die Wucherung der Glia entspricht durchaus den degenerativen Veränderungen. Am stärksten ist die Glia in der Gegend der Pialleiste gewuchert, hier findet sich stellenweise ein dichter Gliafilz, der ohne scharfe Grenze in den stark verdickten Gliarandfilz übergeht. Auch um die von der Pialleiste ausgehenden Septen ist eine besonders starke Gliawucherung festzustellen. Ebenso sind überall die Randpartien des Optikus von besonders dichten Gliawucherungen durchsetzt. Die Art der Gliawucherung ist dieselbe wie in den oben beschriebenen Fällen. Riesenspinnenzellen fehlen. Ein Unterschied zwischen den beiden Seiten ist nicht festzustellen.

Das Chiasma ist ebenfalls von einer ziemlich dichten Infiltration umgeben, die ihre grösste Dichte um den Hypophysenstiel erreicht. Die Plasmazellen dringen längs der Gefässe von allen Seiten in das Chiasma ein. Die im Chiasma liegenden Gefässe zeigen eine Infiltration von sehr wechselnder Stärke. An manchen Gefässen liegen nur vereinzelte Plasmazellen, an anderen finden sich so zahlreiche Zellen, dass sie wie ein einschichtiges Epithel das ganze Gefäss umgeben. An mehreren Stellen liegen die Plasmazellen auch in zwei Lagen. Besonders ist das der Fall an Teilungsstellen von Gefässen. An den Gefässen in der Umgebung des Chiasma und auch an einzelnen Stellen im Innern lassen sich vereinzelt Veränderungen im Sinne der von Alzheimer in der Hirnrinde bei Paralyse gefundenen nachweisen, d. h. vor allem Wucherungen der Endothelzellen und Verdoppelung der elastischen Membran. Der Nervenfaserausfall entspricht durchaus dem Ausfall in den Optici. Die Glia ist besonders in den Randpartien gewuchert. Der Gliarandfilz ist stark verdickt und zeigt überall erhebliche Wucherungen über die Oberfläche. Besonders lange pinselförmige Wucherungen finden sich in der Umgebung des Hypophysenstiels und an der vorderen Fläche des Chiasma. Die Gliawucherung im Innern des Chiasma ist eine recht erhebliche. Es ist zu unterscheiden zwischen den neugebildeten Fasern, die parallel zu dem Verlauf der untergegangenen Fasern verlaufen, und denen, die andere Richtungen einschlagen. Im allgemeinen herrschen die ersteren vor. An einzelnen Stellen sind aber auch so viel Fasern der zweiten Art gebildet, dass dichte Filze entstanden sind. Besonders finden sich solche Filze auch im Chiasma in der Peripherie, unter der verdickten Randglia, ferner in der Umgebung einzelner grösserer Gefässe. Amyloid findet sich in grössten Mengen in den Gliafilzen. Riesengliazellen fehlen.

Tractus optici: Die Pia zeigt eine starke Infiltration, die fast so stark wie um das Chiasma sich bis an die Corpora geniculata erstreckt und auch deren Oberfläche noch überzieht. Der Infiltration entsprechend sieht man eine stark verdickte Randglia mit erheblichen Wucherungen über die Oberfläche.

Im Traktus findet sich entsprechend der Degeneration im Optikus und Chiasma eine ausgedehnte Atrophie und sekundäre Gliawucherung. Im linken Traktus sind die Bündel, die unten und lateral vom Tuber cinereum liegen, vollkommen zerstört. An ihrer Stelle findet sich ein dichter Gliafilz (cf. Mikrophotographie Nr. 13).

Dieser Filz setzt sich ohne scharfe Grenze in eine enorme Gliawucherung in den basal und lateral liegenden Gebieten des Tuber cinereum fort. In dieser Gliawucherung erkennt man noch eine grössere Gruppe von Ganglienzellen, die aber von dichten Gliamassen umgeben sind und sämtlich schwere Veränderungen aufweisen. Auch die Gefässe sind an dieser Stelle erheblich vermehrt. An vielen sieht man noch reichlich Plasmazellen. Stellenweise sind die Gefässe hier so stark vermehrt, dass fast ein Gefäss neben dem andern liegt. Die Zahl der Gefässe entspricht etwa der Zahl, wie wir sie bei Keratitis parenchymatosa nicht selten in der Tiefe der Kornea finden. Nach innen und oben von dieser Stelle nimmt die Gliawucherung im zentralen Grau allmählich an Dichte ab. Doch zeigt sich das ganze Tuber cinereum schwer erkrankt. Ueberall finden sich infiltrierte Gefässe, überall ist eine starke Gliavermehrung festzustellen. Ausserordentlich zahlreich sind die Monstregliazellen, in einem Gesichtsfeld (Zeiss DD, Okular 2) finden sich meist 8—10 solcher Zellen. Die Dimensionen sind ausserordentlich gross (cf. Mikrophotographie 17). Meist zeigen sie einen Fortsatz, der besonders breit ist und sich an ein Gefäss anlegt. Auch bilden sie reichlich Fasern. Die Ganglienzellen im zentralen Grau zeigen sämtlich hochgradige Veränderungen.

Die Corpora geniculata weisen auf beiden Seiten ungefähr gleich schwere Veränderungen auf. Die Pia über ihnen ist auffallend stark infiltriert, und von der Pialinfiltration senkt sich die Infiltration an vielen Stellen in das Innere der Ganglien. Hier sind auch schon viele kleinere Gefässe befallen, und selbst eine Anzahl Kapillaren zeigen deutliche Plasmazellen in ihrem adventitiellen Raum.

Die Ganglienzellen scheinen zum grössten Teil normal zu sein. Bei einer grossen Zahl ist aber wegen des starken Lipochromgehaltes sowohl bei Toluidinblau- und Kresylviolettfärbung wie bei der Fibrillenfärbung schwer zu sagen, ob nicht doch schon geringe Veränderungen vorhanden sind. Eine gewisse Anzahl von Ganglienzellen zeigte aber deutliche Veränderungen, und zwar findet sich Chromatolyse mit Kerndegeneration, an einzelnen auch das Bild der Pigmentatrophie (Alzheimer).

Die Glia in den Corpora geniculata externa ist in verschiedener Weise gewuchert. Einmal findet sich eine zum Teil recht erhebliche Gliawucherung um die infiltrierten Gefässe, und ferner findet sich eine ebenfalls sehr bedeutende Wucherung in den Ausstrahlungen der Traktus. Auch zwischen den Ganglienzellen ist die Glia erheblich vermehrt. Die Fibrillenfärbung zeigt eine starke Lichtung der Fibrillen, besonders in der ventralen Schicht der grösseren Ganglienzellen.

Die Oculomotorii weisen beiderseits eine mässige Infiltration des Perineurium auf. Im Innern finden sich keine Plasmazellen. Die Okulomotoriuskerne sind normal.

Die Pia über den Corpora quadrigemina ist mässig infiltriert. Auch dringt die Infiltration längs einiger Gefässe in das Innere der Corpora quadrigemina ein.

Im Falle 12 handelt es sich um eine histologisch nachgewiesene Paralyse. Beiderseits besteht eine weit vorgeschrittene Sehnervenatrophie. Netzhäute und orbitale Optici konnten leider nicht herausgenommen werden.

Das Chiasma und die intrakraniellen Optici zeigen eine diffuse Plasmazellinfiltration der Pia, die sich an den verschiedensten Stellen längs der septalen Gefässe in das Innere erstreckt. Die Piainfiltration setzt sich auch längs der Traktus in fast unveränderter Stärke bis an die Corpora geniculata fort und dringt auch hier längs der Gefässe in das Innere ein. Von den Ganglienzellen zeigt ein Teil Veränderungen, die als primäre aufzufassen sind.

Die Umgebung des Chiasma ist schwer verändert. Das Tuber cinereum ist überall infiltriert, an einer Stelle neben dem linken Traktus findet sich eine fast vollkommen verödete und in einen Gliafilz umgewandelte Stelle.

Fall 13. Richard Lan, 47 Jahre, Elektro-Monteur. 1892 Ulcus durum. Damals 10 Hg-Einreibungen. 1896 geheiratet, keine Kinder, Frau gesund, keinen Abort. Seit Februar 1907 Schmerzen in der Brust und in den beiden Beinen, mitunter Gefühl von Ameisenlaufen am Abdomen. Seit 3 Jahren Blasenbeschwerden, kann hauptsächlich nachts das Wasser nicht halten. 1908 von seinem Arzte eine Schmierkur begonnen, im städtischen Krankenhause fortgesetzt und mit Jodkalitherapie verbunden. Früher starker Potus. Damit steht wohl auch ein im Jahre 1891 aufgetretener „Verfolgungswahn“ im Zusammenhange. L. war damals in die Elbe gegangen. Hatte dann 6 Wochen im Krankenhaus gelegen und dort „wilde Männer, Gehängte“ gesehen.

22. 7. 08 in die Psychiatrische Klinik aufgenommen. Reflektorische Pupillenstarre, Patellarreflexe schwach, links schlechter als rechts. Achillessehnenreflexe nicht ganz sicher. Zehen plantar. Am Nagelglied des linken kleinen Fingers Berührungsempfindlichkeit angeblich herabgesetzt. Drüsenschwellungen in der Leistengegend. Im übrigen Befund vollkommen normal. 18. 8. 08 in poliklinische Behandlung entlassen. 7. 2. bis 20. 4. 09 auswärts im Krankenhause behandelt, 4mal lumbalpunktiert. Danach 5 Wochen in Oeynhausen. Seit einem Jahr Libido sexualis erloschen.

Wegen zunehmender Schwäche lässt er sich 19. 6. 09 wieder in die Klinik aufnehmen. Augenbefund: Sehschärfe rechts normal, links $^{6}/_{10}$. Beim Blick nach rechts übereinanderstehende Doppelbilder. Rechte Pupille entrundet, auf Licht gering, auf Konvergenz normal reagierend. Linke Pupille vollkommen starr. Papille rechts leicht verwaschen und an den nach unten gehenden Gefässen, die etwas verengt sind, weisse Einscheidungen, Linke Papille unten grau verfärbt. Gefässe, wie rechts. Patellarreflex rechts sehr lebhaft, links sehr schwach. Achillessehnenreflex nicht auszulösen. Rechts Andeutung von Babinski. Romberg angedeutet. Pinselberührungen werden richtig lokalisiert. Spitz und Stumpf wird an den Beinen, an der Brust und am rechten Unterarm nicht unterschieden. Schmerzempfindung an den Beinen verlangsamt und stark herabgesetzt, ebenso an der rechten Hand und dem rechten Arm. Starke Kältehyperästhesie am ganzen Rumpf. Inguinal- und Zervikaldrüsen geschwollen. Arterien rigide, Temporalis geschlängelt. Urin läuft dauernd ab. 11. 9. vorübergehende Schmerzen im rechten Knie. Nach Belladonna wird Urin besser gehalten. 8. 10. 09 entlassen. Patient kommt in das Siechenhaus. Dort vor allem starke Schmerzen in den Beinen.

20. 2. 1910 wieder in die Psychiatrische Klinik aufgenommen. Gewicht $44^{1}/_{2}$ kg, schlecht genährt. Augen: Pupillen entrundet, rechts mehr als links, auf Licht starr, auf Konvergenz nicht sehr ausgiebig. Linker Optikus sehr blass, atrophisch, rechter gerötet (Neuritis?). Gefässe nicht besonders gefüllt. Augenbewegungen frei. Fazialis links Spur besser, als rechts. Zunge gerade. Keine Sprachstörung. Gaumenbögen gleichmässig gehoben, Rachenreflex normal, grobschlägiger Tremor manuum. Zielbewegungen etwas ausfahrend. Kremasterreflex fehlt. Patellarreflex deutlich, rechts mehr als links. Achillessehnenreflexe fehlen. Babinski rechts verdächtig, links normal. Gang sicher, Romberg angedeutet. Grobe Kraft in unteren Extremitäten mässig. Kniehackenversuch normal. Sensibilität wie oben. Psychisch nicht gestört. Wasserlassen besser. Albumen im Urin. Zeitweise in der Folgezeit heftige Schmerzen in den Unterschenkeln, bisweilen Erbrechen. 16. 4 Gang wird unsicher, ataktisch. 14. 5. 10 Augenbefund: Beiderseits verwaschene Optici, rechts mehr als links, Retinitis albuminurica, zahlreiche Stippchen in der rechten Makulagegend, einige Stippchen auch im linken Auge. Links Verschluss einer Arterie nahe dem Optikus und dementsprechend starke Gesichtsfeldeinschränkung nach unten. Rechts zentrales

Farbenskotom. 9. 4. fällt Pat. mittags plötzlich aus dem Bett, ist gleich danach leicht benommen. Rechter Arm und rechtes Bein in Beugestellung und nur unter Widerstand zu strecken. 1 Stunde nach dem Anfall reagiert Pat. wieder auf Anreden, befolgt Aufforderungen, spricht aber nicht, hebt den rechten Arm etwas, scheint aber die rechte Hand nicht brauchen zu können; kann auch das rechte Bein etwas bewegen, wenn auch mit sehr geringer Kraft. Fazialis um den Mund leicht different. Abends ist Patient ganz benommen, fixiert nicht. Bulbi sind konjugiert nach links abgewichen. Fazialis rechts deutlich gelähmt, auch an der Stirn. Rechter Arm gebeugt, spastisch, Finger eingeschlagen. Rechtes Bein schlaff, gestreckt, total gelähmt. Rechts Patellarreflex lebhaft, links fehlend. Bauchdecken- und Kremasterreflex fehlen. Links Babinski angedeutet, rechts kein Zehenreflex zu erzielen. Urin läuft ab. 10. 6. Status im wesentlichen derselbe. Nur ist Babinski jetzt beiderseits positiv, ebenso Oppenheim. Puls 122. Albumen $5^1/_2$ pM.

13. 6. Cheyne Stokessches Atmen, Temperatur über 39. Lider hängen stark herab. 14. 6. Temperatur steigt über 39,6. 15. 6. Tiefes Koma. 16. 6. 10 Uhr 50 Exitus letalis.

Sektionsbefund: Hirn 1300 g. Pia in der Scheitelgegend etwas getrübt und ödematös, starke Arteriosklerose der Gefässe an der Hirnbasis. Schon makroskopisch deutliche tiefe Impressionen an den Optici über den Karotiden. Der linke Optikus ist durch die Karotis so verdrängt, dass er eine starke nach oben konvexe Biegung zeigt. Im linken Ventrikel findet sich ein grosses Blutkoagulum, im rechten nur wenig Blut. Auf einem Frontalschnitte, der durch die Gegend des Pulvinar und des roten Kerns geht, sieht man die ganze Gegend des Thalamus von einer im Durchmesser 5 cm grossen Blutung eingenommen. Die Umgebung ist blutig durchtränkt. In der Brücke eine linsenkerngrosse cystische Erweichung.

Herz: Starke Hypertrophie des linken Ventrikels, Arteriosklerose der Koronargefässe. Aorta schwer atheromatös verändert, mit dicht aneinander liegenden Geschwüren und zahllosen Kalkeinlagerungen. Beiderseits indurierte Schrumpfniere. Rechte Niere stark verkleinert (5 : 2 : 1), mit zahlreichen Kalkkonkrementen in den Resten der Pyramiden. Linke Niere nicht ganz so schwer verändert.

Im Halsmark fand sich mikroskopisch eine ausgesprochene Atrophie der Gollschen Stränge, aber auch in den Burdachschen Strängen waren schon deutliche Defekte vorhanden. Entzündliche Veränderungen waren am Halsmark nicht nachweisbar. Die übrigen Teile des Rückenmarks habe ich nicht untersucht.

Das Gehirn war zum grössten Teile vollkommen normal. Die Pia war an der Konvexität frei von exsudativen Prozessen, nur am Stirnhirn fanden sich einige Plasmazellen. Nirgends aber war an der Konvexität ein Eindringen von Plasmazellen in das Innere des Grau zu beobachten. An der unteren Fläche des Stirnhirns war an zwei grösseren Gefässen des Grau eine deutliche Plasmazellinfiltration nachweisbar. Degenerative Veränderungen an den Ganglienzellen aber fanden sich nicht. In den Schläfenlappen und zwar an der unteren Fläche fanden sich ebenfalls einzelne infiltrierte Gefässe. Rechts waren auch einige Ganglienzellen in Degeneration nachweisbar. Ebenso fanden sich hier Stäbchenzellen, wenn auch in geringer Zahl. Die Pia war über der unteren Fläche des Stirnhirns und der Schläfenlappen etwas infiltriert.

Retinae: Die hinteren Augenabschnitte waren mit den peripheren Optici zusammen in Formalin konserviert. Es fanden sich infolge der Formolkonservierung verschiedene Abweichungen von dem Bilde, das man mit dem Birch-Hirschfeldschen Gemische erhält. Dahin gehören Formveränderungen der Stäbchen und Zapfen und vor allem eine schlechtere Färbbarkeit der Nisslkörper in den Ganglienzellen.

In beiden Augen war die Aderhaut und das Pigmentepithel normal, die Stäbchen und Zapfen zeigten, abgesehen von den durch die Fixation bedingten Abweichungen, von dem gewohnten Bilde keine Veränderungen. Aeussere und innere Körner waren normal, nur fanden sich in der inneren Körnerschicht eine grössere Zahl dicht gefärbter (pyknotischer) Körner. In der äusseren retikulären Schicht fand sich auf dem linken Auge nur vereinzelt, auf dem rechten in grösserer Zahl die für Retinitis albuminurica charakteristischen kleinen Exsudate. Auf dem rechten Auge lagen sie vor allem in der Makulagegend. Die Gefässe der Retina wiesen beiderseits zum grossen Teile ausgesprochene Wandverdickungen auf. Links waren einige nach oben gehende Gefässe so schwer verändert, dass nur noch ein sehr enges Lumen frei war.

Die Ganglienzellschicht zeigte auf beiden Seiten eine recht erhebliche Abnahme der Ganglienzellen. Die Zahl war schätzungsweise auf $^1/_3$ bis $^1/_5$ vermindert. Die noch erhaltenen Ganglienzellen waren zum grössten Teile normal. Einige, namentlich im Fundus gelegene Ganglienzellen zeigten aber Veränderungen und zwar in der für Retinitis albuminurica charakteristischen Weise. Das Protoplasma war gequollen, von Nisslschollen war nichts mehr zu sehen. Der Kern war degeneriert und in einigen Zellen bis auf unkenntliche Reste verschwunden. Die Nervenfaserschicht war überall etwas verdünnt. Die Atrophie war ziemlich gleichmässig über die ganze Netzhaut verbreitet.

Die orbitalen Optici zeigen keine infiltrativen Prozesse. Die Degeneration entspricht durchaus dem Zustande in den intrakraniellen Optici. Irgend eine Zunahme oder Abnahme der degenerativen Prozesse nach der Peripherie hin ist nicht nachweisbar. Gliawucherung und Verhalten der Fibrillen geht parallel dem Zerfall der Markscheiden. An den Gefässen des orbitalen Optikus finden sich auch vielfach arteriosklerotische Veränderungen. Die Zentralarterien zeigen eine verdickte Intima und eine in mehrere Lagen gespaltene Elastika. Im ganzen Optikus lassen sich, wenn auch nur wenig, Abräumzellen nachweisen, in denen zahlreiche Fetttröpfchen liegen.

Die intrakraniellen Optici zeigen auf dem Querschnitt die schon makroskopisch sichtbaren tiefen Eindrücke durch die hochgradig arteriosklerotischen, stark verkalkten Karotiden. Die Form der Optici ist dadurch auf dem Querschnitt stark verändert, sie ähnelt etwa einem dicken Komma. Die Pia in der Umgebung der Optici ist ebenso wie die Adventitia der Karotiden stark infiltriert. Die Infiltration besteht im wesentlichen aus Plasmazellen. Die von der Karotis in den Sehnerven hineinziehenden Gefässe weisen fast alle arteriosklerotische Veränderungen auf. Bei den meisten ist die verdickte Intima fettig degeneriert. Längs der Gefässe dringen auch Plasmazellen in die Optici ein. Die Infiltration ist eine diffuse, d. h. es finden sich Plasmazellen an allen Gefässen in wechselnder Menge. Meist liegen die Plasmazellen nur in einer Schicht und auch dann noch mit Lücken. Nur ganz vereinzelt ist die Infiltration stärker. Die Infiltration bleibt bis in den knöchernen Kanal hin in gleicher Stärke, erst hier nimmt sie ab. In der Orbita finden sich auch in der Pia nur noch ganz vereinzelte Plasmazellen und zwar nur dicht vor dem Foramen opticum. Etwa 5 mm vor dem Foramen Nervi optici ist sowohl die Pia, wie auch das Innere der Optici vollkommen frei von jeder Infiltration.

Die intrakraniellen Optici zeigen eine etwas verdickte Randglia. Wucherungen über die Oberfläche sind nur in sehr beschränktem Umfange vorhanden. In beiden Optici finden sich schon weit vorgeschrittene Degenerationen. Der Schwund der Nervenfasern ist diffus über den ganzen Querschnitt verbreitet. Doch sind einzelne Stellen besonders schwer ergriffen. Die stärksten Ausfallserscheinungen finden sich im linken Optikus im Bereich der ventralen ungekreuzten Bahn und der ventralen und dorsalen gekreuzten Bahn. Weniger stark ergriffen sind dieselben Bahnen auf der rechten Seite. Von vornherein fällt bei der Betrachtung der Degeneration auf dem Querschnitt auf, dass die der Karotis am nächsten liegenden Teile durchaus nicht am stärksten befallen sind. Im Gegenteile findet sich hier noch dicht am Rande des Optikus eine ganze Reihe erhaltener Fasern.

Entsprechend dem Nervenfaserausfall ist die Glia gewuchert. Besonders stark ist die Gliawucherung um einzelne Gefässe. Die neugebildeten Fasern sind im allgemeinen nicht stärker, als die normalen. Nur ganz vereinzelt findet sich eine dickere Faser, meist in stark gewundenem Verlaufe. Von den normalen gestreckten Fasern ist kaum noch etwas zu sehen. Selbst in den weniger stark ergriffenen Bündeln zeigen die meisten Fasern schon Schlängelungen, zum Teil sogar korkzieherartige Windungen. Das Fibrillenbild entspricht dem Markscheidenbilde. Fettkörnchenzellen sind in den Optici nicht nachzuweisen. Nur an wenigen Stellen findet sich etwas Fett in den zerfallenden Bahnen, meist in kleinen Tröpfchen. Dass es in Zellen liegt, ist nicht nachzuweisen.

Chiasma: Die Pia ist dicht infiltriert und zwar rings um das Chiasma. Die Infiltration ist am stärksten an der basalen Seite, 5—6 Zellagen dick. Um einzelne an der Oberfläche des Chiasma verlaufende Gefässe findet sich eine besonders starke Infiltration. Die Bindegewebsbalken der Pia sind vielfach auffallend dick. Der Gliarandfilz ist über den Seitenteilen des Chiasma annähernd normal, nur an einzelnen Stellen zeigt sich schon eine geringe Wucherung über die Oberfläche. Im vorderen Chiasmawinkel und an der unteren Fläche ist die Randglia aber stark verdickt und zeigt hier ausserordentlich lange pinselförmige Wucherungen in die infiltrierte Pia. Im Chiasma selbst finden sich schwere Veränderungen. Die Gefässe, wenigstens die grösseren zeigen zum grössten Teile ausgesprochene arteriosklerotische Veränderungen, bestehend in einer zum Teil recht erheblichen Verdickung der Intima, die in einigen Gefässen fettige Degeneration zeigt (Sudan III). Alle grösseren Gefässe sind von einer mehrfachen Lage von Plasmazellen umgeben, die sich überall bis in die Pialinfiltration hinein verfolgen lässt. Die kleineren Gefässe zeigen ebenfalls sämtlich eine Infiltration, doch ist diese hier höchstens in einer Schicht vorhanden und weist an einzelnen Stellen auch Lücken auf. An vielen Stellen greift die Infiltration auch auf die kleinsten Gefässe und die Kapillaren über. In der Umgebung der Gefässe zeigt die Glia deutliche Faservermehrung, die an einzelnen Gefässen so stark ist, dass sich richtige Filze gebildet haben. Die Fasern in diesen Filzen strahlen zum grössten Teile radiär vom Gefäss nach allen Seiten aus. Einen ganz anderen Verlauf zeigen die Fasern, die zum Ersatz für untergegangenes Nervengewebe gebildet worden sind. Sie verlaufen zum grössten Teile parallel zu der Richtung der untergegangenen Fasern. Markscheidenzerfall lässt sich diffus durch das ganze Chiasma nachweisen. Am stärksten sind die Ausfälle im Gebiet der vom linken Optikus kommenden ventralen ungekreuzten Bahn. Aber auch in dieser Bahn sind noch eine ganze Reihe von Nervenfasern erhalten. Kleinere, zirkumskripte Ausfälle finden sich überall im ganzen Chiasma. Das Bild, das man mit der Bielschowskischen Fibrillenmethode erhält, stimmt mit dem Markscheidenbilde überein. Die Zahl der erhaltenen Achsenzylinder entspricht der Zahl der noch erhaltenen Markscheiden. Mit Sudan III lassen sich ausgedehnte fettige Degenerationen nachweisen. Das Fett findet sich vor allem an den Stellen, wo der stärkste Faserausfall konstatiert werden konnte. Nur wenig Fett liegt frei. Zum grössten Teil ist es von typischen Fettkörnchenzellen aufgenommen, die mit Fett vollgestopft sind und an einzelnen Stellen ganze Zellhaufen bilden. Die Zellen zeigen durchaus alle Charakteristika der „Körnchenzellen". Eine kleine Zahl von Körnchenzellen findet sich in den adventitiellen Lymphräumen der Gefässe und liegt hier zwischen den Plasmazellen.

Die Traktus zeigen schwere atrophische Veränderungen, die sich aber in ihrer Ausdehnung durchaus aus der beiderseitigen Optikusatrophie erklären lassen. Die Gliawucherung zeigt durchaus alle Charakteristika, wie wir sie sonst bei aszendierender Atrophie im Traktus sehen. Der Randfilz ist verdickt und enthält reichlich Amyloid. Die Pia ist nur wenig infiltriert.

Die Corpora geniculata externa verhalten sich auf beiden Seiten vollkommen gleich. Die Pia über ihnen ist deutlich infiltriert, an einzelnen Stellen sogar recht dick. Die Gefässe in der Pia zeigen schwere arteriosklerotische Veränderungen, Arteriosklerotische Gefässe ziehen auch überall in die Optikuskerngebiete und ebenso in die Umgebung. Mit ihnen dringt die Plasmainfiltration in das Innere der Corpora geniculata ein. Die Infiltration ist an einzelnen Gefässen 2 Schichten dick, an anderen umgibt sie wie ein einschichtiges Pflasterepithel das ganze Gefäss. Auch auf die feineren Gefasse erstreckt sich an einzelnen Stellen die Infiltration. An den Ganglienzellen finden sich vielfach Veränderungen. An einzelnen umschriebenen Stellen sind ganze Gruppen von Ganglienzellen bis auf geringe Reste zugrunde gegangen.

Solche Gruppenerkrankungen finden sich allerdings nur in der Umgebung ausgesprochen arteriosklerotischer und infiltrierter Gefässe. Ausser den in Gruppen zugrunde gegangenen Zellen finden sich noch an einer kleineren Zahl von Zellen Veränderungen. Meist handelt es sich um verschiedene Stadien der Chromatolyse, bisweilen zeigt auch der Kern schon Degenerationserscheinungen. Solche veränderten Zellen lassen sich im ganzen Corpus geniculatum nachweisen.

Der Markscheidenausfall entspricht dem Grade der Atrophie. Das Fibrillenbild zeigt eine deutliche Lichtung, besonders um die grossen ventralen Ganglienzellen, doch sind noch immer auffallend viele Fibrillen erhalten. In den meisten erhaltenen Zellen sind die Fibrillen, soweit sich bei dem grossen Lipochromgehalt der Zellen sagen lässt, normal.

Die Gliawucherung ist recht erheblich, nicht nur in den Traktusausstrahlungen, sondern auch um die Ganglienzellen. Auch finden sich, wenn auch nur in geringer Zahl auffallend grosse Gliazelllen mit reichlicher Faserbildung. Grosse Monstrespinnenzellen habe ich aber nicht beobachtet.

Das zentrale Grau weist schwere degenerative Veränderungen in verschiedenen Ganglienzellgruppen auf, besonders schwer erkrankt sind die Kerne des Tuber cinereum. Die meisten Ganglienzellen zeigen hier mehr oder weniger schwere Veränderungen. Viele Zellen sind bis auf Reste zerstört. Auffallend gering ist die Plasmazellinfiltration. Manche Gefässe sind fast frei, aber auch an den am stärksten infiltrierten Gefässen liegen die Plasmazellen nirgends in ununterbrochener Reihe, sondern immer nur vereinzelt. Gefässvermehrung habe ich nicht nachweisen können. Stäbchenzellen waren nur vereinzelt nachweisbar.

An der Glia fanden sich lebhafte Proliferationserscheinungen. An einzelnen Stellen lagen zahlreiche Monstregliazellen.

Beide Oculomotorii weisen eine leichte Infiltration der Scheide und einzelne Plasmazellen an einigen im Innern liegenden Gefässen auf.

Im Falle 13 handelt es sich um eine Tabes, die mit Arteriosklerose und Albuminurie kombiniert war. Der Tod erfolgte infolge einer Blutung in den Thalamus. In der Netzhaut fanden sich schwere arteriosklerotische und albuminurische Veränderungen, ferner Ganglienzelldegeneration infolge der tabischen Atrophie. Der Sehnervenschwund war nicht nur eine Folge exsudativer Prozesse am Chiasma und den Sehnerven, sondern zum Teil auch bedingt durch den Druck der stark arteriosklerotischen Karotis. Die exsudativen Prozesse waren sehr ausgesprochen in der Umgebung der intrakraniellen Sehnerven und des Chiasma, ferner im Innern dieser Teile der Sehbahn. Die Corpora geniculata zeigten sowohl sekundäre Veränderungen, wie primäre, bedingt durch Arteriosklerose und Plasmazellinfiltration der eintretenden Gefässe. Die exsudativen Prozesse hatten auch schon auf das Stirnhirn und die Schläfenlappen übergegriffen.

Fall 14. La., Maschinenbauer, 62 Jahre alt. Seit 1910 „nervöse Zerrüttung“, heftiges Zittern beim Essen, Bewusstseinstrübungen, Schwindelanfälle, Sprache erschwert, Gedächtnisstörungen. Seit 8 Tagen Grössenideen. Häufig Stimmungswechsel. Stets starker Trinker, aber nie Delirium. Seit 32 Jahren verheiratet, 3 Kinder tot, ein Sohn lebt.

17. 2. 11 aufgenommen. Innere Organe ohne Besonderheiten. Pupillen mittelweit, gleich, ziemlich prompt auf Licht und ebenso auf Konvergenz. Papillen vollkommen normal. Augenbewegungen frei. Fazialis rechts etwas mehr als links. Sprache undeutlich, versetzt Silben. Zunge normal. Würgreflex sehr lebhaft. Leichte Unruhe der Hände. Abdominal- und Kremasterreflex normal. Kniephänomene lebhaft gesteigert. Patellarklonus mit 5—6 Schlägen angedeutet. Achillessehnenreflex sehr lebhaft. Fussklonus nicht vorhanden, Babinski fehlt. Grosse Nervenstämme der unteren Extremitäten druckempfindlich, rechts mehr als links, rechts auch Gastroknemius. Pinselberührungen gut lokalisiert, Spitz und Stumpf prompt unterschieden, Schmerzempfindung sehr lebhaft. Schleppt das rechte Bein etwas. Wo hier? „Ach so, das ist ja unten an der Fährhalle, da wollen wir essen.“ Datum? „Freitag, den 18. Januar 1809, ne 1910, Kaiserproklamation.“

Habe Rheumatismus, sei sonst wohlauf, habe Summen im Kopf und Zwitschern, als ob Spatzen drin wären. Im Juni habe er die Sprache ganz verloren, da drehte sich im Hals alles in der Runde. Er wolle jetzt jedes Jahr ins Bad, ins Institut des Kriegervereins. In Holtenau habe er sich eine Villa gebaut für 12000 Mark. Jetzt sei er reich, habe eine Pension von 68 Mark monatlich. Werde allmählich 30000 Mark haben. Seit Sonnabend sei er gesund, er wundere sich selbst darüber, sei aber sehr froh über die ganzen Verhältnisse. Einfachste Rechenaufgaben falsch (z. B. 6 × 4? 12). Nachsprechen mehrerer Zahlen sehr schlecht. Lumbalpunktion: Druck 90—100, mässige Lymphozytose, Nissl 9, reichlich Serumalbumin und Serumglobulin. Wassermann im Blut positiv.

Ende Februar wiederholt heftige Erregungszustände, will verreisen, alle Aerzte einladen, natürlich I. Klasse, habe ja Geld dazu. 26. 2. sehr erregt, stöhnt: „Gott habe ihn zum zweiten Adam gemacht, dass er nicht zu sterben brauche.“ 28. 2. Bronchitis. Abends Temperatur 38,9. Papillen vollkommen normal. 1. 3. Pneumonie. Abends Temperatur 39,6. 2. 3. morgens Temperatur 39,9, benommen, verfallen. Nachmittags 3 Uhr Exitus.

Sektion 3. 3. 11 11 Uhr vormittags: Schadeldach nicht verändert. Dura verdickt. Starker Hydrocephalus externus. Dura über Stirnhirn schlaff. Leptomeninx ganz leicht getrübt. Gyri im Stirnhirn atrophisch. Gewicht 1345 g.

Emphysem der Lunge und Lungenhypostase beiderseits. Lungenabszess und purulente Bronchitis links.

Leichte luetische Mesaortitis, ausserdem geringe atheromatöse Veränderungen. Muskatnussleber, Ulkusnarbe im Magen, geringe perenchymatöse Nierendegeneration.

Gehirn mikroskopisch: Pia über dem Stirnhirn, und zwar auch über den basalen Teilen, deutlich infiltriert, ebenso über den Scheitellappen und dem Schläfenhirn. Ueber dem Hinterhauptslappen finden sich nur noch einige Plasmazellen. Das Stirnhirn zeigt schon schwere Degenerationserscheinungen an den Ganglienzellen, aber noch keine Verwerfung der Rindenschichten. Gefässvermehrung und Zahl der Stäbchenzellen halten sich in engen Grenzen. In den Scheitellappen sind nur die grösseren Gefässe infiltriert, die degenerativen Erscheinungen an den Ganglienzellen sind nur geringfügig. In den Schläfenlappen finden sich zu beiden Seiten des Chiasmas schwere infiltrative und schwere degenerative Prozesse. Die Rindenschichten sind stellenweise schon verworfen. Stäbchenzellen sind in grossen Mengen nachweisbar, ebenso findet sich eine ausgesprochene Vermehrung der Gefässe.

Retinae: Die Netzhäute sind durch Injektion von Birch-Hirschfeld'schem Gemische 2 Stunden post mortem fixiert und, abgesehen von geringfügigen Leichenveränderungen, gut erhalten.

Beiderseits ist die Netzhaut normal. In der Nervenfaserschicht und der Ganglienzellschicht finden sich keinerlei Veränderungen. Die Nisslkörper sind an allen Stellen normal, sowohl in der Makulagegend, wie an der Peripherie. Eine Abnahme der Zahl der Ganglienzellen ist nirgends festzustellen.

Der rechte Optikus zeigt an der Peripherie des gekreuzten ventralen Bündels einen geringfügigen Faserausfall. Der Ausfall ist an Palpräparaten gerade zu erkennen. An der Stelle des Ausfalles ist die Glia vermehrt; statt der normalen Fasern sieht man eine grössere Zahl stark geschlängelter Fasern. Stellenweise findet sich schon die Andeutung eines Gliafilzes. Der Bezirk, in dem die Nervenfasern ausgefallen sind, ist nicht scharf gegen die gesunden Partien des Bündels abgegrenzt. Im Fibrillenbilde sieht man eine Anzahl stark veränderter Achsenzylinder. Die Achsenzylinder zeigen nicht unerhebliche Verdickungen und eine auffallende Schlängelung.

Der orbitale Optikus ist völlig frei von Infiltration. Erst hinter dem Foramen nervi optici beginnt eine mässige Infiltration der Pia, die sich dorsalwärts kontinuierlich auf die Pia des Chiasma fortsetzt. Im Innern des intrakraniellen Optikus finden sich keine Plasmazellen.

Der linke Optikus ist vollkommen normal. Nur an dem unmittelbar vor dem Chiasma gelegenen Teile findet sich eine leichte Pialinfiltration. Die Infiltration geht aber nirgends auf das Innere des Optikus über. Das Chiasma ist zum grössten Teil normal. Von der Atrophie am rechten Optikus lässt sich im Chiasma nichts feststellen. An einzelnen Stellen in der unteren Hälfte und zwar in der Mitte ist die Glia zwar etwas dichter als normal, doch lässt sich ein Zusammenhang dieser Gliavermehrung mit der Atrophie im rechten Optikus nicht mit Sicherheit nachweisen. Die Pia um das Chiasma ist besonders an der unteren Seite in typischer Weise infiltriert. An der oberen Fläche finden sich nur vereinzelte Plasmazellen. Von der Infiltration an der unteren Fläche erstrecken sich längs einiger grösserer Gefässe auch Plasmazellen in das Innere des Chiasma. Aber auch an den am stärksten infiltrierten Gefässen liegen die Zellen nicht dichter als in einer Lage. Nur im untersten Teile des Chiasmas finden sich einige Gefässe mit dichterer Infiltration. Hier sieht man auch Gefässe mit 2 und selbst 3 Lagen von Plasmazellen.

Die Glia des Chiasma ist im ganzen normal. Der Randfilz zeigt erheblichere Verdickung nur an der unteren Fläche. Hier finden sich auch lange Pinsel. Die Gefasse im Chiasma sind, abgesehen von der Infiltration, normal.

Die Traktus zeigen nur geringe Verdickung der Randglia. Die Pia über ihnen ist so gut wie frei von Plasmazellen. Im Innern finden sich keine Veränderungen.

Die äusseren Kniehöcker sind normal. In der Pia finden sich nur vereinzelte Plasmazellen. Die Randglia ist etwas verdickt. Die Glia im Innern des Kerngebietes zeigt keinerlei Abweichungen von der Norm.

Das zentrale Grau zeigt keinerlei Veränderungen. Nur an einem einzigen Gefässe habe ich zwei Plasmazellen gefunden, im übrigen waren die Gefässe vollkommen frei von jeglicher Infiltration. Die Ganglienzellen zeigten keine Veränderungen. Speziell die Zellen in den Kernen des Tuber cinereum waren normal. Spinnenzellen fehlten völlig. Das Ependym des III. Ventrikels zeigte keine Veränderungen.

Die Karotiden waren stark arteriosklerotisch verändert. Die Intima war erheblich gewuchert, die Elastika vielfach gespalten, die Muskularis war streckenweise hypertrophisch, streckenweise schon stark atrophisch. In der Intima fand sich reichlich Kalk, zum grossen Teil in Form von Kalkplatten.

Die Olfactorii zeigen eine ausgesprochene Plasmazellinfiltration, auch lassen sich im Innern sowohl des Bulbus, wie des Tractus olfactorius eine grosse Zahl infiltrierter Gefässe nachweisen. Beiderseits besteht schon eine weit vorgeschrittene Atrophie, und dementsprechend eine starke Wucherung der Glia.

Die Oculomotorii zeigen im Perineurium einzelne Plasmazellen, im übrigen sind sie normal.

Im Falle 14 handelt es sich um eine progressive Paralyse. Die Netzhäute waren beiderseits normal. Im rechten Optikus fand sich eine ganz geringfügige Atrophie in einem peripheren Bündel Am rechten intrakraniellen Optikus fand sich eine Pialinfiltration, die sich auch auf das Chiasma und ein Stück auf den linken intrakraniellen Optikus fortsetzt. Die dem Chiasma benachbarten Teile der Schläfenlappen waren besonders schwer erkrankt, ferner fand sich Infiltration und Atrophie der Olfactorii.

Fall 15. Wilhelm Mö, 54 Jahre alt, Matrose. Im Sommer 1910 schon im Krankenhause wegen Tabes und beginnender Paralyse, damals vor allem Blasenstörungen. Nach der Entlassung hat er leichte Arbeit wieder machen können. Seit 14 Tagen machte er dumme Streiche, packte die Kommode aus und warf alles in die Dunggrube, kaufte alle möglichen, für ihn unbrauchbaren Sachen. 4. 5. 11. ins Krankenhaus Brunsbüttelkoog aufgenommen. Tobte dort ununterbrochen 16 Stunden lang, zerriss alles, versuchte auszubrechen, behauptete fürchterlich viel Geld zu haben. Luetische Infektion angeblich 1878. Hat keine Kinder. Frau hat 5—6 mal abortiert.

7. 6. 11. in die Psychiatrische Klinik aufgenommen. Pupillen different,

rechts 4, links 3 mm, beide entrundet. Reflektorische Pupillenstarre. Auf Konvergenz rechts bis 3, links bis 2 mm. Papillen normal, S=$^6/_6$, Farbensinn und Gesichtsfeld normal. Fazialis symmetrisch. Zunge zittert unregelmässig. Gaumenbögen gleich gehoben. Würgreflex normal. Mechanische Muskelerregbarkeit gesteigert, Muskelwulstbildung. Lebhaftes vasomotorisches Nachröten. Dynamometer rechts 85, links 65. Reflexe an oberer Extremität nicht auszulösen. Bauchdeckenreflex links lebhaft, rechts schwach. Kremasterreflex normal. Patellar- und Achillessehnenreflexe fehlen. Babinski rechts undeutlich, links angedeutet. Romberg sehr stark. Schmerzempfindung allgemein etwas herabgesetzt, im übrigen Sensibilität normal. Gang spastisch-ataktisch. Sprache leicht verwaschen. Innere Organe ohne Besonderheiten. Gefässe etwas rigide. Zeitlich und örtlich orientiert. Gibt Anamnese selbst an. Einfache Rechenaufgaben werden gelöst, schwierigere (7×19 usw.) nicht. Geographisch weiss er gut Bescheid.

10. 6. Nachts sehr erregt, klettert an den Fenstern empor, will ins Freie, schimpft, schlägt um sich. Nach Injektion ruhig. Aehnlicher Anfall nach 3 Tagen. In der Folgezeit bald euphorisch, bald erregt. In der Erregung antwortet er unter enormem Stottern und Dysarthrie nur unverständliches Zeug. Er wolle den russischen Kaiser sprechen, der Arzt habe ihm seinen Bleistift gestohlen. Die Sprachstörungen nehmen allmählich zu. Grössenideen werden immer ausgesprochener. Er habe so viel Geld, wie es auf Erden überhaupt nicht gäbe. Er wolle die Todesstrafe abschaffen. Alle Kaiser und Könige wollten ihn besuchen, er sei jetzt Grossadmiral der Flotte usw. Zeitweise weinerlich, klagt über lanzinierende Schmerzen nach dem linken 5. Finger.

10. 8. kleiner Abszess am linken Ellenbogen, infolge leichter Verletzung. Nach Inzision auffallend schlechte Heilung. Anfang Sept. wird er hinfälliger, verfällt geistig immer mehr. 14. 9. beginnt soporöser Zustand, der zeitweilig in Koma übergeht. Zeitweise Cheyne-Stokes'sche Atmung, fadenförmiger Puls. Keine Krämpfe. 15. 9. wieder klarer, versucht das Bett zu verlassen. Papillen vollkommen normal. 16. 9. Mittags ziemlich plötzlich Koma mit Aussetzen der Atmung. 17. 9. Morgens 2 Uhr 50 Exitus. Temperatur war dauernd normal.

17. 9. 11. Vormittags 12 Uhr Sektion.

Dura und Pia nicht verwachsen. Pia an Konvexität diffus milchig getrübt. An der Basis über dem Kleinhirn und an der Grenze zwischen Stirn und Zentrallappen schneidet die Grenze ziemlich scharf ab. Das Stirnhirn ist stark eingesunken, Die übrigen Grosshirnteile sind nicht deutlich atrophisch.

Gehirngewicht 1600 g. Aorta mässig atheromatös. Koronargefässe geschlängelt. Lungenödem. Axillarlymphdrüsen geschwollen. Gallenblasensteine, im übrigen Abdomen ohne Besonderheiten.

Gehirn mikroskopisch: Typisches Bild der progressiven Paralyse. Pia fast über der ganzen Konvexität und in der Gegend der Stirn- und Schläfenlappen, auch an der Basis mässig infiltriert. Stirnhirn und Schläfenhirn sind, sowohl was exsudative Prozesse, wie degenerative Prozesse betrifft, am schwersten befallen. In beiden Lappen ist schon an manchen Stellen eine deutliche Verwerfung der Rindenschichten zu erkennen. Im Scheitelhirn sind die degenerativen Veränderungen sehr gering, während stellenweise die Infiltration eine sehr ausgesprochene ist. Das Hinterhaupthirn und das Kleinhirn zeigen keinerlei degenerative Veränderungen.

Die Netzhäute sind 2 Stunden post exitum durch Injektion von Birsch-Hirschfeld'scher Lösung in den Glasköper fixiert. Sie zeigen nur ganz geringfügige Leichenveränderungen, bestehend vor allem in dichter gleichmässiger Färbung einzelner Korner.

Die Retinae beider Augen sind, abgesehen von den geringfügigen Leichenveränderungen, vollkommen normal. Die Ganglienzellen speziell weisen weder in Bezug auf ihre Zahl noch ihre Lagerung und ihr Aussehen irgend welche Veränderungen auf. Ebenso ist die Nervenfaserschicht überall vollkommen normal. Gefässe und Glia sind ebenfalls normal.

Die Sehnerven zeigen keine degenerativen Veränderungen. Nur am linken Sehnerven findet sich ein ganz geringfügiger Faserausfall an der Peripherie des gekreuzten dorsalen Bündels. Der orbitale Optikus ist auf beiden Seiten auch frei von exsudativen Prozessen.

Am rechten Optikus findet sich im intrakraniellen Teile eine leichte Infiltration der Pia mit Plasmazellen. Die Plasmazellen dringen aber nirgends in das Innere ein. Nur vereinzelt lassen sie sich auch noch in der Pia des knöchernen Kanals nachweisen.

Am linken Optikus finden sich im knöchernen Kanal nur einzelne Plasmazellen in der Pia. Am intrakraniellen Teile findet sich eine dichtere Infiltration der Pia auf der medialen Seite.

Das Innere des intrakraniellen Optikus ist frei. Nur an einem Gefässeintritt nasal liegt eine kleine Zahl von Plasmazellen.

Die Pia des Chiasma ist überall etwas infiltriert. Nirgends ist es aber zur Bildung dichterer Infiltrate gekommen. Nirgends dringen Plasmazellen in das Chiasma selbst ein. Nur an zwei Gefässen unter dem Ependym finden sich vereinzelte Plasmazellen. Die nervöse Substanz des Chiasma ist vollkommen normal, die Glia ist nur in ihren Randteilen etwas verdickt, es fehlen jedoch erhebliche Wucherungen über die Oberfläche.

Die Traktus sind normal. Nur in ihren vorderen Teilen finden sich in der Pia noch einige Plasmazellen.

Die Corpora geniculata sind vollkommen normal. Die Pia über ihnen ist ebenfalls frei von Infiltration.

Das zentrale Grau ist in verschiedenen Bezirken in verschiedener Stärke erkrankt. An einzelnen Stellen finden sich infiltrierte Gefässe und die Infiltration dringt selbst bis zu den feinsten Gefässen vor, an anderen Stellen fehlt die Infiltration vollig. Die degenerativen Veränderungen sind wenig ausgesprochen. Nur an wenigen Ganglienzellen lassen sich Veränderungen nachweisen. Das Markscheidenbild und das Fibrillenbild zeigen keine Abweichungen vom normalen Bilde. Dagegen weist die Glia besonders an den infiltrierten Stellen Veränderungen auf. Es ist hier zu einer recht lebhaften Neubildung von Gliazellen gekommen, und zwar sind es besonders grosse Formen mit reichlicher Faserbildung, die hier neugebildet sind.

Die Oculomotorii und die Oculomotoriuskerne sind normal.

Im Falle 15 handelt es sich klinisch und pathologisch-anatomisch um eine progressive Paralyse. Nur am linken Sehnerven findet sich ein ganz geringfügiger Faserausfall. Im übrigen zeigt die Sehbahn nirgends degenerative Prozesse. Die Netzhäute sind normal. Exsudative Prozesse finden sich nur am linken Sehnerven in der Gegend des knöchernen Kanals und am Chiasma. Das zentrale Grau ist stellenweise infiltriert und zeigt eine Wucherung der Glia.

Fall **16.** Frau Dora No. 1861 geboren, Mauersfrau. 1898 4 Wochen lang in medizinischer Klinik. Gürtelgefühl, lanzinierende Schmerzen in den Oberschenkeln, gastrische Krisen. Pupillendifferenz, rechte Pupille weiter, als linke. Reaktion auf Licht rechts sehr träge, links träge. Patellarreflexe rechts kaum auslösbar, links fehlend. Abdominalreflex fehlt. An den Füssen werden Berührungen verspätet empfunden, manchmal auch gar nicht. Keine Ataxie, kein Romberg, Kribbeln in den kleinen Fingern.

1904 3 Wochen lang in der medizinischen Klinik. 8 Tage nach der Entlassung aus der medizinischen Klinik am 21. 11. 04 in die psychiatrische Klinik aufgenommen. Pupillen wie früher, nur jetzt vollkommen lichtstarr und auf Konvergenz schlecht reagierend. Sattelnase (angeblich seit 1903), Abdominal-, Patellar- und Achillessehnenreflexe fehlen. Ataktischer Gang, ausgesprochener Romberg. Am ganzen Körper Hypalgesie. Sensibilität (taktile) nur am Kopf, Hals, Schultern und zwischen 10—12 Dorsalsegment erhalten, an den übrigen Teilen stark gestört. Fast dauernd heftige lanzinierende Schmerzen in den Beinen und am Thorax. Dauernd mit Morphium, Paraldehyd, Trigemin usw. behandelt. 15. 2. 05 ungeheilt entlassen. Nach der Entlassung in städtisches Krankenhaus. Dort Suicidversuch wegen dauernder Schmerzen. Deswegen 6. 4. 05 wieder in die psychiatrische Klinik aufgenommen. Status wie oben, jetzt aber auch Ataxie der oberen Extremitäten, Lagegefühl an den unteren Extremitäten unsicher. Klagt andauernd über heftige Schmerzen, droht mit Suicid, wenn sie kein Morphium erhalte. 28. 4. macht sie Versuch, sich zu erdrosseln, ebenso 9. 10. 05. 29. 11. keine Schmerzen mehr in den Beinen, dagegen lanzinierende Schmerzen am Thorax. Gang ist jetzt so schlecht geworden, dass sie ohne Hilfe nicht mehr gehen kann. 29. 11. 05. Papillen sind sehr blass. Geruch nicht gestört. Geschmack: verwechselt sauer mit salzig und umgekehrt. 6. 3. 06 nach dem städtischen Krankenhause verlegt. Dort fast dauernd starke Schmerzen, wegen Selbstmorddrohungen in Nervenklinik. 10. 5. 06. Status wie oben. Zunge zittert jetzt stark, starker Tremor manuum. Sehr starkes vasomotorisches Nachröten, bei leichten Nadelstichen entsteht sofort ein breiter roter Hof. Starke Hypotonie der Beine, Genu recurvatum rechts. Sensibilität jetzt nur noch am Kopf und Hals normal. Stereognosie erloschen. Lagewahrnehmung gestört. In der Folgezeit fast stets Schmerzen am Thorax, 29. 3. 06 plötzlich Fieber 40 Grad. Kopf kann passiv bewegt werden, fällt aber schlaff nach hinten. Gegend der oberen Halswirbel auf Druck empfindlich, spricht nicht, öffnet auf Aufforderung die Augen nicht. Augen: Pupillen different, wie früher lichtstarr. Papillen nicht abgeblasst, eher etwas hyperämisch.

Venen stark gefüllt. Atmung sehr beschleunigt. Rechts hinten unten scheinbar Dämpfung. 28. 3. Bulbi nach rechts gedreht. Nackengegend sehr druckempfindlich, aber keine Nackensteifigkeit. Schluckt nicht. Dauernd unsauber. Auf Anrufen öffnet sie die Augen, bewegt den Mund zum Sprechen. 1. 4. Vollkommen benommen. Temperatur steigt bis 40,7 gegen Abend. Abends 11 Uhr 45 Minuten Exitus letalis.

2. 4. 07. Morgens 11 Uhr Sektion. Hirngewicht 1205 g. Pia ist makroskopisch normal. Die Gefässe und Nerven lassen keine Veränderungen erkennen. Im Rückenmark findet sich eine deutliche graue Verfärbung der Hinterstränge. Schweres Atherom der Aorta und der Koronararterien. Beiderseits in den unteren Lungenlappen hypostatische Pneumonie. Uebrige Organe ohne Besonderheiten.

Hirn mikroskopisch: In der Hirnrinde finden sich nirgends Veränderungen. Die Ganglienzellen sind überall normal. Auch Veränderungen an der Glia und den Gefässen fehlen völlig. Die Pia zeigt nirgends exsudative Prozesse. Im Rückenmark finden sich schwere Degenerationen in den Hintersträngen. Im Lumbalmark ist die Degeneration über den ganzen Hinterstrangsquerschnitt ausgebreitet. Im Halsmark finden sich auch schon Ausfälle im Burdachschen Strange. Im Lumbalteile habe ich an verschiedenen Stellen in der Pia vereinzelte Plasmazellinfiltrate gefunden; ebenso um mehrere hintere Wurzeln. An 2 Wurzeln fand sich das typische Bild der Nageotteschen Wurzelneuritis. Die genauere Untersuchung zeigte, dass die meisten Zellelemente typische Plasmazellen waren und daneben nur noch Lymphozyten vorhanden waren. Eine genauere Untersuchung über die Ausbreitung der exsudativen Prozesse habe ich nicht vorgenommen.

Die Netzhäute waren mit den Sehnerven zusammen in Formalin fixiert. Ueber die Zeit, die nach dem Tode vergangen war bis zur Fixation, ist in dem Sektionsprotokoll nichts Genaues angegeben. Doch ist wohl anzunehmen, dass sie sofort nach der Hirnsektion herausgenommen worden sind. Es würden somit ungefähr 12 Stunden post mortem vergangen sein. Die Netzhäute zeigen eine Reihe von Veränderungen, die aber sämtlich durch die späte Fixation und durch die Konservierung in Formalin zu erklären sind. Die Nervenfaserschicht zeigt überall normale Dicke. Die Ganglienzellenschicht weist überall, soweit die Zahl und die Anordnung der Zellen in Frage kommt, normale Verhältnisse auf. Von Nisslkörpern ist allerdings nichts mehr zu sehen und das Protoplasma zeigt schon deutliche Schrumpfung (Leichenerscheinungen). Die Kerne sind aber noch normal. Nirgends habe ich einen Kern mit Degenerationserscheinungen gefunden. Es ist daraus wohl der Schluss zu ziehen, dass die Ganglienzellen zu Lebzeiten der Patientin normal gewesen sind.

In der inneren Körnerschicht finden sich viele dicht gefärbte Körner (Leichenerscheinung). Die Zahl der inneren Körner ist normal. Die Gefässe und die Glia der Netzhäute sind normal. Stäbchen und Zapfen zeigen geringfügige Leichenveränderungen.

Der rechte Sehnerv ist im ganzen normal. Nur im Gebiet des ungekreuzten dorsalen Bündels findet sich eine geringfügige Atrophie. Der Nervenfaserausfall beschränkt sich auf die Randpartien zweier peripherer Sehnervenbündel. Es handelt sich nur um einen zirkumskripten Ausfall und es sind in dem degenerierten Bezirk noch eine ganze Anzahl Nervenfasern erhalten. Der periphere Optikus ist vollkommen frei von exsudativen Prozessen. Erst im Foramen nervi optici finden sich Plasmazellen in der Pia. Die Infiltration beschränkt sich auf einen 5—6 mm langen Streifen, sie ist am dichtesten in den oberen Partien der Pia. Nach unten nimmt sie beträchtlich ab. In den unteren Teilen der Pia finden sich stellenweise nur ganz vereinzelte Plasmazellen. Oben liegen an einigen Stellen 10—12 Zellen übereinander. Von dem Pialinfiltrat lassen sich Plasmazellen noch in die Septen verfolgen (Mikrophotographie 4). Ich habe sie aber nur an der Stelle der degenerierenden Bündel im Innern des Optikus gefunden. Alle übrigen Septen waren bis auf ein einziges normal. In diesem einen fanden sich in einem Schnitte etwa 20 Plasmazellen um ein Gefäss, das etwa 0,3 mm vom Rande entfernt war.

In dem Bezirk der degenerierenden Bündel fanden sich die Plasmazellen in den Septen in wechselnder Menge. An mancher Stelle lagen nur vereinzelte Plasmazellen um ein Gefäss, an anderen Stellen fand sich eine ununterbrochene, wenn auch nur einfache Schicht und an vereinzelten Stellen, besonders an den Teilungsstellen von Gefässen fanden sich auch 2—3 Lagen Zellen. Unter den Plasmazellen überwogen die grösseren Formen, protoplasmaarme Zellen fanden sich nur in geringer Menge. Regressive Formen waren nicht häufig.

Die Gefässe selbst in den Septen waren normal. Die Glia in den atrophischen Bezirken war vermehrt. Zum Teil war sie auch schon etwas geschrumpft. Es fanden sich kleine Astrozyten, aber keine grösseren Spinnenzellen. Die Randglia war nicht wesentlich verändert, nur geringgradige Wucherungen über die freie Oberfläche waren festzustellen.

Nach hinten erstreckte sich die Plasmazellinfiltration bis zum Chiasma, nahm aber allmählich soweit ab, dass am Chisma selbst sich nur noch eine geringe Zahl von Zellen nachweisen liessen, und zwar nur an den vorderen Partien.

Am linken Optikus fanden sich am intrakraniellen Teil nur vereinzelte Plasmazellen in der Pia, und zwar an der medialen Seite. Am Eingang in den knöchernen Kanal nahm die Zahl der Plasmazellen zu, doch kam es nirgends zu einer dichteren Anhäufung.

Der linke Optikus war, abgesehen von der geringfügigen Infiltration, vollkommen normal.

Das Chiasma war vollkommen normal. Der geringe Faserausfall des rechten Optikus lässt sich nicht mit Sicherheit durch das Chiasma hindurch verfolgen. Nur an einzelnen Stellen ist im Rancke-Präparat die Glia etwas dichter.

Die Traktus zeigen keinerlei Veränderungen. Die Pia ist vollkommen frei von Infiltration.

Die Corpora geniculata externa sind vollkommen normal, auch hier lässt sich in der sie bedeckenden Pia nicht eine Plasmazelle nachweisen.

Das zentrale Grau zeigt auffallend geringe Veränderungen. In den zahlreichen untersuchen Schnitten habe ich nur an wenigen Stellen eine geringe

Gliavermehrung feststellen können. Monstregliazellen habe ich nicht gefunden. Die Ganglienzellen waren überall normal. An den Gefässen habe ich nirgends Veränderungen gefunden. Plasmazellen waren nirgends nachzuweisen.

Die Oculomotorii waren normal, ebenso die Okulomotoriuskerne.

Im Falle 16 handelt es sich um eine Tabes ohne Paralyse. Exsudative und degenerative Prozesse im Hirn fehlten völlig.

Am rechten Optikus fand sich eine umschriebene geringfügige Atrophie. In der Gegend des rechten Foramen Nervi optici war ein grösseres Pialinfiltrat nachzuweisen und in dem Gebiet des atrophischen Bündels drangen die Plasmazellen auch in das Innere des Optikus ein. Plasmazellen fanden sich im übrigen nur noch in geringer Zahl an der vorderen Chiasmakante und am linken Optikus, hier aber nur in der Pia. Die Retinae waren, abgesehen von Leichenerscheinungen, normal Traktus und Corpora geniculata externa und das zentrale Grau waren normal.

Fall 17. Karl O., 44 Jahre alt, Heizer. Seit einigen Monaten verändert. Sprach an einem Tage auffallend viel, am nächsten gar nichts. 5. 11. 11 umgefallen, Zuckungen in den Händen. Nachts aus dem Bett gefallen. Am nächsten Tage ins Krankenhaus in R., von dort am 10. 11. 11 der Klinik überwiesen. Kräftig gebaut und gut genährt. Lid- und Augenbewegungen normal. Pupillendifferenz, rechts 5, links 4 mm, auf Licht beide Pupillen nur minimal reagierend, höchstens um $^1/_2$—1 mm; dagegen durchaus prompte Konvergenzreaktion. Papillen normal. Fazialis rechts normal, links kaum innerviert. Zunge nach links abweichend, stark zitternd, Gaumenbögen gleich gehoben. Würgreflex lebhaft. Mechanische Muskelerregbarkeit und vasomotorisches Nachroten lebhaft. Reflexe der oberen Extremitäten links besser als rechts. Starkes Zittern in den Händen, links Andeutung von Athetose. Dynamometer rechts 45, links 50. Deutliche Muskelspannung im linken Arm. Bewegungen im linken Arm langsam und schwerfällig. Grosse Nervenstämme nicht empfindlich. Bauchdeckenreflex rechts deutlich, links sehr lebhaft. Kremasterreflex normal. Patellarreflexe rechts sehr lebhaft, links leicht gesteigert. Achillessehnenreflex nicht sehr deutlich. Links Babinski, rechts Zehen plantar. Fängt bei einfachem Hackenschluss an zu wanken. Lokalisation und Sensibilität infolge der Demenz nicht zu prüfen. Bei Stichen Abwehrbewegung. Innere Organe ohne Besonderheiten. Sprache sehr heiser, stolpernd und verwaschen. Aufforderungen werden nur ausserordentlich langsam und zögernd befolgt.

Fragen werden nur sehr langsam beantwortet, macht schwer besinnlichen, stumpfen Eindruck.

Vorgehaltene Gegenstände erkennt er richtig, örtlich und zeitlich ist er einigermassen orientiert. Einfachere Rechenaufgaben werden richtig gelöst, schwierigere nicht. Lumbalpunktion (Druck ca. 250, Nissl 7. Wenig Serumalbumin. Keine Lymphozytose. Wassermann positiv).

In der ersten Zeit nach seiner Aufnahme ist er unverändert stumpf und blöde, muss zum Essen angehalten werden, drängt nachts immer aus dem Bett.

Macht am 16. 12. verfallenen Eindruck. Hat Schwierigkeiten beim Schlucken, spricht nur gänzlich unverständliches Zeug. 20. 12. zum ersten Male etwas verständlich gesprochen: „Was haltet Ihr mich hier, ich will weg". 27. 12. meist leicht benommen, sitzt mit stierem Blick im Dauerbad oder Bett. Zeitweise triebhaft unruhig, nur durch Injektionen zu beruhigen. Incontinentia alvi et vesicae. 3. 1.—13. 1. 12 Erysipel der rechten Wange. Zeitweise Temperatur bis 40°. Seit 13. 1. Othämatom. 25. 1. Temperatur auf 39,2. 26. 1. drängt aus dem Bett, äusserst mehrfach „er wolle nach Hause, denn die Maschine, die er im Bett habe, vertrage es nicht länger". Hustet viel, schwitzt stark, wird gegen Abend immer unruhiger. Temperatur morgens 37,4°, abends 38°. 27. 1. morgens 12 Uhr 30 Exitus.

27. 1. 12 11 Uhr 30 Sektion. Starker Hydrocephalus externus. Pia an der Konvexität überall getrübt. Atrophie des Stirnhirns. Aorta ausgesprochen atheromatös; luetische Veränderungen makroskopisch nicht nachweisbar, mikroskopisch finden sich zweifellose luetische Veränderungen, Plasmazellinfiltrate in der Adventitia, an einzelnen Stellen auch auf die Media übergreifend. Schwielige zirkumskripte Pericarditis fibrosa. Lungenödem. In einigen Bronchien etwas Eiter. Einzelne Mesenterialdrüsen vergrössert.

Gehirn mikroskopisch: Typische paralytische Veränderungen finden sich über der ganzen Konvexität, allerdings in verschiedener Intensität. Das Stirnhirn zeigt die schwersten Veränderungen. Es finden sich hier deutliche auf den adventitiellen Lymphraum beschränkte Infiltration fast aller Gefässe bis zu den Kapillaren, an einzelnen Stellen deutliche Proliferationserscheinungen an den Gefässen, reichlich Stäbchenzellen, ausgesprochene Untergangserscheinungen an den Ganglienzellen, Wucherung der zelligen und faserigen Glia, stellenweise ausgesprochene Verwerfung der Rindenschichten. Dieselben Erscheinungen finden sich nur in etwas geringerem Grade in den Scheitellappen. Im Hinterhauptslappen sind die Veränderungen am geringfügigsten. Hier sind nur die grösseren Gefässe infiltriert. Ganglienzellen und Glia sind im grossen und ganzen noch normal.

Auffallend schwer erkrankt ist der linke Schläfenlappen an der unteren Seite. Es finden sich hier neben ausgesprochen infiltrativen Prozessen schwere degenerative Veränderungen an den Ganglienzellen, so dass stellenweise die Rindenschichten deutliche Verwerfung zeigen. Der rechte Schläfenlappen ist an der korrespondierenden Stelle nur wenig verändert. Es finden sich in ihm nur um einzelne grössere Gefässe Plasmazellen. Degenerative Veränderungen lassen sich nicht nachweisen.

Netzhäute: Die Netzhäute sind erst 7 Stunden nach dem Tode in Birch-Hirschfeldsche Lösung gekommen. Sie zeigen die für diese Zeit charakteristischen Leichenveränderungen. Die Maculae liegen in Falten. Abgesehen von den Leichenveränderungen finden sich aber keinerlei Veränderungen. Was speziell die Dicke der Nervenfaserschicht anbetrifft, so ist sie überall normal. Die Ganglienzellenschicht ist, soweit die Zahl und die Lage der Ganglienzellen in Betracht kommt, normal. Der Kern ist in einigen Zellen schon stark verändert (Leichenerscheinung). Von den Nisslkörpern ist nirgends mehr etwas nachzuweisen, dagegen ist der Zelleib gut zu erkennen, wenn er auch etwas geschrumpft ist. Die übrigen Schichten zeigen die charakteristischen Leichenveränderungen (cf. Seite 108). Die Gefässe sind vollkommen normal, die Glia zeigt keine Abweichung von der Norm.

Ausfälle von Ganglienzellen auf dem linken Auge entsprechend der geringen Atrophie im gekreuzten dorsalen und gekreuzten ventralen Bündel habe ich nicht nachweisen können, doch war das bei der Geringfügigkeit der atrophischen Veränderungen im Optikus auch nicht zu erwarten.

Aderhaut und Papillen sind normal.

Der rechte Sehnerv ist vollkommen normal, von der Papille bis zum Eintritt in das Chiasma.

Der linke Sehnerv zeigt Veränderungen. In der Pia finden sich schon im hintersten orbitalen Teile 2 Plasmazellinfiltrate auf der nasalen Seite: die übrigen Teile der Pia sind hier frei.

Im Foramen Nervi optici ist die Infiltration stärker, es findet sich hier eine mehrfache Lage dicht nebeneinander liegender Plasmazellen. Diese Infiltration ist aber auf den nasalen Teil der Pia beschränkt, der temporale ist nur wenig infiltriert. Nach hinten nimmt die Infiltration an Stärke ab, die Pia des intrakraniellen Optikus ist kaum noch infiltriert. Eine Infiltration um die im Optikus liegenden Gefässe ist nicht nachweisbar. Nur an einzelnen Gefässen in der Gegend des Foramen Nervi optici liegen noch einzelne Plasmazellen um die Eintrittsstellen der Gefässe herum.

Der Infiltration entsprechend ist die Randglia auf der nasalen Seite im hintersten orbitalen Teile und im Foramen opticum etwas verdickt. An der nasalen Seite des Optikus lassen sich im gekreuzten dorsalen und gekreuzten ventralen Bündel geringfügige Nervenfaserausfälle nachweisen. Sie sind am Markscheidenbilde nicht sehr deutlich, aber doch immerhin nachweisbar. Ausgefallen sind nur Fasern, die unmittelbar an der Oberfläche liegen. Die etwas tiefer liegenden Fasern in denselben Bündeln sind normal. Die Grenze zwischen den gesunden und den atrophischen Teilen in den einzelnen Bündeln ist nicht scharf zu ziehen. Am deutlichsten erkennt man die Veränderungen am Gliabilde. Hier ist ein Teil der nasalen Bündel vollkommen normal, ein anderer, der periphere, zeigt deutliche Vermehrung der Faserglia. Die gewucherte Glia beschränkt sich auf die oberflächlichsten Partien, ist aber deutlich von dem Randfilz zu unterscheiden. In der gewucherten Glia fallen vereinzelte abnorm dicke Fasern auf. Die meisten neugebildeten Fasern sind von normaler Dicke, zeigen aber starke Schlängelungen. Von Gliazellen lassen sich auch in den atrophischen Teilen nur kleine Astrocyten nachweisen.

Das Chiasma zeigt auf der linken Seite eine geringfügige Plasmazellinfiltration der Pia. Auf der rechten Seite ist die Pia fast vollkommen frei von Plasmazellen. Der nervöse Teil des Chiasma ist vollkommen frei. Der Verlauf der atrophischen Fasern des linken Auges ist im Chiasma nicht weiter zu verfolgen. Man sieht zwar am Gliapräparat an den Stellen, wo die atrophischen Fasern weiter laufen müssten, eine geringe Vermehrung der Glia, doch lässt sich mit der Markscheidenmethode ein Ausfall nicht mit Sicherheit feststellen.

Die Gefässe im Innern des Chiasma sind normal. Nur die unter dem Boden des 3. Ventrikels von hinten nach vorn verlaufenden Gefässe zeigen eine ausgesprochene Plasmazellinfiltation. Es finden sich hier an 4 Gefässen Plasmazellmäntel von 2—3 Lagen (cf. Mikrophotographie 8). An einzelnen Stellen ist über den infiltrierten Gefässen auch das Ependym gewuchert und bildet richtige Granulationen. Die Glia neben der Lamina terminalis ist etwas verdickt und enthält reichlich Amyloid, doch sind die hier verlaufenden Gefässe frei von Infiltration.

Die Traktus und die Corpora geniculata externa sind normal.

Im zentralen Grau sind die meisten Gefässe in typischer Weise infiltriert. An vielen Stellen lässt sich die Infiltration bis in die feinsten Gefässe verfolgen. Die Ganglienzellen weisen vielfach degenerative Erscheinungen auf. Monstregliazellen sind in grosser Zahl vorhanden. Im Ependym finden sich nur vereinzelte Wucherungen. Die Oculomotorii sind normal, ebenso die Okulomotoriuskerne.

Im Falle 17 handelt es sich um eine typische progressive Paralyse. Die Retinae sind abgesehen von Leichenveränderungen normal. Nur am linken Optikus sind auf der nasalen Seite einzelne Fasern degeneriert. Die Degeneration steht im Zusammenhange mit einer zirkumskripten Infiltration in der Gegend des knöchernen Kanals. Der rechte Sehnerv zeigt nirgends Infiltration. Das Chiasma ist auf der linken Seite etwas infiltriert. Die Infiltration ist offenbar fortgeleitet von dem linken Schläfenlappen.

Das zentrale Grau ist bereits erheblich erkrankt. Die exsudativen Prozesse setzen sich von hier auf das Dach des Chiasma fort.

Fall **18.** R., Wilhelm, 59 Jahre alt. Stets schwerhörig; seit 1906 Sehvermögen stark herabgesetzt. Seit Frühjahr 1909 in Versorgungsanstalt, anfangs ruhig. Seit Mitte Dezember 1909 unruhig und verwirrt, so dass 28. Dezember Aufnahme in eine psychiatrische Abteilung notwendig wurde. Dort Unruhe, Verwirrtheits- und Erregungszustände, zeitweise Apathie. Zeitweise nicht völlig desorientiert. Schon damals fehlende Patellareflexe, starke Ataxie, Romberg, Blasenstörungen.

1. 4. 1910 von Transporteuren gebracht. Kann auch mit beiderseitiger Unterstützung nicht gehen.

Pupillen sehr weit, gleich, lichtstarr, totale Optikusatrophie, nur links noch Lichtempfindung. R. Fazialis leicht paretisch, Zunge gerade, zittert. Keine artikulatorischen Sprachstörungen. Kniephänomen und Achillessehnenreflexe fehlen, Zehen plantar. Beine werden aktiv gehoben, gebeugt und gestreckt. Während der ganzen Zeit der Untersuchung schreit Patient und gestikuliert. Oertlich vollkommen desorientiert, zeitlich nicht genau orientiert. Geburtsdatum unrichtig, ebenso Zeit der Aufnahme in Versorgungsanstalt. Einfachste Rechnungen falsch. Wird allmählich noch unruhiger, nimmt schlecht Nahrung, kramt im Bett, kaut Moos, sagt, es wäre der beste Tabak, den er je bekommen. Verbigeriert. „Es hilft doch alles nicht, ich schlage mich heute abend tot.“

Mitte April starke Blasenstörungen, so dass Katheterismus notwendig wird. Seit 20. 4. dauernd über 39 Grad Temperatur. 23. 4. um 40 herum, 24. 4. abends 40,5 Grad. Exitus 11 Uhr p. m.

Sektion 25. 4. 10. 10 Uhr. Pia ist über dem Scheitelhirn etwas getrübt, Windungen zeigen makroskopisch keine Veränderungen. Ausgesprochene Aortitis luetica. Bronchialdrusen vergrössert. Beiderseits Bronchitis, keine Pneumonie. In der linken Nierenrinde mehrere kleine kautschukartige Tumoren (Gummata). Cystitis purulenta.

Hirn mikroskopisch: Ueber dem Stirhirn ist an der Konvexität die Pia nur wenig infiltriert, an der unteren Fläche ist die Infiltration deutlich stärker. Auch die Infiltration der Gefässe der Rinde ist an der Konvexität nicht so stark, wie an der Unterfläche. Die degenerativen Veränderungen sind im Stirnlappen sehr verschieden stark an verschiedenen Stellen. Neben wenig veränderten Stellen finden sich solche, in denen die meisten Ganglienzellen erkrankt sind. Zu ausgesprochenen Störungen der Architektonik ist es noch nirgends gekommen. Während das Scheitelhirn, abgesehen von einer mässigen Infiltration der Pia, so gut wie keine Veränderungen aufweist und der Hinterhautslappen vollkommen frei ist, sind die Schläfenlappen besonders in ihren nach unten liegenden Partien schwer erkrankt. Die Infiltration erstreckt sich hier bis in die feinsten Gefässe, Stäbchenzellen sind in grosser Menge vorhanden, Gefässneubildung ist an einzelnen Stellen sehr ausgesprochen. Die degenerativen Veränderungen sind überall sehr deutlich. An fast allen Stellen findet sich eine deutliche Verwerfung der Rindenschichten, an einzelnen Stellen sind nur noch wenige Ganglienzellen erhalten.

Im Rückenmark (Halsmark) findet sich eine ausgedehnte Atrophie in den Hintersträngen. Die Burdach'schen Stränge sind fast völlig atrophiert. Erhalten ist nur die cornucommissurale Zone und ein schmaler lateraler Saum am Innenrande der Hinterhörner. Der Goll'sche Strang fehlt rechts fast völlig, links sind nur wenig Fasern von ihm erhalten. Plasmazellen, und zwar stellenweise in grösseren Mengen, fanden sich in den Meningen des Lumbalmarks, an einzelnen Stellen um Gefässe im Rückenmark selbst, ferner an einigen Wurzeln im Lumbalmark. Die Ausdehnung der exsudativen Prozesse ist nicht genauer untersucht worden.

Retinae: Die Netzhäute waren in Formol fixiert und mit den orbitalen Sehnerven zusammen auch in Formol bis zur Bearbeitung aufgehoben worden. Sie zeigten, da sie erst 11 Stunden post mortem herausgenommen waren, sehr erhebliche Leichenveränderungen (cf. S. 112). Die Nervenfaserschicht fehlte fast ganz. Die noch erhaltenen Ganglienzellen lagen fast unmittelbar der Membrana limitans interna an. Die Zahl der Ganglienzellen war ausserordentlich stark herabgesetzt. In der Makulagegend waren auf beiden Augen nur noch vereinzelte Ganglienzellen erhalten. Zwischen den erhaltenen Ganglienzellen waren breite Lücken sichtbar. Von einer mehrfachen Schichtung war keine Rede mehr. Auch in den peripheren Teilen der Retina war die Zahl der Ganglienzellen ausserordentlich verringert.

Auf dem rechten Auge fanden sich im Gebiete des gekreuzten und des ungekreuzten dorsalen Bündels fast keine Ganglienzellen mehr, während in der unteren Hälfte der Netzhaut doch noch eine Reihe von Zellen erhalten waren, wenn auch hier breite Lücken zwischen den einzelnen Zellen bestanden. Die Lücken waren so gross, dass in einem Schnitt von 10 mm Länge meist nur 4—5 Ganglienzellen nachweisbar waren und diese Zahl nahm nach der Peripherie noch ab.

Auf dem linken Auge fehlten in der nasalen Netzhauthälfte die Ganglienzellen bis auf ganz vereinzelte Exemplare. In der temporalen Netzhauthälfte dagegen war noch eine Anzahl Zellen erhalten.

Wenn wir die Zahl der erhaltenen Ganglienzellen mit der Zahl der noch erhaltenen Nervenfasern in den Optici vergleichen, was ja nur schätzungsweise geschehen kann, dann ergibt sich, dass die Zahl der erhaltenen Ganglienzellen der Zahl der Nervenfasern zum mindesten gleich ist. Ich habe eher den Eindruck, dass die Ganglienzellen noch zahlreicher sind. Von einer grossen Differenz kann aber meines Erachtens nicht die Rede sein.

Was die erhaltenen Ganglienzellen betraf, so liess sich wegen der Art der Konservierung und wegen des späten Einlegens in die Fixierflüssigkeit nicht mehr mit Sicherheit feststellen, ob die Zellen noch normal gewesen sind. Die Nisslkörper fehlten fast vollkommen und das ziemlich diffus gefärbte Protoplasma liess eine deutliche Schrumpfung erkennen. Andererseits waren die Kerne vollkommen normal. Die an den Ganglienzellen vorhandenen Veränderungen lassen sich ohne weiteres als Leichenerscheinungen und Folgen der Konservierung erklären und es scheint mir, vor allem auch mit Rücksicht auf die Befunde bei anderen Fällen, ziemlich sicher, dass die Zellen bei Lebzeiten des Patienten noch normal gewesen sind. Nur ganz vereinzelt habe ich Zellen gefunden, deren Veränderungen sicher als Degenerationszeichen gedeutet werden müssen. In diesen Zellen fehlt das Protoplasma zum grossen Teile oder auch völlig und es fanden sich schwere Veränderungen am Kern.

Die übrigen Schichten der Retina zeigten nur Leichenveränderungen. Die Gefässe der Retina waren überall vollkommen normal. Die Glia war entschieden vermehrt, wenn auch nicht sehr erheblich. Nur an einzelnen Stellen, wo offenbar Ganglienzellen zu Grunde gegangen waren, lagen die Gliazellen etwas dichter, bisweilen 3 und 4 dicht bei einander.

Die peripheren Teile der Optici zeigten eine über den ganzen Querschnitt ausgedehnte, hochgradige Atrophie. In den meisten Bündeln waren nur noch vereinzelte Fasern vorhanden. Nur im ungekreuzten und gekreuzten ventralen Bündel des rechten Auges und im ungekreuzten dorsalen und ungekreuzten ventralen Bündel des linken Auges fanden sich noch etwas reichlicher Fasern. Diese Bezirke, in denen sich noch eine grössere Zahl Fasern fanden, entsprachen durchaus auf beiden Augen den Bezirken, in denen noch reichlicher Ganglienzellen vorhanden waren. Die noch erhaltenen Fasern zeigten zum grossen Teile schon Veränderungen. Die Markscheiden wiesen Verdickungen und unförmige Auswüchse auf und die Achsenzylinder (Bielschowski'sche Methode) zeigten auffallende Kaliberschwankungen, an einzelnen Stellen auch Auffaserungen und an anderen

Stellen körnigen Zerfall. Die Glia war entsprechend dem Nervenfaserschwunde gewuchert, die gewucherte Glia aber schon zum grössten Teile geschrumpft und zellarm.

Monstregliazellen fehlten völlig. Ueber die Abräumzellen cf. Seite 143.

Das Bindegewebe zeigte nur sekundäre Veränderungen. Die Septen waren zum grossen Teile in Folge der Schrumpfung der Glia schon verzerrt.

Die Gefässe waren normal. Infiltration fehlte an den peripheren Teilen der orbitalen Optici völlig.

Nur am rechten Optikus liessen sich vereinzelte Plasmazellen in der Pia bis 5 mm hinter dem Bulbus nachweisen. Auf dieser Seite begann eine dichtere Infiltration auch schon in der Mitte des orbitalen Sehnerven.

Auf dem linken Auge begann die Pialinfiltration erst dicht vor dem Foramen Nervi optici.

Auf beiden Augen nahm die Pialinfiltration nach hinten zu, erreichte aber nirgends eine Dichte. Mehr als 2 — 4 Lagen Zellen waren nirgends nachzuweisen und zwischen den einzelnen Zellen waren immer noch freie Lücken vorhanden.

Während sich auf dem linken orbitalen Optikus die Infiltration auf die Pia beschränkte, drang sie auf dem rechten auch in das Innere ein, und zwar fanden sich Plasmazellen im ganzen hinteren Drittel des orbitalen Optikus. Die Plasmazellen drangen längs der Gefässe vor und lagen an einigen so dicht, dass sie wie ein einschichtiges Pflasterepithel das ganze Gefäss umgaben. An verschiedenen Stellen liess sich nachweisen, dass die Plasmazellen nicht nur bis zu den kleinsten Gefässen, sondern auch bis zu den Kapillaren vorgedrungen waren.

Diese im Optikus liegenden Plasmazellen waren durchaus typisch. Einzelne hatten nur wenig Protoplasma, andere ein deutlich gelapptes Protoplasma. An vielen zeigten sich schon regressive Veränderungen und in vielen waren Fremdkörperchen eingeschlossen. Nirgends liessen sich Plasmazellen ausserhalb der adventitiellen Lymphräume der Optikusgefässe nachweisen.

Die Gefässe waren im allgemeinen normal. An mehreren fanden sich aber Veränderungen, wie sie Alzheimer bei progressiver Paralyse beschrieben hat. Vor allem bestanden diese Veränderungen in Wucherung des Endothels und Neubildung von elastischen Membranen. Gefässneubildung war nur sehr spärlich nachweisbar, doch fand sich an verschiedenen Teilen deutliche Sprossbildung. Auch Stäbchenzellen waren vorhanden, aber nur sehr spärlich. Die exsudativen Prozesse waren ziemlich gleichmässig über den ganzen Optikusquerschnitt des rechten Optikus verteilt. Dichtere Ansammlungen an bestimmten Stellen liessen sich nicht nachweisen.

Die intrakraniellen Optici zeigten auf beiden Seiten eine deutliche, aber nicht sehr intensive Plasmazelleninfiltration der Pia. Ueberall drangen längs der eintretenden Gefässe Plasmazellen in das Innere der Optici. Die Infiltration war aber nirgends hochgradig. Die Plasmazellen lagen stets nur in einfacher Lage, meistens mit grossen Lücken. Auffallend war die grosse Zahl der Zellen mit regressiven Veränderungen.

Die degenerativen Prozesse und die Gliawucherung entsprachen durchaus den Verhältnissen am orbitalen Optikus. Die Gefässe zeigten ebenfalls zum Teile Veränderungen der Intima mit Verdoppelung der elastischen Membran.

Das Chiasma wies hochgradige Veränderungen auf. Die Pia war überall mässig infiltriert. Nur in der Umgebung des Hypophysenstieles war die Infiltration etwas dichter. Ueberall sah man die Infiltration längs der eintretenden Gefässe in das Innere des Chiasma eindringen (cf. Mikrophotographie 6). Mit wenigen Ausnahmen waren alle Gefässe infiltriert, auch die mitten im Chiasma liegenden (cf. Mikrophotographie 7). Aber nicht nur die grösseren und kleineren Gefässe zeigten eine deutliche, im wesentlichen aus Plasmazellen bestehende Infiltration, sondern auch die Kapillaren waren zum grossen Teile von Plasmazellen eingescheidet. Auch im Chiasma war die Infiltration nirgends eine sehr dichte (cf. die erwähnten Mikrophotographien), mehr als 2 Lagen kamen kaum vor, meist waren die Plasmazellen um die grösseren Gefässe nur in einer einfachen Lage angeordnet. Die Nervenfasern zeigten einen fast völligen Zerfall. In manchen Schnitten liessen sich mit der Palfärbung kaum noch Nervenfasern nachweisen. Im ganzen entsprach aber doch die Zahl der erhaltenen Fasern der Zahl der noch in den Optici erhaltenen Fasern. Auch im Chiasma zeigten sowohl die Markscheiden, wie die Axenzylinder znm grossen Teile Veränderungen, wie in den Optici.

Der Zerfall der Markscheiden machte sich im Chiasma vor allem dadurch bemerkbar, dass mit der Sudan- und der Scharlachrotfärbung sich grosse Mengen Fett nachweisen liessen. Das Fett lag zum Teil frei, in grösseren und kleinen Tröpfchen, die bisweilen noch durch ihre Lage die Richtung der untergegangenen Nervenfasern angaben, zum Teil lag es in Abräumzellen eingeschlossen. Diese Abräumzellen waren von verschiedener Grösse und ähnelten zum Teil den im Optikus beschriebenen, zum Teil handelte es sich um typische Körnchenzellen. Die Körnchenzellen lagen an einigen Stellen in grossen Mengen (cf. Mikrophotographie 10). Das Fett liess sich mit den eben erwähnten Färbungen auch noch in grösseren Mengen im Anfangsteile der intrakraniellen Sehnerven nachweisen, in den orbitalen Sehnerven war es ausserordenlich spärlich. Das Fett war im Chiasma über das ganze Gesichtsfeld verteilt, wenn es auch an einzelnen Stellen dichter, an anderen weniger dicht lag. In den Zellen der Gefässwandung fand sich ebenfalls Fett in grösseren Mengen.

Die Glia zeigte erhebliche Wucherung. Der Randfilz war stark verdickt. An einzelnen Stellen betrug die Verdickung das Vielfache des Normalen. Ueberall ragten pinselförmige Wucherungen in die Pia hinein (cf. Mikrophotographie 9). Solche Pinsel fanden sich nicht nur an der Vorderseite des Chiasma, sondern auch an der oberen Fläche. Im Innern des Chiasma verliefen die neugebildeten Gliafasern vor allem in der Richtung der untergegangenen Nervenfasern, in den mittleren und vorderen Partien zeigten sie deswegen einen im wesentlichen parallelen Verlauf (cf. Mikrophotographie 11), in der Gegend der Strohmattengeflechte liefen sie in den verschiedensten Richtungen durcheinander (cf. Mikrophotographie 12). Ausser diesen zum Ersatz untergegangener Nervenfasern gebildeten Gliafasern fanden sich noch ziemlich dichte Filze um die meisten grösseren Gefässe. In diesen Filzen war der Verlauf der einzelnen Fasern ein ganz regelloser.

Von der Guddenschen Kommissur waren nur noch wenige Fasern erhalten. Da das Material nach den verschiedensten Methoden bearbeitet werden sollte, so konnten keine Serienschnitte nach Pal durch das ganze Kommissurengebiet angelegt werden. Es lässt sich deswegen auch nach den vorhandenen Schnitten kein ganz sicheres Urteil darüber gewinnen, wieviel von den Kommissurenfasern noch erhalten war. Soviel aber lässt sich mit Sicherheit sagen, dass die Guddensche Kommissur keineswegs intakt war, dass vielmehr in manchen Schnitten der grösste Teil der Nervenfasern sich als zu Grunde gegangen erwies. Es war auch im Gebiet der Guddenschen Kommissur die Glia gewuchert. Die Meynertsche Kommissur schien intakt zu sein.

Die Traktus zeigten eine ausgesprochene Atrophie, die dem Grade nach der Atrophie der Optici entsprach. Auch hier waren nur noch wenige Fasern erhalten. Auch hier zeigten die erhaltenen Fasern zum grössten Teile Veränderungen.

Die Pia über den Traktus war wenig infiltriert. Nur an vereinzelten Gefässen befanden sich Plasmazellen auch im Innern der Traktus. Die Infiltration der Pia nahm nach hinten allmählich ab. Die Glia war im Randfilz erheblich gewuchert und von reichlich Amyloid durchsetzt. Im Innern war sie entsprechend der Atrophie gewuchert.

Die Pia über den Corpora geniculata externa war so gut wie gar nicht infiltriert. Nur hin und wieder sah man hier eine Plasmazelle. Die Gefässe des Kerngebietes zeigten keinerlei Infiltration, sie waren auch sonst vollkommen normal. Die Ganglienzellen waren zum grössten Teile vollkommen normal. Nur ganz vereinzelt fand sich eine Ganglienzelle mit ausgesprochenen Veränderungen. Diese veränderten Zellen fanden sich über das ganze Corpus geniculatum verteilt.

Die Endausstrahlungen der Traktus zeigten eine schwere Atrophie und dementsprechend eine starke Gliawucherung. Die Glia war aber auch überall zwischen den Ganglienzellen vermehrt. In der ventralen Schicht der grossen Ganglienzellen bildete sie dichte Netze um die einzelnen Zellen. Das Fibrillenbild zeigte eine deutliche Lichtung der Fibrillen um die Ganglienzellen. Es war aber doch auffallend, wie viele Fibrillen noch erhalten waren, trotz des hochgradigen Schwundes der Sehnerven.

Das zentrale Grau zeigte zum grossen Teile schwere Veränderungen. In den Kernen des Tuber cinereum waren die meisten Ganglienzellen erkrankt. Schwere Veränderungen wechselten mit leichteren ab. Die Glia war überall stark gewuchert, in den Kerngebieten fanden sich dichte Fasergeflechte, von denen die erkrankten Ganglienzellen gewissermassen eingesponnen wurden. In den Teilen, die der Ventrikelwand näher lagen, fanden sich ausserordentlich viele grosse Monstregliazellen mit reichlicher Faserbildung. Die Plasmazelleninfiltration war an verschiedenen Stellen des Grau in sehr verschiedener Stärke vorhanden. An einzelnen Stellen fanden sich mehrfache Lagen von Plasmazellen, an anderen Stellen fanden sich nur vereinzelte Zellen. Die Gefässe selbs waren zum grössen Teile normal, nur hier und da fand sich ein Gefäss mit geringer Intimaverdickung.

Die Olfactorii zeigten sowohl in ihrer Umgebung, wie in ihrem Innern eine erhebliche Plasmazellinfiltration. In beiden war schon eine ausgesprochene Atrophie nachweisbar, in beiden fand sich eine sehr erhebliche Vermehrung der Glia mit ausserordentlich reicher Amyloidentwicklung. Sehr beträchtlich war auch die Gliawucherung in den Bulbi olfactorii, besonders um die Glomeruli, wo schon normaler Weise reichlich Glia vorhanden ist.

Die Oculomotorii waren frei. Nur an einem Gefäss im rechten Okulomotorius waren einige Plasmazellen vorhanden.

Im Falle 18 handelte es sich um eine Taboparalyse, bei der die Sehnervenatrophie um Jahre den übrigen Erscheinungen vorausging, jedenfalls soweit sich das anamnestisch nachweisen liess. Beiderseits bestand ein hochgradiger, fast völliger Sehnervenschwund. In der Netzhaut waren nur noch wenig Ganglienzellen vorhanden. Exsudative Prozesse fanden sich in und um das Chiasma und die intrakraniellen Sehnerven und im hinteren Drittel des rechten Sehnerven. Die Traktus und die Corpora geniculata externa zeigten nur sekundäre Veränderungen. Die exsudativen Prozesse griffen auch auf das zentrale Grau, die Olfactorii und die dem Chiasma benachbarten Hirnteile über.

Fall **19**. Sa., Arbeiter, 38 Jahre. Februar 1911 auf der Strasse plötzlich bewusstlos umgefallen, am anderen Tage wieder gearbeitet. Im März beim Essen plötzlich Sprache fort und Schwäche im rechten Arm und Bein. Nach einigen Stunden alles wieder in Ordnung. In letzten Wochen öfter schwindlig, Schmerzen im rechten Oberarm, klonische Zuckungen im Ellbogengelenk.

21. 6. 11 aufgenommen. Lid- und Augenbewegungen normal. Pupillen different, rechte 2, linke 3 mm; beide auf Licht starr, auf Konvergenz prompt rechts bis 1,5, links bis 2 mm. Rechte Papille etwas blass, aber nirgends atrophisch, linke im temporalen Teile deutlich atrophisch. Leichtes Zurückbleiben des rechten Frontalis beim Hochziehen der Stirn. Dynamometer rechts 90, links 110. Reflexe lebhaft. Kein Romberg. Gang etwas spastisch. Beim Fingernasenversuch ausgesprochene ataktische Bewegungen. Schmerzempfindung stark herabgesetzt. Sprache langsam, verwaschen, zögernd, ausgesprochenes Silbenstolpern. Intelligenz nur wenig gestört, keine Grössenideen. Meist apathisch, zeitweise euphorisch. Lumbalpunktion: Druck 350, Nissl $4^1/_2$, reichlich Serumglobulin und Serumalbumin, leichte Lymphozytose. Wassermann im Blut und Liquor positiv. 30. 6. Salvarsaninjektion. Abends 39°. 7. 8. Salvarsan 0,4, ohne sichtbare Wirkung. Patient bleibt apathisch und blöde. 9. 8. entlassen. Nach der Entlassung nicht mehr gearbeitet. Meist stumpf zu Hause gesessen. Dezember Anfall, wobei er ein paar Tage nicht sprechen konnte. Seit 3 Wochen psychisch sehr verändert. Ganz stumpf, wirft nachts Betten heraus, wird unsauber.

15. 2. 12 wieder aufgenommen. Linke Lidspalte enger wie rechts. Fazialis links besser wie rechts. Augenbefund nicht verändert. Sprache noch

schlechter, Reflexe lebhaft, Reflexe an oberen Extremitäten und Kniephänomene gesteigert. Romberg positiv. Gang spastisch, ataktisch, torkelt nach hinten. Vollkommen verblödet, weiss weder Geburtstag, noch Geburtsort, noch Namen der Frau. Oertlich und zeitlich vollkommen desorientiert. Uhr und Federhalter vermag er nicht zu bezeichnen. Retentio urinae; muss dauernd katheterisiert werden. Verfällt auffallend schnell, ist vollkommen apathisch und blöde, spricht nicht. 18. 3. Schluckt schlecht. Abends 38,7, Bronchopneumonie. 19. 3. morgens 39, abends 39,5. 20. 3. morgens 39,2, abends 5 Uhr Temperatur 40°. Exitus.

Sektionsbefund: Gehirn 1105 g, schon makroskopisch besonders über dem Stirnhirn beiderseits deutliche Atrophie. Pia über Konvexität diffus getrübt. Hirngefässe klaffen etwas.

Ausgesprochene Mesaortitis luetica (auch mikroskopisch nachgewiesen), eitrige Bronchitis beiderseits, rechts Unterlappenpneumonie. Geringe parenchymatöse Nierendegeneration.

Hirn mikroskopisch: Ueber dem Stirnhirn ist die Pia mässig infiltriert, die Infiltration verbreitet sich längs der grösseren Gefässe auf die Hirnrinde. Auch die meisten kleineren Gefasse und die Kapillaren sind infiltriert. Die Ganglienzellen sind, soweit sie noch vorhanden sind, schwer verändert. Ein grosser Teil ist zugrunde gegangen. Die Glia ist entsprechend gewuchert; die Architektonik schwer gestört. Am stärksten sind die Veränderungen an der unteren Fläche des Stirnhirns. Hier sind einzelne Stellen schon gänzlich verödet. Im Schläfenhirn finden sich ebenfalls schwere Veränderungen. Auch hier ist schon eine deutliche Verwerfung der Rindenschichten zu konstatieren. Am stärksten sind die Veränderungen auch hier in der Nachbarschaft des Chiasmas, d. h. also im Gyrus Hippocampi. Hier finden sich grosse Strecken, in denen die Ganglienzellen fast völlig untergegangen sind und an ihrer Stelle die Glia ausserordentlich stark vermehrt ist. Die noch vorhandenen Ganglienzellen sind schwer verändert und von zahlreichen (6—10) Trabantzellen umgeben. Die Infiltration in den Schläfenlappen ist zum Teil noch recht erheblich.

Geringere Veränderungen finden sich im Scheitelhirn. Im Hinterhauptslappen sind die Veränderungen sehr geringgradig. Die Pia ist hier nur wenig infiltriert und nur an einzelnen Gefässen im Grau lassen sich Plasmazellen nachweisen. Am Kleinhirn finden sich nur an der unteren Fläche einzelne Plasmazellen, im übrigen keine Veränderungen.

Die Netzhäute sind 45 Minuten post exitum durch Injektion von Birch-Hirschfeld'schem Gemisch in den Glaskörper fixiert und sehr gut erhalten.

Die Netzhaut des rechten Auges ist vollkommen normal.

Im linken Auge finden sich starke Veränderungen.

Was die Makulagegend betrifft, so ist der grösste Teil schwer verändert, ein Teil aber ist fast vollkommen normal. In Serienschnitten konnte festgestellt werden, dass der normale Bezirk dem temporalen, oberen Quadrant entspricht, während die übrigen Quadranten ausgesprochenen Ganglienzellenschwund zeigen. Im temporalen oberen Quadranten, der ja dem ungekreuzten dorsalen Makulabündel entspricht, sind fast alle Zellen erhalten. Der Rand der Fovea zeigt die normale dichte Lagerung der Ganglienzellen (bis 8 Lagen übereinander) und vom Rande nimmt nach beiden Seiten die Zahl der Ganglienzellen in normaler Weise ab. Die Ausfälle in diesem Quadranten sind so gering, dass sie sich nur an einzelnen Schnitten feststellen lassen und auch nur dann, wenn zum Vergleich andere normale Fälle herangezogen werden. Die vorhandenen Zellen sind fast alle normal. Nur an 4 Zellen habe ich Degenerationsvorgänge nachweisen können.

In den übrigen 3 Quadranten der Makulagegend ist höchstens eine Schicht von Ganglienzellen vorhanden, und auch in dieser finden sich grosse Lücken. An horizontalen Schnitten ist der Unterschied zwischen dem nasalen und dem temporalen Teile der Makulagegend geradezu frappierend. In einem solchen horizontalen Schnitte durch die obere Makulahälfte sieht man auf der einen Seite der Foveola die normale Zahl von Ganglienzellen (cf. Mikrophot. 1), auf der anderen Seite im selben Schnitte die auf eine Lage reduzierte Ganglienzellschicht (cf. Mikrophot. 2). Auch in den erkrankten Partien der Makula sind die noch erhaltenen Zellen zum grossen Teil normal.

Von den peripheren Teilen der Netzhaut zeigt der untere temporale Teil schwere Veränderungen. Auch hier sind die Ganglienzellen bis auf wenige geschwunden. Die noch vorhandenen Zellen sind aber fast ausnahmslos schwer verändert. Nur ganz vereinzelt findet sich noch eine normale Ganglienzelle. Die Nervenfaserschicht fehlt an dieser Stelle vollkommen. Der nasale untere Teil der Netzhaut weist vereinzelte Lücken in der Ganglienzellschicht der Netzhaut auf, doch sind die Ausfälle nicht sehr hochgradig. Die obere Hälfte der Peripherie zeigt normale Verhältnisse. Irgendwelche Defekte speziell in der Ganglienzellschicht habe ich nicht nachweisen können.

Die Gefässe in der Netzhaut zeigen keinerlei Veränderungen. Die Glia ist an den Stellen, wo sich die ausgesprochenen Ausfälle in der Ganglienzellschicht finden, etwas vermehrt. An einzelnen Stellen bezeichnen 3—4 Gliazellen den Ort, wo eine Ganglienzelle zugrundegegangen ist.

Die Nervenfaserschicht ist entsprechend den Ausfällen in der Ganglienzellschicht verdünnt. Im temporalen unteren Quadranten fehlt sie fast ganz und ebenso zeigt sie eine ausgesprochene Verdünnung in der nasalen Hälfte der Makula und ebenso im temporalen unteren Quadranten der Makula. In der inneren Körnerschicht finden sich an den Stellen, wo die Ganglienzellen geschwunden sind, vereinzelte degenerierte Körner (cf. Seite 119). Die übrigen Schichten sind normal.

Die Aderhaut des Auges ist normal.

Der rechte Sehnerv ist im ganzen normal. Nur in den peripheren Bündeln, und zwar im nasalen Teil, finden sich ganz geringfügige Ausfälle. Am Weigert-Präparat sind diese Ausfälle kaum nachzuweisen. Dagegen zeigt sich bei Rancke-Färbung in diesen Bündeln eine geringe Gliavermehrung unter Bildung einzelner, allerdings kleiner, aber faserreicher Astrozyten. Die Ausfälle in den nasalen Bündeln lassen sich hier überhaupt nicht feststellen. Die Gefässe sind normal.

In der Gegend des Foramen opticum beginnt eine geringfügige Plasmazellinfiltration der Pia, die intrakraniell noch zunimmt, aber nirgends im Verlauf des Optikus erheblich ist. Sie greift auch nirgends auf das Innere des Optikus über. Nur dicht vor dem Chiasma findet man vereinzelte Plasmazellen um die Gefässe in den Septen. Entsprechend der Infiltration ist die Randglia etwas verdickt und im intrakraniellen Teile finden sich auch geringfügige Wucherungen der Glia über die Oberfläche in die Pia hinein.

Der linke Sehnerv zeigt einen ausgesprochenen partiellen Schwund. Bis auf wenige Fasern atrophiert ist das gekreuzte dorsale und das gekreuzte ventrale makulare Bündel, ferner das ungekreuzte ventrale makulare Bündel und schliesslich das ungekreuzte ventrale Bündel. Geringe Ausfälle finden sich im ventralen gekreuzten Bündel. Unbedeutende, mit der Markscheidenmethode kaum nachweisbare Veränderungen finden sich ferner in den peripheren Teilen des ungekreuzten und gekreuzten dorsalen Bündels.

Dem Faserausfall entsprechend ist die Glia gewuchert. Dass es sich in einzeinen Teilen schon um einen nicht mehr ganz frischen Prozess handelt, zeigt die starke sekundäre Schrumpfung der Glia. Sie ist am wenigsten ausgesprochen im Bereich des gekreuzten dorsalen und ventralen Makulabündels und des ungekreuzten ventralen Makulabündels. Sehr deutlich ist sie im Bereich des peripheren ungekreuzten ventralen Bündels.

Exsudative Prozesse lassen sich im distalen Drittel des orbitalen Optikus überhaupt nicht nachweisen. Im mittleren Drittel finden sich vereinzelte Plasmazellen in der Pia. Doch fehlen hier dichtere Ansammlungen. Dagegen zeigt das orbitale Drittel des Opticus und ebenso der im Foramen opticum gelegene Teil eine ausgesprochene Infiltration der Pia. Die Plasmazellen sind hier diffus durch die ganze Pia verteilt und bilden auch an einzelnen Stellen etwas dichtere Infiltrate. Lymphozyten sind nur spärlich vorhanden. Gummöse Bildungen fehlen vollkommen.

Von der Pia aus erstreckt sich nun an den eben erwähnten Stellen die Infiltration längs der septalen Gefässe in das Innere des Optikus. In dem Teile, in dem bereits die Glia ausgesprochen geschrumpft ist (ungekreuztes ventrales Bündel), ist die Infiltration nicht mehr sehr erheblich. Nur an einzelnen Stellen finden sich hier noch 2 Schichten Plasmazellen. Aber die Zellen liegen hier nicht mehr dicht beieinander, sondern mit grossen Lücken. Auffallend stark ist dagegen die Infiltration an einem mittelgrossen Gefäss, das gerade an der Grenze zwischen dem gekreuzten dorsalen Makula- und dem gekreuzten ventralen Makulabündel verläuft. Da dieses Gefäss, soweit sich an einer grösseren Zahl von Schnitten feststellen lässt (Serienschnitte standen von dem erkrankten Bezirk nicht zur Verfügung, da das Stück nach allen Methoden bearbeitet werden sollte), eine längere Strecke zwischen den beiden Bündeln verläuft, so ist es erklärlich, warum gerade das gekreuzte dorsale Makulabündel mitatrophiert war, während das ungekreuzte dorsale Makulabundel frei blieb. Die Infiltration an diesem Gefässe ist eine recht beträchtliche Die Plasmazellen liegen hier fast ohne Unterbrechung in doppelter Lage, an einzelnen Stellen lassen sich auch 3 Lagen erkennen.

Recht erheblich ist die Infiltration auch im Bereiche des gekreuzten ventralen Bündels. Hier handelt es sich offenbar noch um frischere Prozesse, was aus der Art der Gliawucherung zu schliessen ist. Die Glia zeigt hier wenigstens noch keinerlei Schrumpfungserscheinungen. Im Bereich der dorsalen Bündel ist die Infiltration gering. Nur vereinzelte Plasmazellen finden sich hier.

Der geringen Infiltration in den dorsalen Bündeln entspricht durchaus die geringe Schädigung der nervösen Substanz. Nur einzelne Fasern in den Randbezirken sind ausgefallen, und an ihrer Stelle ist die Glia etwas vermehrt. Wir haben es im linken Sehnerven also mit einer Infiltration zu tun, die sich auf die Gegend des Foramen opticum und das hintere Drittel des Sehnerven beschränkt. Hinter dem Foramen nervi optici wird die Infiltration auffallend gering. Es ist hier nur die Pia etwas infiltriert, die Septen sind so gut wie ganz frei. Nur hier und da findet sich eine Plasmazelle. Etwas stärker wird die Pialinfiltration am Chiasma, doch bleibt sie auch hier in engen Grenzen. Nur in der Umgebung des Hypophysenstieles ist sie etwas stärker. Auch im Chiasma selbst finden sich nur vereinzelte Plasmazellen an den Gefässen. An den Stellen, wo Nervenfasern ausgefallen sind, findet sich im Chiasma eine Gliawucherung am stärksten und auffallendsten der linksseitigen ungekreuzten ventralen Bahn entsprechend, während in den gekreuzten Bahnen die Gliavermehrung viel weniger deutlich ist. Die Randglia des Chiasmas zeigt geringe Verdickung und an einzelnen Stellen auch einzelne Pinsel. In der Umgebung der Gefässe ist die Glia im Chiasma kaum vermehrt.

Die Traktus sind, abgesehen von der Degeneration der vom linken Auge kommenden Fasern, normal. Auch in diesem Falle ist schon kurz hinter dem Chiasma die Faservermischung von der rechten und der linken Seite eine so ausgesprochene, dass zirkumskripte Atrophien nicht mehr sichtbar sind, vielmehr gibt sich auch hier der Schwund eines Teiles der Fasern dadurch zu erkennen, dass die parallel zu den Nervenfasern verlaufenden Gliafasern vermehrt sind. Die Traktus sind im übrigen normal, die Pia über den Traktus ist so gut wie frei von Infiltration.

Die Corpora geniculata zeigen nur geringfügige Veränderungen. Die Pia über ihnen ist nur wenig infiltriert, an einzelnen grösseren Gefässen, besonders in der Umgebung der Optikusganglien, erstreckt sich die Infiltration noch etwas in die Tiefe.

Die kleineren Gefässe sind vollkommen frei. Die Randglia ist etwas verdickt. Ebenso findet sich eine geringe Verdickung um die grösseren Gefässe. In den Ausstrahlungen der Traktusfasern ist die Glia besonders auf der linken Seite deutlich vermehrt. Ebenso findet sich eine geringe Vermehrung an verschiedenen Stellen in der Schicht der grossen Zellen, aber auch an einzelnen Stellen zwischen dorsal gelegenen Zellen. Die Zellen selbst sind normal. An einzelnen Zellen scheint das Chromatin partiell geschwunden, doch vermag ich wegen des grossen Lipochromreichtums der Zellen daruber nichts Genaues zu sagen. Die Bielschowski-Präparate zeigen an den Zellen keine Abweichungen von der Norm.

Was die Umgebung des Chiasma betrifft, so finden sich schwere Veränderungen im zentralen Grau. Alle Gefässe zeigen hier ausgesprochene Infiltration. An den grösseren Gefässen liegen die Plasmazellen zum Teil in 2 und 3 Lagen dicht nebeneinander. An den kleineren Gefässen liegen sie pflasterförmig um das ganze Gefäss herum. In den Ganglienzellgruppen findet man zahlreiche, meist schwer veränderte Zellen. Die Glia zeigt überall ausgesprochene Wucherungserscheinungen. Riesenspinnenzellen finden sich in grossen Mengen, sie zeichnen sich durch den Reichtum an neugebildeten Fasern aus. Das Ependym des III. Ventrikels ist normal. Um den Hypophysenstiel besteht eine ziemlich dichte Ansammlung von Plasmazellen. Der Stiel selbst ist normal.

Die Olfactorii zeigen deutliche Wucherung der Randglia. Im Innern finden sich nur an wenigen Gefässen einzelne Plasmazellen.

Der rechte Okulomotorius ist frei, der linke zeigt bald nach seinem Austritt aus dem Gehirn in seinem Innern eine ganze Reihe von Gefässen mit Plasmazellmänteln. Das Okulomotoriuskerngebiet ist normal.

Die Karotiden weisen in ihrer Adventitia einzelne Plasmazellen auf und zeigen geringe arteriosklerotische Verdickung der Intima, im übrigen sind sie normal.

Im Fall 19 handelt es sich um eine progressive Paralyse mit apoplektischen Insulten. Der rechte Sehnerv ist so gut wie normal und ebenso ist die Netzhaut des rechten in allen Teilen normal.

Im linken Sehnerven sind die gekreuzten Makulafasern vollkommen und von den ungekreuzten Makulafasern die ventralen atrophiert. Ferner findet sich ausgesprochene Atrophie im ungekreuzten ventralen Bündel. Die Atrophie steht im Zusammenhang mit einem ausgedehnten exsudativen Prozess im hintersten Drittel des orbitalen Optikus und in dem im Foramen nervi optici liegenden Teile. Die Infiltration erstreckt sich längs der septalen Gefässe in das Innere und ist hier am stärksten entwickelt um ein von hinten nach vorn ziehendes Gefäss, das an der Grenze des dorsalen und ventralen Makulabündels verläuft. Die Degeneration der Nervenfaserschicht und der Ganglienzellschicht schliesst sich an die Atrophie der Sehnervenfasern an. Sie zeigt eine Ausbreitung, die nur im Zusammenhang mit dem entzündlichen Prozess im Sehnerven zu erklären ist. Chiasma, Traktus und Corpora geniculata zeigen nur geringfügige Veränderungen. Schwer erkrankt ist das zentrale Grau und ebenso die dem Chiasma benachbarten Teile der Schläfenlappen. Im linken Okulomotorius findet sich entsprechend der zu Lebzeiten nachgewiesenen Ptosis eine deutliche Plasmazellinfiltration.

Fall **20.** So., Heinrich, Bäckermeister, 42 Jahre. Seit 1906 verheiratet; Frau hat 2 gesunde Kinder, 2 Aborte, sind „wegen Bleichsucht und Schwäche eingeleitet“ worden. Seit September 1910 verändert, müde, matt, unlustig zur Arbeit. Gab viel Geld aus, wollte Sachen kaufen, für die er gar keine Verwendung hatte. Vor einigen Tagen wollte er den zum Backen angesetzten Teig den Schweinen vorwerfen; sprach von grossen Reisen, die er machen wollte, da er viel Geld hätte.

13. 12. 10. In die Psychiatrische Klinik aufgenommen. Pupillen entrundet, reflektorische Starre. R. Papille etwas hyperämisch, Retinalgefässe stark gefüllt. L. Papille temporal etwas blass; in der Makulagegend ein 2 PD. grosser, ovaler, älterer, schon atrophischer Aderhautherd mit reichlicher Pigmentierung am Rande. Sprache verwaschen, hesitierend, bei schweren Paradigmata stolpernd. Ausser starker Herabsetzung der Schmerzempfindung und Fehlen des Achillessehnenreflexes rechts Nerven- und Allgemeinstatus normal. Oertlich und zeitlich orientiert. Auffassung erschwert. Sei jetzt Rentier, könne jeden Tag auf der Bank 100000 Mark abheben. Lues habe er vor 25 Jahren gehabt. Einfache Rechenaufgaben werden prompt gelöst, bei schwierigeren kann er die Aufgabe nicht behalten.

Lumbalpunktion: Druck 100. Nissl 8. Reichlich Serumalbumin und Globulin. Starke Lymphozytose.

Während seines Aufenthaltes bald stumpf, bald euphorisch, bald erregt; verkennt vollkommen seinen Zustand. 15. 3. von Frau abgeholt.

Zu Haus 2 mal Anfälle von ca 14 Tagen, in denen Pat. ganz wirr war, taumelte, nicht sprechen, schreiben, lesen konnte.

Zeitweise sehr erregt, schlug Türfüllungen ein, warf das Mittagessen vom Tisch; warf mit brennenden Petroleumlampen, so dass einmal ein Brand ausbrach. Zuletzt konnte er kein Geld mehr zählen, war vollkommen verwirrt. Zeitweise Verfolgungsideen, Angst vor Spitzbuben.

6. 2. 12 wieder aufgenommen: Augen wie oben, nur leichte Ptosis beiderseits. Fazialis symmetrisch, Gaumenbögen gleichmässig gehoben. Würgreflex gesteigert. Mechanische Muskelerregbarkeit schwach. Reflexe an oberen Extremitäten lebhaft, feinschlägiger Tremor manuum. Motilität frei. Dynamometer rechts 70, links 45. Bauchdecken-, Kremaster-, Achillessehnenreflex normal. Patellarreflexe gesteigert. Zehen plantar, zeitweise Babinski angedeutet. Gang etwas ataktisch. Bei Augenschluss leichtes Schwanken. Schmerzempfindung unterhalb des Nabels stark herabgesetzt, sonst Sensibilität normal.

Ueber seine Tätigkeit gibt er vollkommen unklare Auskunft, zeitweise Grössenideen. Rechnen ziemlich gut. Anfang Februar wird Pat. unruhiger, versucht dauernd aus dem Bett zu steigen, ist Tag und Nacht in fieberhafter Bewegung. Schlaf nur auf Schlafmittel. Intelligenz verfällt schnell. Aufforderungen werden nicht mehr befolgt. 25. 2. Blasenstörung. Katheterismus. Temperatur 38,7. 26. 2. Temperatur steigt über 39. Pat. ist sehr verfallen, Puls schlecht. Zeitweise Husten. Katheterismus erforderlich. 27. 2. Spricht ganz unverständlich, jammert vor sich hin. Puls schlecht, trotz Digalen. Temperatur abends bis 38,4. Nachts 11,45 Uhr Exitus letalis.

28. 2. Sektion 12 Uhr mittags. Geringer Hydrocephalus externus. Pia milchig getrübt, namentlich über Zentralwindungen. Hirngewicht 1390 g. Occipitallappen atrophisch, eingesunken. Stirnhirn etwas atrophisch. Karotiden klaffen. Emphysem. Aorta frei. Im Unterlappen Lungenödem. In einigen Bronchien Eiter. Milz etwas vergrössert. Im Mesenterium einzelne verkalkte Drüsen. Musskatnussleber.

Hirn mikroskopisch: Typisches Bild der Paralyse. Pia über der ganzen Konvexität infiltriert. Stirnhirn schwer verändert, Schichten schon deutlich verworfen. Scheitelhirn zeigt dasselbe Bild. Auch im Occipitallappen finden sich schwere Veränderungen, alle Gefässe sind mehr oder weniger infiltriert, die Ganglienzellen schon zum grössten Teile schwer verändert, doch ist die Architektonik der Rinde hier noch erhalten. Von den Schläfenlappen ist der linke fast normal, nur die Pia und einzelne grössere Gefässe sind leicht infiltriert, der rechte zeigt wesentlich stärkere Infiltration und ferner schon Ganglienzellveränderungen. Schichten sind aber noch erhalten.

Die Netzhäute zeigen deutliche Leichenveränderungen, da sie erst 12 Stunden post mortem herausgenommen werden konnten.

Die Retina des rechten Auges scheint zu Lebzeiten des Patienten vollkommen normal gewesen zu sein, da Zahl und Lagerung der Ganglienzellen vollkommen normal ist, da ferner die Nervenfaserschicht in normaler Dicke vorhanden ist und nirgends eine Vermehrung von Gliazellen nachweisbar ist. Die Makula liegt infolge der späten Konservierung in Falten. Stäbchen und Zapfen sind erhalten, zeigen aber deutliche Leichenveränderungen. Die Gefässe der Netzhaut sind normal.

Die Aderhaut ist normal.

Die Netzhaut des linken Auges ist abgesehen von der Makulagegend normal, sie zeigt nur dieselben Leichenveränderungen wie die des rechten Auges. In der Makulagegend fehlen die Zapfen, ferner die äusseren Körner, von den übrigen Schichten sind auch nur noch Reste vorhanden. Ueber die Ausdehnung dieses Defektes lässt sich nichts Genaues sagen, da die Netzhaut infolge der späten Konservierung abgehoben war. In der Aderhaut findet sich am hinteren Pole ein im wesentlichen abgelaufener entzündlicher Prozess. In der Mitte des Herdes ist die Aderhaut bis auf geringe Reste geschwunden. Es fehlt hier ganz die Choriocapillaris und das dazu gehörige Pigmentepithel. Dagegen sind noch einzelne grössere Gefässe vorhanden, die deutliche Intimaverdickung zeigen.

Am Rande dieses atrophischen Herdes liegen zahlreiche gewucherte Pigmentepithelzellen, ferner findet sich hier eine diffuse Infiltration der ganzen Aderhaut mit Plasmazellen; diese Infiltration erstreckt sich noch nach beiden Seiten ein ziemliches Stück in die Aderhaut hinein. Auf der Seite des Sehnerveneintritts reicht sie bis fast zur Papille heran, auf der anderen Seite zieht sie sich in abnehmender Stärke auch noch etwa 2 mm weit in die Aderhaut hinein. An den Gefässen der Aderhaut lassen sich in der Gegend des hinteren Poles mehrfach Wandverdickungen nachweisen. An 3 Gefässen fand sich eine Verdoppelung resp. Verdreifachung der elastischen Membran neben deutlicher Endothelwucherung.

Am rechten Sehnerven findet sich 1 mm hinter dem Eintritt der Zentralgefässe in der Pia ein kleines Infiltrat um ein Pialgefäss herum gelagert. In einem Schnitt sieht man etwa 30 Zellen. Das Infiltrat besteht fast nur aus Plasmazellen. Das mittlere Drittel des orbitalen Optikus ist vollkommen normal. In der Gegend des Foramen opticum dagegen ist die Pia wieder etwas infiltriert. Hier ist die Infiltration mehr diffus und erstreckt sich um den ganzen Sehnerven herum. Nach vorn reicht sie aber kaum über das Gebiet des knöchernen Kanals hinaus, nach hinten dagegen erstreckt sie sich, allerdings allmählich immer mehr abnehmend, bis an das Chiasma und geht ohne scharfe Grenze in die das Chiasma umgebende Infiltration über.

Der rechte Sehnerv ist im übrigen vollkommen normal. Nur am intrakraniellen Teile ist die Randglia stellenweise etwas verdickt.

Der linke Sehnerv zeigt nirgends eine Spur von Infiltration. Nur unmittelbar vor dem Chiasma findet sich in seinem Pialüberzuge ein kleines Infiltrat von Plasmazellen. Dieses Infiltrat erstreckt sich auf der nasalen Seite des Optikus bis in das Foramen nervi optici hinein. Von dem Infiltrat aus dringen Plasmazellen an verschiedenen Stellen längs kurzer Septen in das Innere.

In den peripheren Teilen des gekreuzten dorsalen und ventralen Bündels des linken Optikus ist ein geringfügiger Faserausfall festzustellen. An Stelle der ausgefallenen Fasern ist die Glia etwas gewuchert. Ferner findet sich ein unbedeutender Faserausfall im Bereich des papillo-makularen Bündels.

Das Chiasma zeigt eine mässig infiltrierte Pia. Die Infiltration ist am stärksten in der Umgebung des Hypophysenstieles. Der Randfilz ist stellenweise etwas verdickt und mit reichlich Amyloid durchsetzt. Die Gefässe im Innern des Chiasma sind normal. Degenerative Veranderungen lassen sich im Chiasma nicht nachweisen, nur an einzelnen Stellen ist die Faserglia etwas dichter als normal.

. Traktus und Corpora geniculata externa sind normal. Nur in der Pia des linken Corpus geniculatum externum liegen einzelne Plasmazellen und ebenso finden sich an einigen grösseren Gefässen vereinzelte Plasmazellen. Der rechte Okulomotorius zeigt deutliche Plasmazellinfiltration an mehreren in seinem lnnern verlaufenden Gefässen, der linke zeigt ebenfalls Plasmazellen im Innern, aber in viel geringerer Zahl.

Im zentralen Grau sind nur vereinzelte Gefässe infiltriert, die meisten sind frei. Ganglienzellveränderungen sind kaum nachweisbar. Gliamonstrezellen finden sich nur in geringer Zahl.

Im Olfaktorius sind einzelne Gefässe infiltriert.

Im Falle 20 handelte es sich um eine progressive Paralyse. In der Aderhaut des linken Auges fand sich ein älterer Herd, der klinisch und mikroskopisch als luetischer angesprochen werden musste.

Infolge der Zerstörung der Retina über diesem Herde war es zu einer geringfügigen Atrophie im papillomakularen Bündel gekommen. Im übrigen waren die Sehnerven normal. Infiltrative Prozesse fanden sich nur am rechten Optikus und zwar ein kleines Infiltrat dicht hinter dem Eintritt der Zentralgefässe, ferner eine leichte diffuse Infiltration in der Gegend des Foramen nervi optici. Die Pia des Chiasma war leicht infiltriert. Die Oculomotorii zeigten als Grundlage der Ptosis eine deutliche Infiltration, eine solche fand sich auch in den Olfactorii und im zentralen Grau.

Fall 21. Ta., Ferd., 45 Jahre alt, Arbeiter. Seit 1/4 Jahr sehr leicht gereizt. Hat in der letzten Woche einen Streit mit seinem Gutsherren gehabt, hat sich dabei erregt und plötzlich die Sprache verloren. Erst nach 10 Minuten hat er die Sprache wiedergefunden. In den folgenden Tagen ist er auch mit anderen Arbeitern in Streit geraten und dabei handgreiflich geworden. Auch im Haus konnte man nicht mehr mit ihm fertig werden. Bei jeder Kleinigkeit erregt er sich, verliert die Sprache und setzt sich dann hin und schreibt die Sache auf, aber gänzlich unverständlich und wirr. Seit 20 Jahren verheiratet, hat 7 gesunde Kinder. Lues und Potus negatur. 18. 5. 1911 aufgenommen. Mässig genährt, kräftig gebaut. Pupillen different, rechts 4, links 5 mm, auf Licht rechts nur eine Spur, links gar nicht reagierend; auf Konvergenz etwas besser. Papillen normal. Beiderseits leichte Ptosis, links mehr als rechts. Augenbewegungen frei. Fazialis symmetrisch. Zunge zeigt starken grobschlägigen Tremor und Ataxie. Gaumenbögen werden normal gehoben. Würgereflex normal. Grobe Kraft in oberen und unteren Extremitäten normal. Leichter Tremor manuum. Patellar- und Achillessehnenreflexe sehr lebhaft, Zehen plantar, Bauchdecken- und Kremasterreflex normal. Romberg: Leichtes Schwanken bei geschlossenen Augen und Lidflattern. Sensibilität scheint nirgends gestört, doch sind die Angaben, zumal bei der Prüfung der Lokalisation, nicht ganz sicher. Arterien etwas rigide, im übrigen innere Organe ohne Besonderheiten. Datum gibt er richtig, Wochentag falsch an. Vorgehaltene Gegenstände bezeichnet er richtig, ebenso gibt er richtig die Zeit an der Uhr an, befolgt Aufforderungen, wie Augenschliessen usw. richtig. Farben und Material erkennt er. Sprache bei Paradigmata stark skandierend, rauh. Beim ABC geht alles durcheinander. Zählen bis 20 richtig, rückwärts geht nicht. Beim Lesen in der Fibel macht er zahllose Fehler, z. B. statt Schlosser liest er Schlüssler, statt Marktplatz Jahrtplatz usw.

Bei der Visite plötzlich schwerer Erregungszustand aus absoluter Ruhe, schreit mit stärkster Stimmanstrengung, schlägt um sich, ist durch nichts zu beruhigen. Plötzlich wird er spontan ruhig, er kennt den Arzt, begrüsst ihn als „seinen Retter". „Sie seien ja alle im Himmel," versucht alle zu umarmen, ist eigentümlich euphorisch.

20. 5. sehr laut, verkennt Personen, den Oberpfleger hält er für Christus, den Erlöser. Er selbst sei hier im Schloss in Berlin, des Kaisers Kutscher usw. In der Folgezeit häufig euphorisch. Zunehmender Verfall der Intelligenz Gang wird unsicher, torkelnd. Ptosis wird etwas stärker. Beim Blick nach rechts tritt Nystagmus auf.

29. 5. Lumbalpunktion: Druck 160, Nissl $2^1/_2$, Serumalbumin und Serumglobulin ist vorhanden, mässige Lymphozytose. Wassermann im Liquor negativ, im Blut positiv. Vom 5. 6. an fast dauernd benommen, nur durch lauten Anruf ist er dazu zu bringen, Fragen zu beantworten. Sprache jetzt vollkommen verwaschen, unverständlich.

Vom 11. 6. an reagiert er auf Fragen nur noch mit Kopfbewegungen. Dauernd benommeu, weint zeitweise wie ein Kind vor sich hin. Muss katheterisiert werden. 18. 6. wieder etwas freier, ist aber zu geordneten Antworten nicht zu bringen. Dekubitus am Kreuz. 23. 6. Singt die Wacht am Rhein vor sich hin, aber kaum verständlich. Ist kaum fixierbar. 24. 6. nachts sehr erregt, ruft, singt. Atmung beschleunigt. 25. 6. morgens zunehmender Verfall. Temperatur seit gestern Abend über 38°, am 25. 6. morgens 39,8°. $10^3/_4$ Uhr Exitus.

Sektion $1^1/_2$ Stunde post exitum: Dura mit Pia nicht verwachsen, Subarachnoidealflüssigkeit vermehrt. Gehirn 1400 g. Hirnkonfiguration normal, keine ausgesprochene Atrophie. Leichte Piatrübung an der Basis und über dem Scheitellappen. Aorta nur etwas unelastisch, ohne gröbere Veränderungen. Auf beiden Seiten im Unterlappen eitrige Bronchitis der feinen Bronchien und starkes Oedem. Geschwollene periportale Lymphdrüsen. Milz mit Zwerchfell verwachsen. Leber und Nieren ohne Besonderheiten.

Die mikroskopische Untersuchung des Gehirns ergibt den charakteristischen Befund der progressiven Paralyse. Am stärksten verändert ist das Stirnhirn. Hier sind alle Gefässe bis in die feinsten Verzweigungen mit Plasmazellen infiltriert. Die Ganglienzellen sind fast alle verändert, zum grossen Teil schon untergegangen, die Rindenschichten infolgedessen streckenweise vollkommen verworfen. Die Glia ist stark gewuchert, an einzelnen Stellen findet sich starke Gefässneubildung. Weniger stark erkrankt ist das Scheitelhirn und das Hinterhauptshirn. An beiden Stellen ist die Architektur der Rinde noch gut erhalten, aber die Ganglienzellen sind schon zum grossen Teil verändert, die Glia ist stark gewuchert und eine deutliche adventitielle Infiltration der grösseren und zum grossen Teil auch der kleinen Gefässe nachweisbar. Die Pia ist über der ganzen Konvexität nur mässig infiltriert. Unterschiede zwischen den einzelnen Teilen der Pia sind nicht nachweisbar. In den Schläfenlappen sind die Veränderungen gering. Neben dem Chiasma finden sich so gut wie keine Veränderungen.

Retinae: 15 Minuten nach dem Tode wurde Birch-Hirschfeld'sche Lösung in den Glaskörper injiziert. Die Netzhaut ist ausgezeichnet fixiert, in allen Schichten vollkommen normal. Die Fovea ist ohne jede Faltenbildung fixiert, zeigt vollkommen normale Verhältnisse. In der Ganglienzellschicht lässt sich nirgends auch nur die Andeutung von Veränderungen nachweisen. In der inneren Körnerschicht finden sich nur ganz vereinzelt hier und da Körner, die sich diffus gefärbt haben. Stäbchen und Zapfen sind gut erhalten. Gefässe und Glia in der Retina sind normal. Auch an der Peripherie finden sich vollkommen normale Verhältnisse.

Sehnerven: Orbitaler Teil, soweit die nervöse Substanz in Betracht kommt, vollkommen normal. Die Intima der Zentralarterie ist auf der rechten Seite etwas verdickt, die elastische Membran bildet hier 3 Schichten. Am linken Optikus hört die Infiltration der Pialscheide mit Plasmazellen noch hinter dem Foramen opticum auf, auf der rechten Seite erstreckt sie sich auch auf den orbitalen Teil des Optikus. Sie bildet aber hier nicht mehr ein zusammenhängendes, diffuses Infiltrat, sondern setzt sich aus einzelnen kleinen Infiltraten zusammen, zwischen denen freie Lücken nachweisbar sind. Auf der nasalen Seite findet sich noch ein zirkumskriptes Plasmazellinfiltrat an der

Grenze zwischen dem mittleren und hinteren Drittel des orbitalen Optikus Nirgends dringt die Infiltration in den Optikus ein, speziell sind auch auf der rechten Seite die Zentralgefässe vollkommen frei. Die Glia ist nur im intrakraniellen Teile des Optikus etwas verdickt und bildet an einzelnen Stellen kleine pinselförmige Wucherungen. Das Chiasma ist normal, zeigt nur in der umgebenden Pia eine geringe Plasmazellinfiltration. Die Infiltration ist diffus und im allgemeinen viel geringer als die Infiltration am rechten Optikus. Die Randglia ist etwas verdickt und bildet an der unteren Fläche des Chiasma längere pinselförmige Wucherungen. Die Glia des Hypophysenstiels ist verdickt und über die Oberfläche gewuchert. Die Traktus sind normal, auch der Randfilz. In der Pia, die die Traktus überzieht, sieht man nur hier und da eine Plasmazelle. Ebenso ist es mit der Pia über den Corpora geniculata lateralia. Das Kerngebiet im Corpus geniculatum ist vollkommen normal.

Die Umgebung des Chiasma: Das zentrale Grau ist in einzelnen Teilen nur leicht, in anderen schwerer verändert. In der unmittelbaren Nähe des Chiasma finden sich Plasmazellinfiltrate nur in der Adventitia der grösseren Gefässe.

Im Tuber cinereum ist die Infiltration etwas stärker und erstreckt sich zum Teil auch auf die feineren Gefässe. Hier ist auch eine teilweise recht lebhafte Gliawucherung im Gange; es zeigt sich eine grosse Zahl von grossen Spinnenzellen. Die Ganglienzellen sind, soweit ich gesehen habe, im allgemeinen normal. Nur an einzelnen Stellen finden sich degenerierte Zellen.

In der Umgebung des Hypophysenstiels ist die Infiltration etwas stärker als um das Chiasma, doch hält sie sich auch hier in engen Grenzen. In beiden Oculomotorii findet sich an zahlreichen Stellen eine ausgesprochene Plasmazellinfiltration um die Gefässe.

Im Falle 21 handelt es sich um eine progressive Paralyse, die unter zunehmendem körperlichen Verfall zum Exitus führte.

Die ausgezeichnet konservierten Netzhäute sind vollkommen normal. An der Sehbahn finden sich keinerlei degenerative Erscheinungen. In der Pia um das Chiasma findet sich eine geringe, diffuse Infiltration. Diese Infiltration setzt sich auf die beiden Optici fort, hört aber am linken Optikus noch hinter dem Foramen Nervi optici auf, während sie sich am rechten Optikus bis in die Orbita hinein erstreckt. Sie besteht hier aus einzelnen kleinen Infiltraten. Ein isoliertes Infiltrat findet sich noch in der Pia nasal kurz hinter der Eintrittsstelle der Zentralgefässe. Das zentrale Grau zeigt stellenweise ausgesprochene Infiltration, aber noch keine Ganglienzellveränderungen.

Fall **22.** Eduard Tsch., 37 Jahre alt. Oberstückmeister. 1898 luetisch infiziert. Damals 6 Wochen lang mit Hg behandelt. April-Juni 1911 13 Spritzen Kalomel. Wegen Gedachtnisschwäche und schlechter Sprache vom 21. 6. 11 noch einmal Kalomel-Salvarsanbehandlung. 16. 8.—11. 9. Mastkur, während dieser grosse Euphorie und geringe Sprachstörungen. 16. 10. 11 machte er eine falsche militärische Meldung; daraufhin wurde Untersuchung seines Geisteszustandes beantragt. Zur Beobachtung im Militärlazarett, von dort 12. 12. der psychiatrischen Klinik überwiesen.

Status: Pupillen different, rechts $5^1/_2$, links 4 mm, beide stark entrundet; auf Licht fast starr, auf Konvergenz rechts bis $2^1/_2$, links bis 2 mm. Papillen normal. Lidspalte rechts etwas enger als links. Augenbewegungen frei. Fazialis symmetrisch, Zunge Spur nach rechts, zitternd. Gaumenbögen gleichmässig gehoben. Mechanische Muskelerregbarkeit schwach, vasomotorisches Nachröten langsam, aber nachhaltig. Kein Tremor. Nervenstämme nicht druckempfindlich. Reflexe der oberen Extremität normal ebenso Bauchdecken-, Kremaster-, Patellar- und Achillessehnenreflexe. Zeitweise Babinski angedeutet. Kein Romberg. Sensibilität nirgends gestört. Gang etwas schwerfällig. Innere Organe ohne Besonderheiten. Ausgesprochene artikulatorische Sprachstörung, starkes Silbenstolpern. Sehr euphorisch, spricht bei der Untersuchung viel dazwischen. Oertlich und zeitlich orientiert. Gibt seine Anamnese ziemlich richtig an. Er habe in der letzten Zeit viel Kopfweh. Rechenaufgaben, selbst einfachere werden nicht gelöst (z. B. $7 \times 9? = 56$, $18 + 11? = 22$).

Mehrere Zahlen spricht er nicht richtig nach. Monate kann er vor und rückwärts richtig. Die Pointe absurder Bemerkungen wird nur zu einem Teil begriffen.

In der Folgezeit ist er bald stumpf, bald aber auch leicht gereizt, macht auch Miene aggressiv zu werden. Schreibt gänzlich unsinnige Meldungen. 31. 12. zerreisst Bett, schimpft, dass er festgehalten werde, zumal er Urlaub habe 5. 1. 12 etwas benommen. 6. 1. Benommenheit stärker. Temperatur 38,9. Retentio urinae. Katheterismus erforderlich. Nahrungsaufnahme erschwert. Alles läuft aus Mund wieder ab. Bis zum 18. 1. Temperatur über 40 Grad, an den folgenden Tagen dauernd zwischen 37 und 38. Am 23. 1. abends 36,4 Grad, dauernde Benommenheit. Papillen vollkommen normal. 24. 1. steigt morgens die Temperatur auf 39,5, Puls auf 148, Atmung wird oberflächlich, Herzaktion trotz Kampfer schwächer. $10^1/_2$ Uhr morgens Exitus letalis, infolge von Herschwäche.

Sektion: Leichtes Atherom im Anfangsteile der Aorta. Eitrige Bronchitis und beginnende Pneumonie im Unterlappen rechts

Hirngewicht 1187 g. Hydrocephalus externus mässigen Grades Oedem der Pia. Ausgesprochene Atrophie des Stirn-, Scheitel- und Okzipitalhirns. In der Arteria basilaris einzelne gelbliche Plaques.

Hirn mikroskopisch: Typisches Bild der progressiven Paralyse Am schwersten und in gleichem Grade verändert sind das Stirnhirn und der Scheitellappen. Die Rindenschichten zeigen hier schon starke Verwerfung. Die Infiltration ist ziemlich gleichmässig auf alle Gefässe verteilt und erstreckt sich auch auf die kleineren. Progressive Veränderungen an den Gefässen und Stäbchenzellen sind an einzelnen Stellen reichlich vorhanden. Im Hinterhauptslappen sind nur einzelne grössere Gefässe infiltriert. Die nervose Substanz ist normal. Die Schläfenlappen sind schwer verändert und zwar findet sich hier eine ausgesprochene Infiltration der meisten Gefässe. Die

Infiltration ist rechts stärker, als links Die Ganglienzellen zeigen zum grössten Teile schon schwere Veränderungen. Auf der rechten Seite ist die Verwerfung der Rindenschichten schon sehr ausgesprochen. Die Pia um die Medulla oblongata ist mässig infiltriert. Die Infiltration erstreckt sich längs einiger grösserer Gefässe in das Innere der Medulla.

Retinae: 2 Stunden post mortem mit Birch-Hirschfeld'scher Lösung durch Injektion in den Glaskörper fixiert. Abgesehen von ganz gerinfügigen Leichenveränderungen in der inneren Körnerschicht sind die Netzhäute gut erhalten. Nirgends zeigen sie pathologisch-anatomische Veränderungen. Speziell die Nervenfaserschicht und die Ganglienzellenschicht sind vollkommen normal. An den Nisslkörpern lassen sich nicht die geringsten Veränderungen nachweisen. Die Makula zeigt beiderseits eine geringe Faltenbildung (Leichenerscheinung), ist aber im übrigen vollkommen normal.

Der linke Sehnerv ist bis an das Chiasma heran vollkommen normal. Die Pia ist nirgends infiltriert.

Der rechte Sehnerv zeigt, soweit seine nervöse Substanz und die Glia in Frage kommt, im allgemeinen keine Abweichungen von der Norm. Nur in den peripheren Teilen des ungekreuzten dorsalen Bündels sind einige Fasern ausgefallen und die Glia ist an der entsprechenden Stelle etwas gewuchert. Dagegen finden sich in der Pia einzelne kleine Infiltrate. Diese Infiltrate bestehen vornehmlich aus Plasmazellen, daneben finden sich vereinzelte Lymphozyten.

Ein solches Infiltrat sitzt unmittelbar an der Eintrittsstelle der Zentralarterie in den Sehnerven. Es bildet hier eine kleine Zellanhäufung im adventitiellen Raum. In jedem Schnitt sieht man etwa 40 Zellen. Die Infiltration setzt sich aber nicht weiter in den Optikus fort. Ein zweites etwas grösseres Infiltrat findet sich dicht vor dem Foramen Nervi optici auf der temporalen Seite in der Pia, ohne nachweisbaren Zusammenhang mit einem Gefässe. Ein drittes Infiltrat sitzt an der oberen Fläche des intrakraniellen Optikus in der Pia und erstreckt sich vom Chiasma bis fast an den Eintritt des Sehnerven in den knöchernen Kanal. Auch hier ist ein Zusammenhang mit einem Gefässe nicht festzustellen. Alle drei Infiltrate sind von einander getrennt. Die zwischen ihnen liegenden Teile der Pia zeigen keinerlei Infiltration.

Am Chiasma finden sich in der Pia vereinzelte Plasmazellen, sie bilden aber nirgends zusammenhängende Infiltrate, liegen vielmehr ganz vereinzelt. Auch um den Hypophysenstiel sind nur vereinzelte Plasmazellen sichtbar. Das Chiasma selbst ist vollkommen normal.

Die Traktus zeigen keinerlei Abweichungen von der Norm.

Die Corpora geniculata sind in allen Teilen normal, die sie bedeckende Pia ist so gut wie frei von Plasmazellen.

Was die Umgebung der Optici betrifft, so zeigen die Olfactorii, besonders der rechte Veränderungen. Die Pia ist infiltriert, rechts sogar recht erheblich. Die Infiltration dringt längs einzelner Gefässe in das Innere ein. Der rechte Olfaktorius zeigt eine partielle Atrophie und dementsprechend eine erhebliche Gliawucherung mit reichlicher Amyloidbildung.

Oculomotorii: Im rechten Okulomotorius findet sich an einer grösseren Zahl von Gefässen eine deutliche, im wesentlichen aus Plasmazellen bestehende Infiltration. Die Zellen liegen an einzelnen Gefässen in mehreren Lagen (Mikrophotographie 18). Nur ganz vereinzelte Fasern sind atrophiert. Der linke Okulomotorius ist frei von Infiltration, nur an einer einzigen Stelle dringen einzelne Plasmazellen langs eines kleinen Gefässes in das Innere des Oculomotorius ein. Aber auch an dieser Stelle liegen die Plasmazellen nur an der Eintrittsstelle des Gefässes.

Das zentrale Grau zeigt nur geringe Veränderungen. Nur an einzelnen Stellen finden sich geringfügige Infiltrate um die Gefässe. Die Ganglienzellen zeigen keine Veränderungen. Die Glia ist im ganzen normal, nur vereinzelt findet sich eine grossere Gliazelle mit reichlicher Faserbildung, die Monstregliazellen aber fehlen gänzlich.

Im Falle 22 handelte es sich klinisch und pathologisch-anatomisch um eine progressive Paralyse. Die Netzhäute waren normal. Nur am rechten Sehnerven fand sich ein geringfügiger Faserausfall. Exsudative Prozesse waren nur in geringem Umfange in der Pia des Chiasma und der intrakraniellen Sehnerven nachzuweisen. Ferner fanden sich 2 kleine Plasmazellinfiltrate in der Pia des rechten orbitalen Sehnerven.

Fall 23. Frau Dorothea Wa., 43 Jahre alt, Arbeiterfrau. Seit 1887 verheiratet. Der Mann will Lues gehabt haben einige Jahre vor der Heirat. Eine Frühgeburt, ein lebensschwaches Kind. Ein Kind 1887 geboren, gesund. Seit dem Sommer 1908 häufig Schwindel und Stirnkopfweh; ferner nachts Schlaflosigkeit. Wurde sehr deprimiert und äusserte, dass sie glaubte sterben zu mussen.

22. 9. 08 wegen „Neurasthenie" in die Klinik geschickt. Kräftig gebaut, gut genährt. Pupillen gleich, mittelweit, nicht ganz rund, auf Licht sehr träge und wenig ausgiebig reagierend, auf Konvergenz normal. Augenbewegungen frei. Fazialis symmetrisch. Gaumenbögen gleich, Rachenreflex normal. Sprache stolpernd, verwaschen, Silben werden ausgelassen. Paradigmata werden schlecht behalten. Kein Intentionstremor. Reflexe der oberen Extremität gesteigert. Mechanische Muskelerregbarkeit normal. Patellarreflexe beiderseits gesteigert, durch leichten Schlag mit der Fingerkuppe auszulosen. Achillessehnenreflex lebhaft. Babinski beiderseits positiv. Kein Romberg. Gang normal. Bauchdeckenreflex lebhaft. Schmerzempfindung im allgemeinen herabgesetzt. Innere Organe ohne Befund. Oertlich und zeitlich orientiert. Patientin ist schwer zu fixieren, erzählt sehr weitläufig von nebensächlichen Dingen, beachtet nicht die Fragen des Arztes und muss sehr energisch aufgefordert werden, Auskunft zu geben. Einfache Rechnungen werden nicht gelöst (7×6? 56, $13 + 14$? 52).

25. 9. Lumbalpunktion: Druck 120, Nissl 4, Serumalbumin und Serumglobulin, mässige Lymphozytose.

5. 10. Deutliche artikulatorische Sprachstörung bei Paradigmata, nicht beim spontanen Sprechen. Leichte Spasmen in beiden Beinen.

9. 10. 08 ungeheilt entlassen.

Nach der Entlassung ruhig und still, versorgte den Haushalt nur sehr mangelhaft. Januar 1911 wurde sie verwirrt, aufgeregt, schlief nicht, ass nicht, wollte sich zum Fenster hinausstürzen, meinte, es brenne das Haus. Keine Krämpfe oder Ohnmachten oder Verlust der Sprache. 23. 1. 11 aufgenommen, Pupillen 4 mm, entrundet, auf Licht höchstens Spur reagierend. Konvergenzreaktion nicht zu prüfen, da sie die Aufforderung, den vorgehaltenen Finger zu fixieren, nicht befolgt. Ptosis rechts bis zur Pupillenmitte, links bis zum oberen Rande der Pupille. Geringer Strabismus divergens. Beim Blick nach links nystagmusartige Zuckungen. Papillen normal. Fazialis nicht ganz symmetrisch. Zunge grade, zittert. Bei Paradigmata deutliches Silbenstolpern, bringt kaum 2 Silben heraus. Reflexe der oberen Extremität stark gesteigert. Motorische Kraft beiderseits sehr gering, rechts besser als links Patellar- und Achillessehnenreflexe sehr lebhaft. Kein Klonus. Zeitweise Andeutung von Babinski. Gang unsicher, leicht taumelnd. Kein Romberg. Sensibilität wegen Unaufmerksamkeit nicht zu prüfen. Schmerzempfindung anscheinend erhalten. Oertlich gut orientiert, zeitlich einigermassen. Weiss, dass sie vor 3 Jahren schon in der Klinik war. Die Antworten erfolgen sehr langsam, Patientin ist ausserordentlich stumpf. In der Folgezeit nehmen die psychischen Störungen zu.

17. 2. Hält sich für Frau Möller, weiss nicht, wo sie sich befindet, hat keine Krankheitseinsicht. Rechnen wird immer schlechter (7 × 6? 13). Zeitweise glaubt sie im Himmel zu sein. Hat sonst keine Grössenideen. Ist meist sehr deprimiert. Im März Dekubitus, der aber wieder abheilte. 1. 4 .11. Rechts Unterlappenpneumonie. 2. 4. Herzschwäche. Abends 11 Uhr Exitus. Temperatur vom 26. 3. an dauernd um 39°, 31. 3. abends 40°, 1. 4. morgens 39⁴ abends 41°, ebenso am 2. 4. 11.

S e k t i o n 3. 4. 11 nachmittags 4 Uhr. Gehirn 1200 g. Gyri, besonders des Stirnhirns, deutlich verschmälert, Sulci verbreitert. Pia diffus getrübt. Nerven und Gefässe an der Basis ohne Befund. Sektion der anderen Organe nicht gemacht.

Die mikroskopische Untersuchung des G e h i r n s ergibt das typische Bild der progressiven Paralyse. Stirn- und Scheitelhirn sind am schwersten, Hinterhauptshirn am wenigsten erkrankt. Die Pia ist überall an der Konvexität diffus infiltriert. Der linke Schläfenlappen zeigt in seinen, dem Chiasma benachbarten Teilen schwere Veränderungen. Alle Gefässe zeigen Infiltration der adventitiellen Räume, die Ganglienzellen sind schwer verändert, zum grossen Teile schon untergegangen. Die Glia ist stark gewuchert. Der rechte Schläfenlappen ist auffallend wenig verändert, nur an einzelnen Gefässen sieht man vereinzelte Plasmazellen. Die Ganglienzellen sind normal.

Die N e t z h ä u t e sind gut fixiert, da 40 Minuten post exitum B i r c h - H i r s c h f e l d 'sche Lösung in den Glaskörper injiziert wurde. Die Makula zeigt keine Falten.

Die Netzhäute beider Augen sind in allen Teilen vollkommen normal. Es zeigt sich an den mit Thionin gefärbten Schnitten vollkommen normales Verhalten der Nisslschollen. Die Ganglienzellen der Ganglienzellschicht zeigen auch inbezug auf Lage, Zahl und Grösse in allen Teilen der Retina durchaus normales Verhalten. Die Nervenfaserschicht und die äussere und innere retikuläre Schicht zeigen ebenfalls vollkommen normales Verhalten. Die innere Körnerschicht zeigt keine Abweichung von der Norm. Die äusseren Körner und ebenso Stäbchen und Zapfen sind vollkommen normal. Die Glia und die Gefässe in der Retina sind normal.

Die Nervenbahnen im Optikus, Chiasma und Traktus sind, soweit sich das mit Hilfe der Fibrillenfärbung nach Bielschowski und mit der Pal'schen Methode feststellen lässt, normal. Ebenso zeigt die Glia im Innern der Nervenbahnen normale Verhältnisse. Auch die Gefässe sind normal. Veränderungen finden sich nur an der Randglia und in der Pia. Der periphere Gliamantel ist an beiden orbitalen Optici normal. Am rechten Optikus findet sich im knöchernen Kanal eine geringe Verdickung des Gliamantels und an einzelnen Stellen auch Bildung von Wucherungen in Form von kurzen, in die Pia sich erstreckenden Pinseln. Auf der linken Seite ist die Randglia im knöchernen Kanal noch normal. An beiden intrakraniellen Optici ist die Randglia verdickt, am stärksten auf der rechten Seite. Hier finden sich auch längere Pinsel. Am Chiasma ist die Randglia in den unteren Partien etwas verdickt und bildet an einzelnen Stellen schon recht lange pinselförmige Wucherungen. Besonders auffallend ist das in der Umgebung des Hypophysenstieles. Die linke Chiasmahälfte ist normal, die rechte zeigt eine mässige Verdickung der Glia, mit wenig Amyloid.

Eine ausgesprochene Infiltration, im wesentlichen aus Plasmazellen bestehend, findet sich an beiden intrakraniellen Opticis und zwar ist sie am stärksten in der Gegend des knöchernen Kanals. Auf beiden Seifen dringt die Infiltration auch noch in der Pia des knöchernen Kanals ein Stück vorwärts um allmählich noch vor Beginn des orbitalen Teiles aufzuhören. Während dorsalwärts am linken Optikus die Pialinfiltration sich nur auf den dicht hinter dem knöchernen Kanal gelegenen Teil des Optikus beschränkt, und noch vor dem Optikusursprung am Chiasma aufhort, setzt sich die Infiltration auf der rechten Seite auf das Chiasma fort und überzieht von der Ursprungsstelle des Optikus aus die ganze rechte Seite des Chiasma, einen Teil der Oberfläche und der unteren Fläche. Hier ist die Infiltration besonders stark in der Umgebung des Hypophysenstieles. Auch dringt sie in den Hypophysenstiel selbst an verschiedenen Stellen ein, indem sie um eintretende Gefässe sich in einer und selbst mehrfacher Lage vorschiebt. Auch auf die rechte Karotis, wenigstens auf deren adventitielles Gewebe setzt sich die Infiltration in mehrfacher Lage fort und zieht von hier aus entlang den von der Karotis abgehenden arteriellen Aesten auch in das Innere des das Chiasma begrenzenden zentralen Graus. An dem Teile des zentralen Graus, das sich auf das Chiasma erstreckt, sieht man mehrere stark infiltrierte Gefässe. Die im Chiasma selbst verlaufenden Gefässe sind völlig frei. Dagegen finden sich im rechten Optikus und zwar im intrakraniellen Teile an zwei Stellen kleine Plasmazellinfiltrate in der Umgebung von septalen Gefässen. Ein Zusammenhang dieser aus 20—30 Zellen bestehenden Infiltrate mit der Infiltration der Pia ist nicht nachweisbar. Stärker infiltrierte Gefässe finden sich auch neben dem Hypophysenstiel in der dicken, den Stiel umgebenden Gliamasse. Hier lässt sich deutlich ein Zusammenhang der Infiltration mit dem rechts neben dem Chiasma liegenden Infiltrat nachweisen.

Die Traktus sind so gut, wie normal. Nur an vereinzelten Stellen ist die Randglia eine Spur verdickt. Die Pia der Traktus zeigt nur dicht hinter dem Chiasma eine ganz geringfügige Infiltration. Die beiden Corpora geniculata lateralia sind vollkommen normal.

Das zentrale Grau, speziell die Kerngebiete des Tuber cinereum zeigen stärkere Veränderungen. Die Gefässe sind hier zum grössten Teile von Plasmazellen umgeben, einige zeigen die Plasmazellen pflasterförmig rings um das Gefäss. An einzelnen Stellen finden sich Gefässwucherungen, aber nicht erheblichen Grades. Die Glia ist stark gewuchert. In der Nähe des Chiasma und der vorderen Traktusabschnitte bildet sie dichte Filze, in die auch die hier liegenden Ganglienzellen eingeschlossen sind. Die Ganglienzellen im Tuber cinereum zeigen bei Toluidinblaufärbung zum grössten Teile Veränderungen. Doch sind die Veränderungen im allgemeinen nicht sehr hochgradige. Nur an einzelnen Stellen sind die Zellen schwer verändert und auch der Kern schon zerfallen. Die stärksten Veränderungen finden sich in den dicht an der Basis des Gehirns liegenden Ganglienzellhaufen, während die in der Wand des III. Ventrikels liegenden Zellen weniger schwer verändert sind, obwohl auch hier die Gefässe zum grossen Teile eine ausgesprochene Plasmazellinfiltration zeigen. Das Ependym ist normal und zeigt keine Wucherungen.

Erwähnen möchte ich noch die grosse Zahl von Monstregliazellen im zentralen Grau und das namentlich in basalen Teilen nachgewiesene Vorkommen von grossen Vakuolen in den degenerierenden Ganglienzellen.

Beide Oculomotorii sind von einer mässigen Infiltration umgeben. Im linken Okulomotorius finden sich um 2 kleine Gefässe eine Anzahl Plasmazellen. Der Okulomotorius zeigt im übrigen normale Verhältnisse, nur an der unteren Peripherie fehlen einige Nervenfasern. Im rechten Okulomotorius findet sich eine ausgesprochene Plasmazellinfiltration um mehrere Gefässe. An einzelnen Gefässen liegen die Plasmazellen in mehreren Lagen. An verschiedenen Stellen lässt sich nachweisen, dass die Infiltration von der Pia des Nerven längs der Gefässe in das Innere des Nerven eindringt. Starkere Degenerationen sind nicht vorhanden, doch fehlen an verschiedenen Stellen einzelne Nervenfasern. Genauere Lokalisation war nicht möglich.

Im Falle 23 handelt es sich um eine typische progressive Paralyse. Die Netzhäute beider Augen sind vollkommen normal. Auch langdauernde hohe Temperaturen haben keine Veränderungen hervorgerufen. Die Sehbahnen sind, was die nervöse Substanz betrifft, vom Bulbus bis in das Corpus geniculatum externum normal. Dagegen findet sich schon eine Plasmazellinfiltration rings um beide Optici in der Gegend des knöchernen Kanals, ferner um das Chiasma. Die Infiltration hat sich schon in das zentrale Grau fortgesetzt und hier ausgesprochene Veränderungen hervorgerufen. In den Oculomotorii finden sich Plasmazellansammlungen, die die klinisch nachgewiesene Ptosis erklären.

Fall **24.** Wi., 44 Jahre, Schlächtergeselle. Der Fall ist ausführlich publiziert in meiner Arbeit „Ueber die Aetiologie der tabischen Arthropathien" in diesem Archiv 1912 Nr. XXVII. Ich beschränke mich deswegen auf einige kurze Angaben.

Vor einem Jahre Schlaganfall, gelähmt, Sprache verloren, nur langsam erholt. Später noch mehr Anfälle; Sprache schlechter; unrein, apathisch. 4. 7. 11 aufgenommen. Linke Lidspalte enger als rechte. Pupillen different, reflektorisch starr, Papillen normal. Kniephänomene fehlen, rechts typische Arthropathie des Kniegelenkes. Sprache schwerfällig, langsam, starkes Silbenstolpern. Oertlich und zeitlich vollkommen desorientiert. Keine Krankheitseinsicht. Intelligenz schwer geschadigt. Euphorisch, dement, läppisch. 17. 7. morgens plötzlich Anfall, Zuckungen im Oberkörper, Stöhnen, Atmung wird oberflächlich, Puls schwach, nach 10 Minuten Exitus.

Sektionsbefund: Hirn 1250 g, Pia über der Konvexität getrübt, schon makroskopisch nachweisbare Atrophie besonders im Stirnlappen. Ausgesprochene Mesaortitis luetica gravis. Nephritis interstitialis chronica. Die Untersuchung der Kniegelenkkapsel ergibt Veränderungen, die denen der Aorta durchaus gleich sind, Plasmazellinfiltration diffus in der ganzen Kapsel, vor allem um die Gefässe, und Gefässveränderungen. Näheres dieses Archiv Bd. 49, H. 3.

Die mikroskopische Untersuchung des Gehirns ergibt das typische Bild der progressiven Paralyse. Die stärksten Veränderungen finden sich im Stirnhirn, sie nehmen nach hinten allmählich ab. Die Hinterhauptslappen sind nur wenig beteiligt. An der Hirnbasis, speziell an den dem Chiasma benachbarten Teilen der Schläfenlappen, finden sich dichte Plasmazellinfiltrate in der Pia und um die Gefässe der Rinde, doch sind die degenerativen Veränderungen hier noch gering. Im Ruckenmark finden sich typische exsudative Prozesse in der Pia des Lumbal- und Sakralmarks, ferner an den Wurzeln und im Rückenmark selbst. In den Hintersträngen besteht ausgesprochene Degeneration. Nirgends sind gummose Prozesse nachweisbar.

Die Netzhäute sind ausgezeichnet erhalten (1 Stunde post mortem war Birch-Hirschfeld'sche Lösung in den Glaskörper injiziert.). Die Netzhäute sind in allen Teilen vollkommen normal. Die Maculae zeigen normale Konfiguration. Die Ganglienzellschicht ist überall vollkommen normal. Es finden sich speziell an den Nisslkörpern nirgends auch nur die geringsten Abweichungen von der Norm. Die Gefässe der Retinae und die Glia sind normal.

Die Sehnerven sind in ihren orbitalen Teilen vollkommen normal. In der Gegend des Foramen opticum beginnt auf beiden Seiten eine leichte Infiltration der Pia mit Plasmazellen. Das Innere der Optici ist aber frei. An den intrakraniellen Optici nimmt die Pialinfiltration etwas zu, wird aber nirgends sehr stark. Nur an einzelnen Gefässen der Septen finden sich vereinzelte Plasmazellen.

Im allgemeinen ist auch das Innere der intrakraniellen Optici frei von Infiltration. Die Glia zeigt nur im intrakraniellen Teile eine geringe Verdickung des Randfilzes. Wucherungen über die Oberfläche sind nicht nachweisbar. Die Pia des Chiasma ist ziemlich gleichmässig infiltriert, nur nimmt die Infiltration vom oberen Teile des Chiasma gegen den unteren etwas zu und wird am dichtesten in der Umgebung des Hypophysenstieles. Der Hypophysenstiel selbst zeigt ein deutliches Eindringen der Plasmazellen längs der Gefässe.

Im Chiasma finden sich nur vereinzelte Gefässe und zwar gröberen Kalibers, an denen einzelne Plasmazellen nachweisbar sind. Die nervöse Substanz des Chiasma ist normal. Der Randfilz der Glia zeigt besonders an der Vorderseite des Chiasma recht erhebliche Wucherungen über die Oberfläche. Im Innern des Chiasma ist die Glia nur um einzelne Gefässe etwas vermehrt. Die Traktus sind so gut wie normal. Nur an der unteren Seite ist der Gliarandfilz etwas verdickt und einzelne Fasern ragen über die Oberflache hinaus.

Die Corpora geniculata sind normal. Die Pia über ihnen ist so gut wie gar nicht infiltriert.

Schwerere Veränderungen finden sich in der Umgebung des Chiasma.

Der Hypophysenstiel zeigt in seinem Innern eine deutliche Plasmazellinfiltration um die Gefässe. Die Glia ist vermehrt und an verschiedenen Stellen in langen Pinseln in die umliegende Pia hineingewuchert. In der Umgebung des Recessus hypophyseos finden sich zahlreiche grosse Spinnenzellen mit reichlicher Faserbildung. An 3 Gefässen in der Hypophyse selbst fanden sich Plasmazellen, an einer Stelle sogar in mehrfacher Schicht.

Das zentrale Grau weist schwere Veränderungen auf. Das Ependym ist verdickt und zeigt ausgesprochene Granulationsbildung. Sowohl der Boden des 3. Ventrikels, das Tuber cinereum, wie die Seitenwände, lassen eine erhebliche Plasmazellinfiltration an allen Gefässen erkennen. Die Infiltration ist nicht an allen Stellen gleich stark, sie ist aber uberall bis auf die Kapillaren fortgeschritten. Die dichteste Infiltration, eine dreifache ununterbrochene Schicht findet sich in der Wand des 3. Ventrikels in der Gegend der Commissura mollis. An vielen Gefässen im Grau sieht man die typischen Alzheimer'schen Veränderungen, Intima-Wucherung, Bildung einer zweiten Elastika, Wucherung der Adventitia. An einzelnen Stellen ist auch eine deutliche Gefassvermehrung festzustellen; in diesen Teilen finden sich auch Stäbchenzellen in grösserer Zahl, Die Ganglienzellen im Grau zeigen fast alle schwere Veränderungen. Meist handelt es sich um die „chronische Erkrankung", es finden sich aber auch eine Anzahl vollkommen sklerosierter Formen. Im ganzen Grau finden sich zahlreiche Spinnenzellen von enormer Grösse, mit zahlreichen, zum Teil korkzieherartig gewundenen Fortsätzen und alle reichlich Fasern bildend.

Die Gefässe an der Hirnbasis zeigen alle deutliche arteriosklerotische Veränderungen, besonders die Arteria basilaris, weniger die Karotiden.

Im linken Okulomotorius finden sich an mehreren Gefässen deutliche Plasmazellinfiltrate. Im rechten Okulomotorius sind nur an einer Stelle einzelne Plasmazellen nachweisbar.

Im Falle 24 handelt es sich um eine typische Tabo-Paralyse. Ausser den Veränderungen am Rückenmark findet sich noch Mesaortitis luetica, Arthropathie des Kniegelenkes, Nephritis interstitialis.

Die Netzhäute sind einwandfrei fixiert, zeigen keinerlei Veränderungen. Die Sehbahn ist normal. Nur um das Chiasma und um die intrakraniellen Optici findet sich eine geringfügige Plasmazellinfiltration. Das zentrale Grau ist auffallend schwer erkrankt. Die meisten Zellen sind hier verändert. Ferner finden sich Veränderungen im Hypophysenstiel.

Im Folgenden werde ich nun zunächst die Befunde an der Sehbahn besprechen und mich dann der Bedeutung dieser Befunde zuwenden.

I. Die Veränderungen der Netzhaut bei der Tabes und der progressiven Paralyse.

Die Untersuchung der Netzhaut bei der Tabes und der progressiven Paralyse ist für die Frage der Aetiologie des Sehnervenschwundes von der grössten Bedeutung. Das ist auch schon von anderer Seite ganz besonders hervorgehoben worden. So hat v. Grosz direkt erklärt, dass man bei planmässigen Untersuchungen der Netzhaut „in dem Verständnis der Atrophie des Optikus um einen grossen Schritt weiter gelangen würde". v. Grosz ist allerdings der Ansicht, dass man bei solchen Untersuchungen „wahrscheinlich konstant in den Ganglienzellen Veränderungen finden würde". Er steht eben, wie so viele andere Autoren, auf dem Standpunkte, dass die Sehnervenatrophie bei der Tabes in der Retina beginnt.

Um über das Verhalten der Netzhaut ein sicheres Urteil zu gewinnen, war es unbedingt nötig, einwandsfreie Präparate zu erhalten. Um das zu ermöglichen war eine ganz bestimmte Technik erforderlich. Ich habe die von mir angewandte Methode oben näher beschrieben.

Leichenveränderungen.

Wenn wir uns darüber Rechenschaft geben wollen, ob eine Netzhaut normal ist oder nicht, so müssen wir vor allem wissen, ob und welche Veränderungen nach dem Tode in der Netzhaut auftreten. Birsch-Hirschfeld hat, um diese Frage zu klären, Untersuchungen beim Kaninchen vorgenommen. Er hat Kaninchennetzhäute in den Brutschrank bei 20° getan und zu verschiedenen Zeiten Stücke herausgenommen und fixiert. Bei diesem Verfahren fand er noch eine Stunde post exitum die Ganglienzellen völlig normal. Erst nach 2 Stunden traten die ersten postmortalen Erscheinungen auf. Der Zelleib schrumpfte etwas, die Nisslkörper wurden undeutlich, die Grundsubstanz begann sich stellenweise mitzufärben. Nach $3^1/_2$ Stunden waren alle Erscheinungen deutlicher. Auch traten jetzt Vakuolen auf. Nach 5 Stunden waren die Vakuolen zahlreicher, die Kernkonturen wurden unscharf. Nach 7 Stunden fehlten die Nisslkörper völlig. In den meisten Zellen fehlte der Kern und es war nur noch eine feingranulierte Masse vorhanden.

Da es mir sehr fraglich erschien, ob wir die bei Kaninchen gemachten Erfahrungen ohne weiteres auf den Menschen übertragen können, und da die von Birch-Hirschfeld gewählte Methode (Aufheben der herauspräparierten Netzhäute im Brutschrank) doch nicht ganz den Verhältnissen entspricht, unter denen die Netzhäute sich beim Menschen post exitum befinden, habe ich zunächst die Frage untersucht, wie die Netzhäute sich beim Menschen nach dem Tode verhalten, wenn man sie in situ lässt und in situ in der oben angegebenen Weise zu verschiedenen Zeiten post mortem fixiert.

Zu dem Zwecke wurde Patienten mit normalem Augenbefund, die nicht an Paralyse oder Tabes, sondern an anderen Erkrankungen gestorben waren, zu verschiedenen Zeiten post exitum Birch-Hirschfeldsches Gemisch nach Ablassen des Vorderkammerwassers in den Glaskörper injiciert. Die Netzhäute wurden dann bei der Sektion mit dem hinteren Bulbusabschnitt herausgenommen und in der oben angegebenen Weise weiterbehandelt.

Als bemerkenswerte Tatsache ergab sich zunächst, dass der Zustand der Netzhaut einzig und allein abhängt von dem Zeitpunkte der Injektion in den Glaskörper. Wie lange man nach der Injektion noch mit der Herausnahme der Netzhäute wartet, ist völlig gleichgiltig. Wenn früh genug injiziert wird, kann man mit der Herausnahme der Retinae ruhig 1 und selbst 2 Tage warten. Das Resultat wird dadurch nicht beeinträchtigt. Während also im allgemeinen der Grundsatz „Bei Sublimatfixation so kurz wie möglich fixieren“ (Schreiber) berechtigt ist, hat er doch nur eine beschränkte Geltung in dem besonderen Falle der Injektion von Sublimatgemischen in den Glaskörper.

Normale Bilder von der Netzhaut des Menschen erhalten wir nur, wenn wir spätestens 20 Minuten nach dem Tode das Birch-Hirschfeldsche Gemisch in den Glaskörper injizieren. Bis zu dieser Zeit lassen sich also keine Absterbeerscheinungen bei Fixation mit dem Birch-Hirschfeldschen Gemische nachweisen. Dass die Netzhaut noch normal ist, erkennt man nach meiner Auffassung an folgenden Zeichen, 1. müssen die Zapfenaussenglieder eine deutliche Zuspitzung an der Spitze zeigen. Abrundung oder Abstutzung ist schon als Leichenerscheinung anzusprechen (Greeff). 2. muss das Zapfenellipsoid bei Heidenhainscher Eisenalaunhämatoxylinfärbung deutlich zu sehen sein. 3. müssen die Innenglieder auch an den schlanken Zapfen der Foveolargegend scharf gegen einander abgegrenzt sein. 4. müssen die Fasern der Henleschen Faserschicht einen vollkommen normalen Verlauf zeigen, es dürfen keine Lücken zwischen ihnen nachweisbar sein. 5. müssen sowohl die äusseren, wie die inneren Körner ein deutliches Kerngerüst erkennen lassen und eine ovale oder kreisrunde Form zeigen. 6. müssen an den Ganglienzellen sowohl die grossen peripheren, wie auch die kleinen zentralen Nisslkörper deutlich mit Thionin färbbar sein. Die Färbbarkeit der Nisslkörper der retinalen Ganglienzellen des Menschen ist eine verschiedene und es scheint mir zweckmässig schon deswegen zwei Arten von Nisslkörpern zu unterscheiden. Die grösseren Nisslkörper stellen klumpen- oder plattenförmige Gebilde dar, sie weisen stets eine unregelmässige Gestalt und eine rauhe Oberfläche auf, liegen entweder dicht an der Zelloberfläche oder sind nur durch einen schmalen Protoplasmastreifen von ihr getrennt und werden normalerweise mit Thionin sehr stark tingiert. Die kleineren Nisslkörper sind teils dichter, teils weniger dicht in den zentralen Teilen des Protoplasma verteilt, sie besitzen meist die Gestalt von kleinen Körnchen, zeigen aber bisweilen auch eine unregelmässig zackige Form und färben sich gewöhnlich viel weniger intensiv als die grossen Nisslkörper. Dass die Retinalganglienzellen keine grösseren Chromatinschollen in ihren zentralen Teilen besitzen, ist durchaus keine ihnen allein zukommende Eigenschaft, vielmehr findet man dasselbe Verhalten auch an den Zellen der unteren Oliven und der Clarkeschen Säulen. Und hier sowohl, wie in der Netzhaut steht mit diesem Verhalten in engem Zusammenhange die exzentrische Lage des Kerns. Marinesco führt beide Phänomene auf gewisse Entwicklungsvorgänge zurück. 7. müssen die verschiedenen Netzhautschichten die ihrer topographischen Lage entsprechende Dicke besitzen. Zum Vergleiche kann man die von H. Müller angegebenen Tabellen heranziehen (cf. Greeff S. 90). Alle Netzhäute, die später als 20 Minuten nach dem Tode fixiert worden sind, zeigen Abweichungen von diesem normalen Verhalten.

30 Minuten nach dem Tode findet man häufig schon Faltenbildung in der Makulagegend. Doch kann die Faltenbildung selbst eine und mehrere Stunden nach dem Tode noch fehlen. Worauf das verschiedene Verhalten der Netzhaut in dieser Beziehung in den verschiedenen Fällen zurückzuführen ist, vermag ich nicht zu sagen. Ferner finden sich 30 Minuten nach dem Tode schon die ersten Zeichen des Zerfalls an den Stäbchenaussengliedern in Form von ausgesprochen segmentierter Färbung bei der Heidenhain'schen Färbung. Die Aussenglieder der Zapfen zeigen nicht mehr die feine Spitze. Die Innenglieder, sowohl der Stäbchen, wie der Zapfen erscheinen etwas verwaschen, vor allem sind die Zapfeninnenglieder in der Foveolagegend nicht mehr scharf von einander ab-

zugrenzen. Innere und äussere Körner sind noch vollkommen normal. In der Henle'schen Faserschicht kommen schon Verlagerungen von Fasern vor, an einzelnen Stellen kann gradezu der Eindruck hervorgerufen werden, als ob einzelne Fasern mit einander verklebt wären. Aehnliche Verklebungen von Fasern können wir auch in den plexiformen Schichten schon in dieser Zeit finden. An den Ganglienzellen kann man zum Teil schon eine ganz leichte Schrumpfung des Zelleibes erkennen. Im übrigen sind die Ganglienzellen aber noch vollkommen normal.

60 Minuten nach dem Tode ist schon deutlicher Plättchenzerfall an vielen Stäbchenaussengliedern und Körnchenzerfall an einzelnen Zapfen zu erkennen. Die Zapfenellipsoide sind nur noch angedeutet. Die äussere Körnerschicht zeigt nicht mehr die normale scharfe Begrenzungslinie gegen die äussere plexiforme Schicht, vielmehr ist die äussere Körnerschicht nach innen unregelmässig vorgebuchtet. Die Lücken in der Henle'schen Schicht und in den plexiformen Schichten sind deutlicher geworden. Die Schrumpfung an den Ganglienzellen kann etwas stärker geworden sein. Im übrigen sind die Ganglienzellen aber noch normal.

Nach 2 Stunden zeigen die Stäbchen- und Zapfenaussenglieder ausgesprochenen Plättchen- resp. Körnchenzerfall, zum Teil sind sie auch in unförmige kolbige Gebilde umgewandelt. Die Innenglieder sind besonders in der Makulagegend kaum noch abzugrenzen. Von den äusseren Körnern zeigen schon eine ganze Reihe deutliche Schrumpfung und intensivere Färbung des Zellinhaltes und die innere Grenzlinie der äusseren Körnerschicht ist stark verwischt. In der Henle'sche Faserschicht liegen die einzelnen Fasern zum Teil schon erheblich durcheinander, die Lücken sind breiter geworden. In der inneren Körnerschicht lassen sich schon Schrumpfräume nachweisen. Die Membran der inneren Körner zeigt vielfach schon Einbuchtungen. Von den bipolaren Zellen sind einige schon dichter gefärbt, ähnlich wie die Amakrinen. Um die Ganglienzellen sind jetzt überall deutliche Schrumpfräume zu erkennen. Die peripheren Nisslkörper sind noch gut gefärbt, wenn auch nicht mehr so distinkt, wie an frischen Präparaten. Die kleineren Nisslkörper sind meist schlecht gefärbt.

Die Veränderungen werden in den nächsten Stunden nun immer hochgradiger. Nach 4 Stunden sind die Nisslkörper kaum noch zu erkennen in manchen Zellen fehlen sie schon völlig; der Kern zeigt schon Zeichen von Schrumpfung; die äusseren Körner haben ihre normale Schichtung verloren, sind zum grossen Teil stark geschrumpft.

Nach 6 Stunden sind nur noch in wenigen Ganglienzellen vereinzelte Nisslkörper zu erkennen, die Kerne der Ganglienzellen sind schon stark deformiert und meist gleichmässig dicht gefärbt. Die inneren und äusseren Körner zeigen fast alle deutliche Schrumpfung.

Nach 12 Stunden sind die Stäbchen und Zapfen schon hochgradig zerfallen. Von den äusseren Körnern zeigen die Stäbchenkörner partielle oder totale Verklumpung des Chromatins neben mehr oder weniger starker Schrumpfung des ganzen Korns; die Zapfenkörner sind zum Teil gequollen und schlecht gefärbt, zum grössten Teile aber stark geschrumpft und diffus dunkel gefärbt. Von den inneren Körnern zeigt ein kleiner Teil noch normale Färbbarkeit, aber schon starke Deformierung in Form von Einbuchtungen, Verbiegungen, Einschnürungen der Kernmembran, oder auch in der Form starker Quellung und Vergrösserung. Die meisten Körner sind aber intensiv gefärbt und geschrumpft und zeigen einen zackigen Rand. In den plexiformen Schichten finden sich zahllose breite Lücken. Die Ganglienzellen sind schwer verändert. Das Protoplasma bildet eine feinkörnige, schlecht gefärbte und, wie sich aus den breiten Schrumpfräumen um die Zellen ergibt, stark geschrumpfte Masse, in der sich nur ganz selten noch ein schlecht gefärbter Nisslkörper erkennen lässt. In einzelnen Zellen finden sich auch kleine Vakuolen. Der Kern ist entweder schlecht gefärbt, zeigt einen stark veränderten, der Kernwand anliegenden Nukleolus, oder er ist geschrumpft, verzerrt und gleichmässig tiefblau gefärbt.

Nach 24 Stunden sind alle diese Erscheinungen noch ausgesprochener.

Es ergibt sich aus dem Vorstehenden, dass Präparate von Netzhäuten, die nicht in den ersten 2 Stunden post mortem fixiert sind, nur mit grosser Vorsicht zu verwerten sind. Die Netzhaut ist entschieden noch weniger widerstandsfähig, als das Gehirn. Andererseits ergibt sich auch aus meinen Versuchen, dass die Veränderungen, die in ersten 2 Stunden post mortem auftreten, so geringfügig sind, dass sie für die uns interessierenden Fragen nicht in Betracht kommen. Von besonderer Wichtigkeit ist ja für uns das Verhalten der Nisslkörper in den Ganglienzellen der Netzhaut und diese sind bis zur zweiten Stunde post mortem gut erhalten.

In 14 von meinen Fällen sind die Netzhäute in den ersten 2 Stunden fixiert (Fall 1, 3, 4, 6, 8, 9, 10, 14, 15, 19, 21, 22, 23, 24) und unter diesen 14 Fällen sind sogar 3, in denen die Netzhäute in der ersten Viertelstunde post mortem fixiert worden sind.

Diese Fälle genügten, um über das Verhalten der Netzhaut bei Tabes und Paralyse Aufschluss zu erhalten. Aber auch die später fixierten Netzhäute und die in Formalin fixierten und konservierten Netzhäute waren nicht vollkommen unbrauchbar. Auch sie gaben über manche Frage noch Aufschluss. Nur zur Beurteilung der feineren Zellstrukturen und vor allem zur Entscheidung der Frage, ob die Nisslkörper noch normal waren, liessen sie sich nicht verwenden.

Einfluss der Todesart auf die Struktur der Netzhaut.

Nachdem ich durch meine Versuche mit Injektionen von Birch-Hirschfeldscher Lösung in den Glaskörper normaler Augen festgestellt habe, welche Veränderungen die Netzhaut des Menschen nach dem Tode erleidet, muss noch die Frage erörtert werden, ob die Todesart irgend einen Einfluss auf die Netzhaut ausübt. Dass ein solcher Einfluss möglich ist, ist ohne weiteres zuzugeben.

Birch-Hirschfeld (l. c., S. 212) will beim Kaninchen nach Verblutung aus der Carotis communis beginnende Chromatolyse beobachtet haben. Schreiber, der diese Frage nachgeprüft hat, hat diese Beobachtung nicht bestätigen können und macht auch mit Recht geltend, dass die Birch-Hirschfeldsche Angabe im Widerspruch steht mit der Feststellung desselben Autors, dass erst nach 2 Stunden an der herausgenommenen Netzhaut des Kaninchens die ersten Veränderungen nachweisbar sind. Schreiber hat weiter für Kaninchen einwandsfrei festgestellt, dass auch die Tötung durch Nackenschlag und durch Chloroform keinerlei, mit unseren heutigen Methoden nachweisbare Veränderungen in der Netzhaut hervorzurufen vermag. Soweit das Chloroform in Frage kommt, ist diese Auffassung von Birch-Hirschfeld (4, S. 72) bestätigt

Für uns ist die Frage vor allem von Bedeutung, ob hohe Temperaturen, wie sie ja bei Paralytikern besonders im Anfall vorkommen, irgendwelchen Einfluss auf die Netzhaut auszuüben vermögen. Birch-Hirchfeld hat bei Kaninchen die Frage geprüft, ob Hyperthermie einen solchen Einfluss auf die Netzhaut hat. Er hat Kaninchen 2 Stunden lang bei einer Temperatur von 42° sitzen lassen und nach dieser Zeit völligen Schwund der Nisslkörper beobachtet (l. c., S. 213). Beim Menschen kommen derartige Veränderungen nach meinen Erfahrungen nicht vor. In meinem Falle 1, in dem der Exitus im Koma nach schwerem paralytischem Anfall erfolgte und in dem 24 Stunden lang 39° und mehr bestanden hatten, war die Netzhaut vollkommen normal. In Fall 21 (eitrige Bronchitis und beginnende Pneumonie) bestand ante exitum mehrere Stunden lang eine Temperatur von 39,8°, trotzdem war die Netzhaut normal, analog war es im Falle 22, in dem wegen derselben Erkrankungen Stunden lang eine Temperatur von 39,5° bestanden hatte, ferner im Falle 14, in dem wegen Pneumonie 12 Stunden lang Temperaturen von 39,6 bis 39,9° nachgewiesen waren, und im Falle 10, in dem die Temperatur sich infolge von vereiterten Hämorrhoiden und schwerer eitriger Bronchitis und Bronchopneumonie 16 Stunden lang über 39,4° gehalten hatte. Im Falle 23 hatte wegen einer Pneumonie schon 5 Tage lang eine Temperatur von etwa 39° bestanden, am 6. Tage stieg die Temperatur abends auf 40° und am 7. und 8. Tage fanden sich morgens Temperaturen von 39,4° und abends von 41°. Bei 41° Körpertemperatur erfolgte auch am 8. Tage der Exitus. Trotz dieses langen und erheblichen Fiebers fanden sich keinerlei Veränderungen an der Retina. Im Falle 19, in dem eine einseitige partielle Sehnervenatrophie nachgewiesen wurde, hatte infolge einer eitrigen Bronchitis und einseitigen Unterlappenpneumonie 36 Stunden lang eine Temperatur von 39 bis 40° bestanden, trotzdem war die Netzhaut des einen Auges vollkommen normal, und auf dem anderen Auge waren die Stellen der Netzhaut, die nicht atrophischen Sehnervenbezirken entsprachen, ebenfalls normal.

Auch in den beiden Fällen 4 und 9 waren die Netzhautbezirke, die nichtatrophischen Optikuspartien entsprachen, vollkommen normal, obwohl im Falle 4 wegen eitriger Pyelonephritis und eitriger Cystitis 24 Stunden lang Temperaturen von 39,4 bis 39,9° gemessen waren, und obwohl im Falle 9 nach einem paralytischen Anfalle und bei gleichzeitig bestehender hypostatischer Pneumonie Stunden lang vor dem Tode eine Temperatur von mehr als 41° gemessen war.

Aus diesen Fällen ergibt sich wohl zur Genüge, dass die beim Menschen vorkommenden hohen Temperaturen keinen Einfluss auf die Struktur der Netzhaut, speziell der Netzhautganglienzellen, auszuüben vermögen. Ich möchte besonders betonen, dass sich dieses Resultat an solchen Fällen ergeben hat, in denen durch rechtzeitige Injektion in den Glaskörper die Netzhaut einwandsfrei fixiert war. In den Fällen 14 und 22 war 2 Stunden nach dem Tode injiziert, in allen anderen Fällen waren weniger als 45 Minuten seit dem Exitus verstrichen.

Es ergibt sich aber gleichzeitig aus diesen Fällen, dass nicht nur die hohen Temperaturen, sondern dass auch schwere eitrige Prozesse am Körper, selbst solche, die zu letalem Ausgange führen, ohne jeden Einfluss auf die feinere Struktur der Retina sind.

Einfluss vorausgegangener Belichtung.

Die Frage wäre nun noch an dieser Stelle zu erledigen, ob nicht durch dem Exitus vorausgegangene stärkere Belichtung das mikroskopische Bild der Netzhaut verändert werden kann. Es wäre ja denkbar, dass die Netzhaut eines in der Nacht Verstorbenen ein anderes Aussehen zeigt, als die Netzhaut eines an einem hellen Tage Verstorbenen. Hat doch Birch-Hirschfeld nachgewiesen, dass beim Kaninchen, beim

Hunde und der Katze, bei starker Helladaptation die Nisslkörper unscharf begrenzt sind und sich von der stärker als normal gefärbten protoplasmatischen Grundsubstanz nur schlecht abheben. Auch an den inneren und äusseren Körnern will Birch-Hirschfeld geringe Differenzen zwischen dem belichteten und dem dunkel gehaltenen Tierauge gefunden haben.

Nun ist aber schon von vornherein in Betracht zu ziehen, dass die von Birch-Hirschfeld gefundenen Differenzen sehr geringfügige sind, und dass er selbst zur Erzeugung dieser geringen Differenzen schon sehr intensive Belichtung des Hellauges anwenden musste, indem er seine Versuchstiere 7 Stunden lang im Sonnenlichte hielt. Wir werden schon aus diesem Grunde beim Menschen Differenzen überhaupt nicht erwarten dürfen.

Die genaue Prüfung meines Materials hat diese Vermutung nur bestätigt. Unter den Fällen, die in den ersten 2 Stunden fixiert waren und die meinem Erachten nach allein zur Beantwortung dieser Frage herangezogen werden dürfen, befanden sich 5 mit ausgesprochener Dunkeladaptation (Fall 1, 3, 4, 15, 23), 6 mit ausgesprochener Helladaptation, d. h., es war in der ersten Gruppe von Fällen der Exitus zu einer Zeit eingetreten, zu der unter Berücksichtigung des Tages und der Jahreszeit eine Belichtung der Augen entweder überhaupt nicht oder nur in sehr geringem Grade stattgefunden haben konnte und in der zweiten Gruppe zu einer Zeit, in der eine mehr oder weniger intensive Belichtung durch Tageslicht erfolgt sein musste. In 3 Fällen (Fall 8, 19 und 22) liess sich auf Grund der Krankengeschichten (cfr. oben) nicht mehr feststellen, ob es zur Zeit des Exitus tageshell gewesen ist oder nicht.

Die Vergleiche zwischen den 5 dunkeladaptierten und den 6 helladaptierten Augen haben nun keinerlei Differenzen ergeben; ein Einfluss der Belichtung ist demnach beim Menschen unter den gewöhnlich vorliegenden Verhältnissen wohl auszuschliessen.

Die pathologisch-anatomischen Veränderungen der Retina beim tabischen und paralytischen Sehnervenschwunde.

1. Nervenfaserschicht: Die Veränderungen, die die Nervenfaserschicht beim Sehnervenschwunde erleidet, sind an den nach Birch-Hirschfeld fixierten Präparaten nur schlecht zu beobachten, da gewisse Färbungen, z. B. die Färbung der Fibrillen, leider nicht möglich sind. Soweit sich bei der angegebenen Fixation feststellen lässt, zerfallen die Achsenzylinder der Nervenfaserschicht ohne besonders in die Augen springende Erscheinungen, wie Varikositätenbildung, Quellungen und

dergleichen. Die Zerfallsprodukte werden offenbar sehr schnell resorbiert, auch ohne dass es zu auffallenderen Erscheinungen speziell an der Glia kommt. Die Gliazellen in der Nervenfaserschicht habe ich niemals mit Sicherheit vermehrt gefunden. Ich möchte deswegen annehmen, dass die Zerfallsprodukte durch die normalerweise vorhandenen Gliazellen, die wahrscheinlich bestimmte, mit meinen Methoden nicht nachweisbare Veränderungen eingehen, aufgenommen und sehr schnell an die Gefässe abgegeben werden. In den Adventitialzellen und den Endothelien der Retina finden wir jedenfalls zu gewissen Zeiten des Sehnervenschwundes immer ziemlich reichlich Zerfallsprodukte aufgespeichert.

Den Schwund der Nervenfaserschicht können wir im allgemeinen nur an der Verdünnung der Schicht feststellen. Fehlt die Nervenfaserschicht ganz, dann liegen die noch vorhandenen Ganglienzellen oder ihre Reste der Membrana limitans unmittelbar an.

Eine Ausfüllung des durch den Untergang der Nervenfasern entstandenen Defektes durch wuchernde Glia, wie wir sie im Zentralnervensystem sehen, findet demnach in der Retina nicht oder nur in sehr beschränktem Masse statt.

2. Ganglienzellen: Bei den Ganglienzellen müssen wir die Veränderungen am Protoplasma und am Kern gesondert betrachten. Im Ganglienzellprotoplasma finden wir, wie schon erwähnt, normalerweise 2 Arten von Nisslkörpern, die grösseren plattenförmigen, meist dicht der Oberfläche der Zelle anliegenden und die kleineren körnchenartigen, die gewöhnlich durch die ganze Zelle verteilt sind. Die Ganglienzellen der Retina verhalten sich in dieser Beziehung ganz analog wie die Zellen der unteren Oliven und die Zellen der Clarkeschen Säulen.

Die ersten Erscheinungen der Zellerkrankung finden sich beim Sehnervenschwunde an den kleinen zentralen Nisslkörpern. Die grösseren peripheren Schollen scheinen entschieden widerstandsfähiger zu sein. Wenigstens habe ich sie in einzelnen Zellen noch vollkommen intakt gefunden, in denen von den kleinen zentralen Nisslkörpern nichts mehr nachzuweisen war. Schliesslich zerfallen aber auch die grossen peripheren Schollen. Der Zerfall kann entweder in der Weise vor sich gehen, dass die Ränder verwaschen werden, während die Umgebung der Scholle sich stärker färbt. Es macht das ganz den Eindruck, als ob die Scholle sich auflöst, als ob sie zerschmilzt, oder es zerfällt die Scholle in kleine Partikel, die offenbar sehr schnell ihre Färbbarkeit verlieren. Bisweilen scheint der Zerfall der Schollen auch dadurch eingeleitet zu werden, dass sich die Schollen schlechter färben, während die Grundsubstanz, in der die Nisslschollen liegen, sich stärker als normal färbt. Der Zerfall der Nisslkörper geht häufig mit einer mehr oder weniger starken Schrumpfung des Protoplasmas der Ganglienzellen einher. Vakuolen in den Ganglienzellen habe ich nur ganz ausnahmsweise beobachtet. Ich möchte das besonders betonen, weil Schreiber beim Kaninchen nach Sehnervendurchschneidung vom 12. Tage an Vakuolen in grossen Mengen beobachtet hat. Bei seinen Versuchen traten die Vakuolen zuerst in den Randteilen der Zelle auf und schliesslich rückten sie gegen den Kern vor, so dass es zu völliger Vakuolisierung der ganzen Zelle kam. Wenn nun auch in meinen Fällen Vakuolen fast ausnahmslos fehlten, so habe ich doch eine Erscheinung an degenerierenden Ganglienzellen beobachtet, die ich als „schaumigen Protoplasmazerfall" bezeichnen möchte. Diese Form der Degeneration war an Präparaten, die nach Heidenhain gefärbt waren, besonders gut zu erkennen; sie bestand darin, dass das Protoplasma an einzelnen Stellen oder auch über die ganze Zelle eine ausserordentlich feine, schaumige Struktur annahm, als wenn der ganze Inhalt emulsioniert wäre. In dem so veränderten Protoplasma lagen dann vollkommen regellos noch Trümmer von grösseren Nisslschollen. Der Kern zeigt in solchen veränderten Zellen stets ausgesprochene Degenerationserscheinungen. Das zerfallene Protoplasma wird schliesslich resorbiert und zwar unter Mitwirkung von Gliazellen, die sich ähnlich wie die Trabantzellen im Hirn zu zweien und dreien neben der untergehenden Zelle ansammeln. Ueber die Schnelligkeit, mit der die Resorption vor sich geht, lässt sich nichts sagen. Ich möchte glauben, dass wenn einmal das Protoplasma zerfallen ist, die zerfallenen Massen schnell resorbiert werden. Und zwar möchte ich das daraus schliessen, dass sich um die zerfallende Zelle eine mit zunehmender Resorption grösser werdende Höhlung bildet. Diese Höhlung hat mit Schrumpfräumen nichts zu tun. Sie findet sich auch an ganz frisch fixierten Präparaten und ist offenbar darauf zurückzuführen, dass die Ausfüllung des durch den Untergang und die Resorption der Ganglienzelle entstandenen Defektes durch Gliagewebe nicht schnell genug erfolgen kann. So sieht man in gewissen Stadien des Sehnervenschwundes eine grössere Zahl von Höhlen in der Ganglienschicht, an deren Wand man an irgend einer Stelle noch Reste von Protoplasma und einen stark degenerierten Kern erkennt.

Später wird der Defekt aber ausgefüllt, und es ist an der Stelle, wo die Ganglienzelle gelegen hat, nichts mehr zu sehen als ein spärliche Gliazellen enthaltendes feinfaseriges Gewebe. Aus der Tatsache, dass in manchen Fällen sich zahlreicher als in anderen solche Höhlen bilden, lässt sich vielleicht der Schluss ziehen, dass die Atrophie in manchen Fällen schneller verläuft als in anderen.

Der Kern der Ganglienzellen ist wesentlich widerstandsfähiger als das Protoplasma. Bisweilen kann man in Zellen, die schon hochgradige Protoplasmadegeneration zeigen, noch einen vollkommen normalen Kern wahrnehmen. Der normale Kern zeigt eine deutliche Kernmembran und ein engmaschiges Kerngerüst mit Verdickung an den Knotenpunkten resp. Einlagerung von einer körnigen, azidophilen Substanz an diesen Punkten. Meist sind die Kerne kreisrund. Es muss aber beachtet werden, dass auch in der normalen Retina nicht alle Kerne kreisrund sind, sondern dass speziell in der Makulagegend, wo die Ganglienzellen dichter liegen, abgeplattete Kerne vorkommen und, wenn auch nur vereinzelt, Kerne mit deutlichen Einbuchtungen der Kernmembran. Aus der Lage des Kerns lassen sich keinerlei Schlüsse ziehen, da der Kern normalerweise meist vollkommen exzentrisch liegt und nur durch einen schmalen Protoplasmastreifen von der Zellwand getrennt ist. Wie schon oben erwähnt, teilt der Kern der Ganglienzelle seine eigenartige Lage mit den Kernen der Ganglienzellen der unteren Oliven und der Clarke'schen Säulen.

Die Degeneration des Kerns kann in verschiedener Weise erfolgen. Gewöhnlich bestehen die ersten Erscheinungen der Degeneration in einer schlechten Färbbarkeit des Kerngerüstes. Die feinen Fasern des Gerüstes sind kaum zu erkennen, die ihnen angelagerten Körnchen schweben anscheinend frei in der Zelle. Dann beginnt die Zellmembran sich einzubuchten oder sogar ausgesprochene Falten zu bekommen, oder es tritt unter völligem Zerfall des Kerngerüstes eine blasige Vergrösserung des ganzen Kerns auf. In dem verflüssigten Kerninhalt finden sich noch einzelne färbbare Körnchen und der Nukleolus, doch liegen sie, da sie ihren normalen Halt an dem Kerngerüst verloren haben, der Wand des Kerns an. In diesem Stadium verliert auch die Kernmembran ihre normale Färbbarkeit und zerfällt schliesslich auch.

Eine andere Form der Kerndegeneration spielt sich in der Weise ab, dass der Kern schrumpft und der ganze Kerninhalt sich diffus dunkel färbt. Solche Kerne können sich offenbar lange halten. Ich schliesse das daraus, dass man sie häufig in den kleinen Hohlräumen, die um die zu Grunde gehenden Ganglienzellen entstehen, findet.

Ganz vereinzelt habe ich noch eine Degenerationsform beobachtet, bei der die Kernsubstanz zum Teil diffus gefärbt ist und einzelne Körnchen aufweist, zum Teil aber zweifellos vakuolisiert ist.

Am Kernkörperchen lassen sich während des Kernzerfalls ausser der durch den Untergang des Kerngerüstes bedingten Verlagerung auch noch Zerfallserscheinungen beobachten. Das Kernkörperchen besteht ja nicht aus einer Substanz, sondern aus zwei Schichten, die sich chemisch verschieden verhalten. Im Zentralnervensystem sind die beiden Substanzen, von denen die äussere basophile Eigenschaften zeigt, während die innere azidophile Reaktion aufweist (Levi und Scott, zit. von Bielschowski), konzentrisch angeordnet. In den Netzhautganglienzellen ist das nicht der Fall. Vielmehr habe ich gefunden, dass bei Heidenhainfärbung die innere Substanz gegen die äussere durchaus nicht regelmässig abgegrenzt ist, sondern mehr oder weniger starke Ausbuchtungen zeigt. Beim Kernzerfall sind die beiden Substanzen nicht mehr zu trennen, vielmehr färbt sich das Kernkörperchen dann ganz diffus dunkel. Die Lage des Kernkörperchens ist normalerweise etwas exzentrisch. Es kommen aber auch normalerweise nach meinen Beobachtungen Kerne vor, in denen das Kernkörperchen dicht an der Zellwand liegt. Die Verlagerung des Kernkörperchens hat also nur dann eine pathologische Bedeutung, wenn das Kerngerüst Zerfallserscheinungen zeigt.

3. Innere Körner: Auch an einem Teile der inneren Körner treten beim tabischen resp. paralytischen Sehnervenschwunde Veränderungen auf. Ich möchte aber ausdrücklich betonen, dass beim Sehnervenschwunde die bei weitem grösste Zahl der inneren Körner stets vollkommen normal bleibt. Die Veränderungen, die ich gefunden habe, waren stets nur an ganz wenigen Zellen zu finden, auch bei totaler Sehnervenatrophie.

Unter den Veränderungen der inneren Körner möchte ich zwei Formen unterscheiden: die blasige Vergrösserung und die Schrumpfung. Bei der blasigen Vergrösserung nimmt die Zelle unter Zerfall des Kerngerüstes erheblich an Grösse zu. Mit dem Zerfall des Kerngerüstes geht auch eine Abnahme der chromatischen Substanz Hand in Hand. Allmählich verliert dann die aufgetriebene Zelle ihre Form, sie bekommt Ausbuchtungen, sinkt schliesslich vollkommen zusammen und zerfällt.

Die zweite Form der Degeneration ist die Schrumpfung mit dichter Färbung des Korns. Dabei ist aber zu beachten, dass nicht jede diffuse Färbung eines inneren Korns als Degenerationserscheinung zu deuten ist. Birch-Hirschfeld hat zwar angenommen, dass gleichmässige dunkle Färbung eines Korns stets als pathologische Erscheinung oder als Kunstprodukt zu betrachten ist. Der Ansicht kann ich mich nicht anschliessen. Vielmehr haben wir unter den inneren Körnern eine gewisse Zahl, die zweifellos chromatophil sind. Es sind das, wie auch Greeff betont, die amakrinen Zellen. Sie halten die Farbe besser wie die bipolaren Zellen und zeigen deswegen auch an ganz normalen Netzhäuten eine starke diffuse Färbung. Da die Amakrinen in der innersten Schicht der inneren Körnerschicht liegen, so kann man leicht erkennen, ob es sich um eine pathologische Erscheinung handelt oder nicht.

Beim Sehnervenschwunde finden wir nun auch an gut fixierten Präparaten diffuse Färbung an Zellen der tieferen Körnerschichten, also an bipolaren Zellen. Gleichzeitig mit der diffusen Färbung geht eine zum Teil recht erhebliche Schrumpfung einher. Ob es sich bei dieser Form der Degeneration um eine vorübergehende Erscheinung handelt, oder ob die so veränderten Zellen später zugrunde gehen, habe ich nicht eruieren können.

Ich habe auch nicht feststellen können, wie es kommt dass unter den bipolaren Zellen beim tabischen Sehnervenschwunde immer nur eine ganz geringe Zahl, höchstens der 20. Teil Veränderungen zeigt, ebensowenig, wie es kommt, dass diese veränderten Zellen ziemlich gleichmässig über die von der Atrophie befallenen Teile der Netzhaut verstreut sind und nicht etwa an einer Stelle sich anhäufen. Ob das mit einer physiologisch bisher unbekannten Sonderstellung gewisser bipolaren Zellen zusammenhängt vermag ich nicht zu sagen. An der Tatsache aber, dass eine gewisse Zahl der bipolaren Zellen der inneren Körnerschicht beim tabischen und paralytischen Sehnervenschwunde Veränderungen zeigt, ist nicht zu zweifeln.

4. Was die übrigen Schichten der Netzhaut betrifft, so finden sich hier keinerlei Veränderungen, auch nicht, wenn der Sehnervenschwund schon Jahre lang besteht. So habe ich weder an den plexiformen Schichten noch an der äusseren Körnerschicht, noch an den Stäbchen und Zapfen irgend welche Veränderungen nachweisen können, die mit dem Sehnervenschwunde in Zusammenhang gebracht werden könnten.

Eine besondere Beachtung verdient schliesslich noch das Verhalten der Gefässe und der Glia. Die Gefässe habe ich beim nicht komplizierten tabischen Sehnervenschwunde stets normal gefunden. Nirgends fanden sich Gefässneubildungen, nirgends irgend welche Veränderungen der Gefässwand und vor allem niemals exsudative Prozesse an den Gefässen.

Das einzige Abnorme an den Gefässen war die Aufnahme von Abbauprodukten der Ganglienzellen und Nervenfasern durch die Adventitialzellen und die Endothelien. Man findet in solchen Zellen genau in derselben Weise, wie das ja vom Zentralnervensystem bekannt ist, verschieden färbbare Granula in dem Protoplasma verteilt. In gewissen Stadien finden sich sogar sehr erhebliche Mengen solcher Abbauprodukte. Irgend welche Veränderungen aber, die ätiologisch für den Untergang der Ganglienzellen in Betracht kommen könnten, habe ich auch an den Adventitial- und Endothelzellen nicht gefunden.

Was die Glia betrifft, so habe ich oben schon erwähnt, dass der Untergang der Ganglienzellen mit einer Vermehrung der in ihrer Nähe liegenden Gliazellen einhergeht. Diese Vermehrung ist aber nie eine beträchtliche. Vielmehr finden sich nur selten mehr als drei Gliazellen um eine Ganglienzelle. Immerhin fällt auch diese Zahl schon auf, da ja normalerweise die Gliazellen noch spärlicher verteilt sind.

Ueber die Gliafaserbildung lässt sich auf Grund meiner Präparate nicht viel sagen. In manchen Fällen habe ich eine deutliche, wenn auch nur geringe Verdickung der Müller'schen Fasern, besonders ihrer Basalteile gefunden. In welcher Weise die Ausfüllung der durch den Untergang der Ganglienzellen gesetzten Defekte durch Gliafasern erfolgt, darüber war nichts zu eruieren, da Neurogliafärbungen an den mit Birch-Hirschfeld'schem Gemisch fixierten Netzhäuten nicht gelangen.

Nur mit der Heidenhain'schen Methode sah ich hin und wieder um untergehende Ganglienzellen auffallend dicke Gliafasern, die wohl als neugebildete angesprochen werden müssen; denn das normale retikulierte Gliazellprotoplasma ist, wie Krückmann nachgewiesen hat, um die Ganglienzellen der Netzhaut ausserordentlich zart.

Bedeutung der Netzhautveränderungen.

Es ist nun die Frage zu erörtern, ob wir aus den Veränderungen der Retina, speziell der Ganglienzellen irgend welche Schlüsse auf die Aetiologie des Sehnervenschwundes bei der Paralyse und Tabes ziehen können.

Die Veränderungen an den Ganglienzellen bestehen im Wesentlichen in Zerfall der chromatophilen Substanz und in Degeneration des Kerns. Irgend welche „spezifischen" Veränderungen lassen sich nicht nachweisen. Die Veränderungen sind dieselben, wie sie nach experimenteller Sehnervendurchschneidung von Schreiber gefunden sind und wie ich sie selbst nach Abquetschung des Optikus durch die arteriosklerotische Karotis gefunden habe. Sie sind aber auch identisch mit den Veränderungen bei experimentellen Vergiftungen mit Chinin, Filix mas, Methylalkohol (Birch-Hirschfeld 1, 2, 3, 4, 5).

Nur insofern habe ich eine Differenz zwischen meinen Befunden am Menschen und denen bei Tieren gefunden, als ich Vakuolen, wie sie von Schreiber nach Sehnervendurchschneidung bei Kaninchen und von Birch-Hirschfeld bei seinen vergifteten Tieren beobachtet sind, beim Menschen nur äusserst selten beobachtet habe. In den meisten degenerierten Zellen finden sich jedenfalls keine Vakuolen. Als Vakuolenbildung möchte ich auch nicht den von mir beobachteten „schaumigen Protoplasmazerfall" auffassen, da es bei dieser Form der Zelldegeneration nie zur Bildung grösserer Hohlräume kommt. Aus dem Fehlen der Vakuolen beim tabischen Sehnervenschwunde des Menschen irgend welche Schlüsse auf die Aetiologie zu ziehen, scheint mir nicht erlaubt.

Während also die Nisslfärbung uns in Bezug auf den Zustand der Ganglienzellen der Netzhaut ausgezeichneten Aufschluss gibt, und uns vor allem zeigt, ob eine Zelle noch normal ist oder nicht, lässt sie uns vollkommen in Stich, wo es sich um die Frage der Aetiologie der Ganglienzellveränderungen handelt. Nun habe ich aber doch an den Ganglienzellen der Netzhaut eine Beobachtung gemacht, die uns einen gewissen Fingerzeig hinsichtlich der Aetiologie zu geben vermag.

In den Fällen 6 und 8, in denen es sich um eine im vollen Gange befindliche Sehnervenatrophie handelte, habe ich an einer grösseren Zahl von Ganglienzellen auffallend grosse und zahlreiche Nisslkörper feststellen können. Die einzelnen Körper waren zweifellos grösser, als man sie jemals in normalen Netzhäuten sieht und sie färbten sich intensiv mit Thionin. Was aber vor allem auffiel, war der Umstand, dass auch im Zentrum der Zelle grosse, intensiv gefärbte Nisslkörper und zwar dicht bei einander lagen. Von den kleinen zentralen Nisslkörperchen waren nur noch vereinzelte nachzuweisen. Sie waren ganz offenbar zum grössten Teile durch die grossen Gebilde ersetzt.

Derartige Ganglienzellen habe ich in normalen Netzhäuten niemals gesehen. Es muss sich also um eine mit dem Sehnervenschwunde in Zusammenhang stehende Erscheinung handeln.

Nun ist ja seit langem durch die Nissl'schen Arbeiten bekannt, dass nach Nervendurchschneidungen die sekundär veränderten Ganglienzellen entweder ganz zerfallen oder aber nach einer gewissen Zeit ihre frühere Form wieder annehmen, sich also gewissermassen wieder erholen. Nach Marinesco treten die ersten Erscheinungen der Erholung und Reparation ungefähr 3 Wochen nach der Läsion auf. Und zwar hat Marinesco an motorischen Zellen gefunden, dass sich neue Nisslschollen zuerst in den zentralen Teilen der Ganglienzellen bilden, während gleichzeitig der Kern wieder in die Mitte zurückkehrt. Später bilden sich dann auch in den äusseren mehr peripher gelegenen Teilen der Ganglienzellen die Nisslschollen wieder. Besonders bemerkenswert ist nun die Tatsache, dass die neugebildeten Nisslschollen sowohl an Grösse, wie an Zahl die ursprünglichen Schollen übertreffen. Dadurch kommt das Zellbild zu Stande, das Nissl als „pyknomorphen Zustand“ geschildert hat. Die Frage, wie es kommt, dass ein Teil der sekundär veränderten Zellen zu Grunde geht, ein Teil sich wieder erholt und zu pyknomorphen Zellen wird, ist heute noch nicht gelöst. So viel aber steht doch heute schon fest, dass derartige pyknomorphe Zellen sich nur nach Nervenläsionen finden. Bei den Ganglienzellen mit den zahlreichen und grossen Nisslkörpern in der Netzhaut haben wir es meines Erachtens mit solchen pyknomorphen Zellen zu tun und ihre Anwesenheit spricht dafür, dass die Ursache der Ganglienzellveränderungen in einer Läsion der Optikusfasern zu suchen ist.

Wenn wir also auch aus der Art der Ganglienzelldegeneration keine Schlüsse auf die Aetiologie ziehen dürfen, so können wir doch das Vorkommen der „pyknomorphen“ Zellen als ein Zeichen dafür ansehen, dass die primären Veränderungen bei dem Sehnervenschwunde nicht in der Ganglienzellschicht der Retina zu suchen sind, sondern an irgend einer Stelle der optischen Bahn. In der optischen Bahn muss irgend wo eine Unterbrechung stattgefunden haben, die ähnliche Wirkungen auf die Ganglienzellen der Retina ausübt, wie die Durchschneidung des Sehnerven.

Grade an dieser Stelle scheint mir der Hinweis darauf von Bedeutung, dass sich auch nach Abquetschung des Optikus durch die arteriosklerotische Karotis und bei dadurch bedingtem Sehnervenschwund solche pyknomorphe Zellen in der Netzhaut finden wie ich in einem Falle nachweisen konnte. Sie zeigen genau dasselbe Aussehen, wie bei der tabischen Sehnervenatrophie. Ob sich derartige Zellen nur in gewissen Stadien der Degeneration finden, das können erst weitere Untersuchungen lehren.

Der Nachweis gewisser reparativer Vorgänge an den Ganglienzellen der Retina leitet uns zu der Frage, ob von den Ganglienzellen der Netzhaut aus auch wieder neue Fasern gebildet werden können. Ich habe diese Frage an meinem Materiale nicht entscheiden können.

Die Möglichkeit solcher Faserbildung von den Ganglienzellen der Netzhaut aus ist aber ohne weiteres nicht zu leugnen. Im Gegenteil spricht für eine solche Möglichkeit das Verhalten der Spinalganglienzellen bei der Tabes. An diesen Zellen haben Nageotte und Bielschowski eine ausgesprochene Regenerationstendenz beobachtet. Nach Nageotte werden von den Spinalganglienzellen Fasern gebildet, die dem Rückenmark wieder zustreben, nach Bielschowski erreichen sie es sogar wieder.

Es erscheint mir nun aber doch erforderlich, die Frage zu prüfen, ob wir die Verhältnisse an den Spinalganglienzellen ohne weiteres auf die Ganglienzellen der Netzhaut übertragen dürfen. Man hat zwar früher die Veränderungen der Netzhautganglienzellen bei der Tabes in Parallele gesetzt zu den Veränderungen der Spinalganglienzellen. Moxter hat die Berechtigung dazu vor allem davon herleiten wollen, dass die Ganglienzellen der Netzhaut ebenso wie die Spinalganglienzellen aus der Ganglienleiste hervorgingen, welche sich aus dem Medullarrohr abschnürt und an die Peripherie rückt.

Schon Uhthoff hat aber darauf hingewiesen, dass ein solcher Vergleich für die Tabes nicht zutrifft, weil nach den Untersuchungen Wollenberg's kein konstantes Verhältnis zwischen den Veränderungen in den

Spinalganglienzellen und denen in den hinteren Wurzeln bestände. Schaffer hat sogar nachgewiesen, dass selbst bei hochgradigster Wurzeldegeneration Veränderungen in den Spinalganglienzellen ganz fehlen können. Aber nicht allein die Verhältnisse bei der Tabes zeigen, dass ein Vergleich zwischen den Ganglienzellen der Spinalganglien und der der Netzhaut nicht berechtigt ist, es ergibt sich das auch aus den Resultaten der experimentellen Forschung.

Während man früher vor allem auf Grund der Untersuchungen Lugaro's angenommen hatte, dass die Spinalganglienzellen nur nach Durchschneidung der peripheren Neuriten eine tiefgreifende Veränderung erfahren, dass sie dagegen nach Durchschneidung der hinteren Wurzeln, also der zentralen Aeste, unverändert blieben, haben neuere Untersuchungen ergeben, dass diese Ansicht nicht zu Recht besteht. Es hat sich vielmehr gezeigt, dass auch nach Durchschneidung der hinteren Wurzeln eine Degeneration eintritt, aber diese Degeneration beginnt erst ausserordentlich spät (Köster). Erst am 60. Tage sind die ersten Zeichen der Degeneration festzustellen und am 120. Tage sind erst vereinzelte Zellen degeneriert, nach 180 Tagen ist die Degeneration erst „recht augenfällig" und bis zum 330. Tage nimmt die Degeneration noch zu, ohne jedoch zu völliger Verödung zu führen.

Mit diesem Verhalten stimmt doch das Verhalten der Netzhautganglienzellen nach Durchschneidungen des Optikus nach keiner Richtung überein. Vielmehr haben sowohl Birch-Hirschfeld, wie Schreiber gefunden, dass der Ganglienzellzerfall der Netzhaut sehr schnell der Durchschneidung des Optikus folgt. So hat Schreiber gefunden, dass bei Kaninchen schon 4 Tage nach der Durchschneidung des Optikus schlechtere Färbbarkeit der Nisslkörper, und schon nach 6 Tagen ein vollkommenes Fehlen der Nisslschollen und Schrumpfung der Kerne in allen Ganglienzellen der Netzhaut festzustellen ist. Die Veränderungen an den Ganglienzellen schliessen sich dem Zerfall der Markscheiden an. Die Entfernung der Durchschneidungsstelle vom Auge ist ohne Einfluss auf die Schnelligkeit des Eintritts der Netzhautveränderungen.

Wir haben demnach doch nach Durchschneidungen ein derartig abweichendes Verhalten der Netzhautganglienzellen von dem Verhalten der Spinalganglienzellen, dass ein Vergleich zwischen beiden Zellen bei der Tabes und Paralyse doch nur mit grosser Vorsicht gezogen werden kann. Wir dürfen deswegen auch nicht ohne weiteres aus dem Verhalten der Spinalganglienzellen den Schluss ziehen, dass auch die Ganglienzellen der Retina neue Nervenfasern bilden können.

Was die übrigen Schichten der Netzhaut betrifft, so können wir aus ihrem Verhalten keinerlei Schlüsse auf die Aetiologie des Sehnervenschwundes ziehen. Veränderungen finden wir beim Sehnervenschwunde ja nur an den bipolaren Zellen (blasige Vergrösserung und Schrumpfung, cf. oben). Im Anschluss an die blasige Vergrösserung gehen zweifellos Zellen zu Grunde. Ich habe aber oben schon betont, dass auch beim totalen Sehnervenschwunde sich immer nur eine kleine Zahl der bipolaren Zellen verändert zeigt. Nach meiner Schätzung sind es nie mehr als $^1/_{20}$ aller bipolaren Zellen. Darauf ist es wohl auch zurückzuführen, dass die Veränderungen an den inneren Körnern beim tabischen Sehnervenschwunde bisher überhaupt nicht beachtet sind. Niemals kommt es so weit, dass sich eine Dickenabnahme der inneren Körnerschicht feststellen lässt. Die Veränderungen der bipolaren Zellen halte ich für eine Folge des Sehnervenschwundes und der Ganglienzelldegeneration. Dafür spricht meines Erachtens vor allem die Tatsache, dass sich dieselben Veränderungen und zwar auch nur an einer kleinen Zahl von Zellen bei dem durch Arteriosklerose der Karotis bedingten Sehnervenschwunde finden.

Toxische Wirkungen, etwa durch die hypothetischen Toxine von Strümpell, Möbius oder Kräpelin, kommen jedenfalls wohl nicht in Betracht, da in den Fällen, in denen durch Gifte Veränderungen an den inneren Körnern hervorgerufen werden, stets alle inneren Körner ergriffen werden. So hat Birch-Hirschfeld (1) nachgewiesen, dass bei der experimentellen Chininintoxikation sämtliche inneren Körner feinkörnigen Zerfall und unregelmässige Form zeigten, ebenso fanden sich bei Filix mas-Vergiftung alle inneren Körner erkrankt.

Dass beim Tier nach experimenteller Sehnervendurchschneidung (Schreiber) keine Veränderungen an den inneren Körnern auftreten, mag daran liegen, dass die anatomischen Verhältnisse beim Tier doch etwas andere sind, als beim Menschen.

Dass die übrigen Netzhautschichten stets normal gefunden sind, steht durchaus im Einklang mit den Befunden bei experimenteller Sehnervendurchschneidung und mit den Befunden bei sekundärer Netzhautdegeneration infolge von deszendierender Atrophie.

Bei Intoxikationen dagegen haben sich bisweilen auch an den äusseren Körnern Veränderungen nachweisen lassen. So hat Birch-Hirschfeld bei Chininvergiftung auch die äusseren Körner nebst den Stäbchen und Zapfen in Degeneration gefunden; ebenso hat er Veränderungen an den äusseren Körnern bei Filix mas-Vergiftung nachgewiesen und schliesslich hat er zusammen mit Köster bei Atoxylvergiftung des Menschen eine ausgesprochene Degeneration der Stäbchenkörner (Kernschrumpfung und Verklumpung des Chromatins) bei relativ intaktem Verhalten der Zapfenkörner gefunden. Andererseits gibt es aber auch Intoxikationen (Thyreoidin und Nikotin), bei denen die äusseren Körner vollkommen normal bleiben. Jedenfalls kann allein aus dem normalen Verhalten der äusseren Körner kein Schluss auf die Aetiologie des Sehnervenschwundes gezogen werden.

Pathologisch-anatomischer Befund bei sogenannter Klein'scher „Retinitis paralytica."

Im Jahre 1877 hat Klein eine Augenhintergrundsveränderung bei Paralytikern beschrieben, die er als „Retinitis paralytica" bezeichnete. Er hat diese Veränderung bei 62 pCt. der von ihm untersuchten Paralytiker gefunden. Die Veränderung besteht nach Klein darin, dass die Papille und der übrige Augenhintergrund wie mit einem zarten Schleier bedeckt sind, die Gefässe sich nur schlecht abheben, der Reflex der Gefässe, namentlich der Venen sehr undeutlich ist und an den Arterien sich Verbreiterungen und zwar bis auf das Doppelte des Kalibers in einer Länge von 1—2 PD. finden.

Der Klein'schen „Retinitis" hat man früher grosse Bedeutung beigemessen, weil man in der Idee befangen war, dass sie der Ausdruck einer parallel zu der Hirnerkrankung gehenden Netzhauterkrankung wäre, und weil man glaubte, dass man das Vorhandensein dieser Netzhauterkrankung zur Diagnose der progressiven Paralyse verwerten könnte.

Die von Klein beschriebenen Gefässveränderungen sind von keiner Seite bestätigt worden, wohl aber sind „Trübungen" der Netzhaut bei einer grösseren Zahl von Paralytikern gefunden worden, und zwar von Schreiber, Borysiekiwicz, Uhthoff, Kuhnt und Wokenius und Wintersteiner.

Die Bedeutung dieser Trübungen ist nun aber eine sehr problematische. Schon Klein hat angegeben, dass er dieselbe „Retinitis", wie bei Paralyse auch bei anderen Geisteskrankheiten, z. B. Manie, Alkoholismus, Epilepsie gefunden hat und zwar unter 26 derartigen Fällen 11 mal, und ähnlich lauten die Angaben aller Nachuntersucher. Siemerling (1886) hat besonders darauf hingewiesen, dass er Netzhauttrübungen in der Umgebung der Papille bei Paralytikern zwar in 8 pCt. seiner Fälle beobachtet hat, dass diese Trübungen aber bei Alkoholikern noch häufiger seien und zwar in 20 pCt. aller Fälle vorkämen. Kuhnt und Wokenius haben die Klein'sche Papillen-Netzhauttrübung 3 mal bei Paralyse, 2 mal bei Alkoholpsychosen, 5 mal bei Paranoia und 14 mal bei anderen Geisteskrankheiten (Manie, Demenz nach Melancholie, Idiotie, Epilepsie) beobachtet. Wintersteiner, der bei 1005 Geisteskrankheiten die Klein'sche Trübung nur 9 mal beobachtet hat, betont, dass unter diesen 9 Fällen nur 3 Paralytiker waren und dass die übrigen 6 Fälle auf Alkoholiker, Melancholiker, Paranoiker und Epileptiker entfielen.

Von fast allen Seiten wird bestritten, dass es sich bei der Klein'schen Trübung um eine „Retinitis“ handelt und besonders scharf betont das Wintersteiner. Ich habe länger als 5 Jahre sämtliche Geisteskranke der Kieler Psychiatrischen Klinik untersucht. Unter den von mir untersuchten Paralytikern, deren Zahl über 250 beträgt, habe ich die Klein'sche Trübung nur 3 mal gesehen.

Die von Klein beschriebenen Gefässveränderungen habe ich ebenso wenig beobachtet, wie andere Autoren. Meines Erachtens bietet nun aber die Klein'sche Trübung nichts für Paralyse oder andere Geisteskrankheiten Charakteristisches. Man hat leider bisher auf diese Trübung immer nur die Insassen von Irrenkliniken untersucht. Achtet man aber einmal auch bei völlig normalen Menschen auf diese Erscheinung, so findet man, dass sie sich auch bei solchen Personen durchaus nicht selten findet. Schon Wintersteiner hat darauf hingewiesen, dass man bei älteren Leuten, besonders mit ausgesprochener Arteriosklerose die Klein'sche Trübung sehr häufig findet. Ich möchte aber noch ganz besonders betonen, dass sie auch bei völlig normalen Menschen ohne Arteriosklerose schon im mittleren Lebensalter beobachtet werden kann. Es geht mit der Klein'schen Trübung genau so, wie mit den feinen Makulaveränderungen, die in Form von lichten Pünktchen oder Flecken in oder um die Foveola zu sehen sind. Auch sie finden sich bei Paralytikern (Wintersteiner, ferner mein Fall 1), aber es wäre falsch, ihnen irgend welche pathologische Bedeutung beizumessen. Denn sie kommen auch bei völlig Normalen vor, wie das besonders Birch-Hirschfeld und Uhthoff auf dem Heidelberger Kongress 1912 gelegentlich der Besprechung der Schädigung des Auges bei Beobachtung der Sonnenfinsternis betont haben.

Wir haben es weder bei der Klein'schen Trübung, noch bei den hellen Flecken in der Makulagegend mit einer für die Paralyse irgend wie bedeutungsvollen Erscheinung zu tun.

Dass es sich in der Tat bei beiden Erscheinungen nicht um irgendeine mit der Paralyse zusammenhängende Affektion handelt, beweist ausser der klinischen Beobachtung nun auch noch ein Fall, den ich histologisch zu untersuchen Gelegenheit hatte.

Es handelt sich um den Fall 1. In diesem Falle zeigte das Augenspiegelbild eine typische Klein'sche Trübung, d. h. es war die Umgebung der Papille und die Makulagegend verschleiert, die Netzhaut war hier wenig durchsichtig. Die Papille selbst war normal, es fand sich keine Spur von Atrophie. Ein leichter Schleier lag aber auch über der Papille. Die Trübung war gegen die Peripherie nicht scharf begrenzt, sondern verlor sich ganz allmählich. Der Foveolarreflex war kaum nachweisbar.

Die Gefässe waren normal. Ausser dieser Netzhauttrübung, die alle Charakteristika der Klein'schen Trübung zeigte, fanden sich nun noch 3 kleine gelbliche Stippchen dicht neben der Foveola. Es war mit dem Augenspiegel nicht festzustellen, ob diese Stippchen durch leichte Veränderungen im Pigmentepithel bedingt waren oder durch Veränderungen in der Retina selbst.

Die mikroskopische Untersuchung des rechten Auges, das $^1/_2$ Stunde post exitum durch Injektion in den Glaskörper fixiert war, ergab nun folgenden Befund:

Von irgendwelchen entzündlichen Erscheinungen war nirgends die Rede. Die Gefässe waren vollkommen normal. Es fand sich weder in der Retina, noch in der Aderhaut, noch in der Papille auch nur eine Plasmazelle oder ein Lymphozyt. Es fanden sich auch nirgends irgend welche Zeichen abgelaufener Entzündung.

Die Bezeichnung „Retinitis", die ja schon nach den klinischen Erscheinungen nicht berechtigt erschien, ist auf Grund des pathologisch-anatomischen Befundes nicht mehr aufrecht zu erhalten.

Was nun den übrigen Befund betrifft, so waren die nervösen Elemente der Netzhaut, also die Ganglienzellen, die beiden Körnerschichten und die Stäbchen und Zapfen vollkommen normal. Auch an der Nervenfaserschicht und den retikulären Schichten liessen sich keinerlei Veränderungen nachweisen.

Die einzigen Veränderungen, die mit der Klein'schen Trübung in Zusammenhang stehen konnten, fanden sich am Stützgewebe. Die vertikal verlaufenden Radiärfasern zeigten bei der Heidenhain'schen Eisenalaunhämatoxylinfärbung eine auffallende Verdickung im Vergleich zu anderen, nach derselben Methode fixierten und gefärbten Präparaten; vor allem aber fand sich eine zum Teil recht auffallende Verdickung der Membrana limitans interna. Die Membrana limitans interna stellt ja normalerweise eine einfache, doppeltkonturierte Linie dar (Greeff). Sie ist nach Greeff keine isolierbare, eigentliche Membran, sondern zusammengesetzt aus den Basalkegeln der Radiärfasern. In meinem Falle fand ich nun diese Membran, die sich, nebenbei bemerkt, von der Membrana hyaloidea scharf abhob, auffallend dick. Die Dicke wechselte etwas. In der Makulagegend betrug sie 1,5 bis 2 Mikra. An einzelnen Stellen in der Umgebung der Papille wurden sogar 2,5 Mikra erreicht. Dabei handelte es sich stets um senkrechte, nicht etwa um Schrägschnitte. Es schien mir auch, als ob diese Membran besonders rigide war, denn an einer Stelle, wo sie artefiziell etwas abgelöst war, verlief sie in ihrem abgelösten Teile vollkommen gestreckt.

Ausser dieser Verdickung der Membrana limitans interna und der Verdickung der Radiärfasern habe ich keinerlei Veränderungen gefunden, die man als die Ursache der Klein'schen Trübung hätte ansprechen können. Theoretisch ist es ja nun auch leicht erklärlich, dass Verdickungen der Membran zu einer stärkeren Reflexion des Lichts an der Vorderfläche der Retina führen und damit eine Trübung vortäuschen können.

Was nun die hellen Stippchen, 3 an der Zahl, betrifft, die in der Makulagegend zu sehen waren, so ergab die mikroskopische Untersuchung nur das Fehlen vereinzelter Pigmentepithelzellen in der Makulagegend und eine beginnende Glasdrusenbildung der Lamina vitrea.

Die Zahl der ausgefallenen Pigmentepithelzellen war jedoch grösser als die Zahl der mit dem Augenspiegel sichtbaren gelben Fleckchen. Trotzdem möchte ich annehmen, dass Verschiebungen oder Defekte im Pigmentepithel zusammen mit Verdickungen der Lamina vitrea die Ursache der gelben Fleckchen abgaben.

Jedenfalls ergibt sich aus der pathologisch-anatomischen Untersuchung, dass weder die Klein'sche Trübung, noch etwaige Stippchen in der Makulagegend irgend etwas mit der progressiven Paralyse zu tun haben, und dass speziell keinerlei Zusammenhang zwischen ihnen und dem tabischen bzw. paralytischen Sehnervenschwunde besteht.

Zeit des Auftretens und Ausdehnung der Netzhautveränderungen.

Von grösster Bedeutung für die Frage der Aetiologie des Sehnervenschwundes ist die Feststellung, wann und in welcher Ausdehnung sich Netzhautveränderungen bei der Paralyse finden.

Nach der heute fast allgemein giltigen Auffassung beginnt der Sehnervenschwund in der Netzhaut und zwar in den Ganglienzellen der Netzhaut. Die Ganglienzellen sollen infolge der Einwirkung eines im Körper kreisenden Toxins erkranken.

Man müsste nun nach der heutigen Theorie annehmen, dass sich Netzhaut und speziell Ganglienzellveränderungen schon zu einer Zeit finden, zu der Sehnervenveränderungen noch nicht nachweisbar sind.

Unter meinen Fällen waren 8, in denen sich im Sehnerven keine Spur von degenerativen Veränderungen nachweisen liess, es waren das die Fälle 1, 2, 5, 10, 11, 21, 23 und 24. Im Falle 2 und 5 standen mir die Netzhäute aus äusseren Gründen zur Untersuchung nicht zur Verfügung. Im Fall 11 waren mehr als 12 Stunden seit dem Exitus verflossen, als die Netzhäute in die Fixationsflüssigkeit gebracht wurden. Die Netzhäute zeigten deswegen hochgradige Leichenerscheinungen. Es war nur noch festzustellen, dass die Zellen der Netzhaut in normaler Zahl und Anordnung vorhanden waren, es liess sich aber nichts mehr darüber sagen, ob nicht zu Lebzeiten schon feinere Veränderungen speziell in den Netzhautganglienzellen vorhanden gewesen waren.

Es blieben somit 5 Fälle (1, 10, 21, 23 und 24), in denen die Sehnerven vollkommen normal und die Netzhäute einwandsfrei fixiert waren. Was speziell die Fixation der Netzhäute betraf, so waren in einem Falle die Netzhäute 15 Minuten (Fall 21), in 2 Fällen 30 Minuten (Fall 1 und 10), in einem Falle (Fall 23) 40 und in einem Falle (24) 60 Minuten nach dem Tode fixiert worden. In 4 von den 5 Fällen handelte es sich um typische progressive Paralysen und in einem Falle um eine Taboparalyse (Fall 24).

In keinem einzigen dieser 5 Fälle fanden sich nun die geringsten Veränderungen in der Netzhaut. Die Ganglienzellen waren in allen Teilen und Schichten vollkommen normal, die Nisslkörper zeigten nirgends auch nur die geringste Abweichung von der Norm. Es ergibt sich daraus, dass weder bei der Paralyse noch bei der Taboparalyse Netzhautveränderungen vorhanden sind, wenn die Sehnerven intakt sind.

In bezug auf die heutige Toxintheorie sind die Befunde deswegen von grosser Bedeutung, weil sie zeigen, dass trotz weit fortgeschrittener Paralyse und ausgedehnter Hinterstrangserkrankung die Netzhäute normal bleiben können. Nehmen wir wirklich an, dass sowohl die Paralyse wie die Hinterstrangserkrankungen durch „metasyphilitische", im Blute kreisende Gifte hervorgerufen werden, dass aber andererseits auch, wie heute fast allgemein angenommen wird, der Sehnervenschwund durch solche Gifte bedingt wird, dann ist es doch zum mindesten sehr sonderbar, dass zu einer Zeit, wo Hirn und Rückenmark schon schwer gelitten haben, die Netzhäute noch keinerlei Einwirkungen dieser Gifte zeigen. Fehlt schon für diese auffallende Tatsache jegliche Erklärung, so wird es den Anhängern der „Toxintheorie" wohl ganz unmöglich sein zu erklären, wie es kommt, dass die Netzhäute auch dann normal bleiben, wenn der Körper derart mit Toxinen überschwemmt ist, dass es zu einem paralytischen Anfall kommt. Nach der heutigen Auffassung ist ja der paralytische Anfall die Folge einer Giftüberschwemmung des Körpers.

Ich habe nun unter meinen Fällen 2 mit vollkommen intakten Sehnerven, in denen der Tod während eines paralytischen Anfalls (Fall 24), bzw. im tiefen Koma nach einem paralytischen Anfall eintrat (Fall 1). In beiden Fällen zeigte die Untersuchung der einwandsfrei fixierten Netzhäute vollkommen normale Verhältnisse.

Diese Tatsachen halte ich für besonders wichtig, weil sie der heutigen Toxintheorie geradezu widersprechen. Sie stehen aber durchaus im

Einklang mit der von mir vertretenen Ansicht, dass wir es bei allen tabischen und paralytischen Erscheinungen mit der Wirkung von Krankheitskeimen zu tun haben, die in der Sehbahn selbst ihre Wirkung entfalten. Nur wenn wir uns den paralytischen Anfall als die Folge einer lokal im Gehirn erfolgenden Vermehrung der Krankheitskeime vorstellen, werden wir auch verstehen, warum beim paralytischen Anfall die Netzhaut gänzlich normal bleibt.

Ganz entsprechend sind die Befunde in den ersten Stadien der Sehnervendegeneration.

Die ersten Stadien des Sehnervenschwundes habe ich in 8 Fällen beobachtet und zwar stets in diesen 8 Fällen auf einem Auge (Fall 4 links; Fall 14 rechts; Fall 15 links; Fall 16 rechts; Fall 17 links; Fall 19 rechts; Fall 20 links und Fall 22 rechts.).

In allen Fällen handelte es sich um die ersten, grade nachweisbaren Stadien von Sehnervenschwund. An Palpräparaten zeigten sich ganz geringfügige periphere Ausfälle, stets nur an umschriebener Stelle. An den Gliapräparaten liess sich eine geringe, grade nachweisbare Gliawucherung feststellen.

In keinem einzigen dieser Fälle habe ich nun irgend welche Ganglienzellausfälle in der Netzhaut nachweisen können.

Was die feinere Struktur der Ganglienzellen betrifft, so waren Fall 16, 17 und 20 nicht zu verwerten, weil die Netzhäute nicht rechtzeitig, d. h. in den ersten 2 Stunden post mortem in die Fixierungsflüssigkeit gekommen waren und deshalb schon recht beträchtliche Leichenerscheinungen aufwiesen. Dagegen waren die Netzhäute in 5 Fällen (4, 14, 15, 19, 22) rechtzeitig fixiert. Die Untersuchung dieser Netzhäute liess nun nirgends Veränderungen erkennen. Auch an den Stellen, die den degenerierten Optikuspartien entsprachen, habe ich trotz alles Suchens keine degenerierten Ganglienzellen gefunden.

Es bleibt nur die Möglichkeit, dass einzelne Ganglienzellen an der Peripherie schon vollkommen zu Grunde gegangen waren. Es ist ja sehr schwer in den peripheren Teilen der Netzhaut, wo die Ganglienzellen nicht mehr so regelmässig angeordnet sind wie im Zentrum, den Ausfall vereinzelter Zellen nachzuweisen, und ich will deswegen die Möglichkeit nicht ganz ableugnen, dass vereinzelte Zellen verschwunden waren; auffallend bleibt es dann aber immer noch, dass sich keine Zellen im Stadium der Degeneration nachweisen liessen.

Und selbst wenn wir annehmen, dass schon einzelne Ganglienzellen spurlos zu Grunde gegangen waren, bleibt noch immer die für die Aetiologie des Sehnervenschwundes bedeutsame Tatsache zu recht bestehen, dass die degenerativen Erscheinungen in der Netzhaut unverhältnismässig geringer waren als im Sehnerv. Nach der heute giltigen Toxintheorie müsste man ja eigentlich das Gegenteil annehmen, und v. Grosz hat es ja auch gradezu ausgesprochen, dass man in der Netzhaut Ganglienzellveränderungen zu Beginn der Atrophie finden müsste. Das ist nun jedenfalls nicht der Fall. Ich habe in den oben erwähnten Fällen nicht eine einzige degenerierende Zelle gefunden.

Wie steht es nun in den Fällen mit ausgesprochenem partiellen Sehnervenschwunde?

Auf diese Frage kann ich auf Grund von 4 von mir untersuchten Fällen Auskunft geben, nämlich der Fälle 3, 4, 9 und 19. In allen Fällen waren die Netzhäute ausgezeichnet fixiert; im Falle 4 15 Minuten post exitum, im Falle 3 30 Minuten, im Falle 9 20 Minuten und im Falle 19 45 Minuten post exitum.

In allen vier Fällen fanden sich Veränderungen in der Netzhaut, sie waren aber stets beschränkt auf die Netzhautteile, die den atrophischen Sehnervenabschnitten entsprachen (cf. Tafel I).

Im Falle 4 (rechtes Auge) lag der degenerierte Bezirk des Optikus im Bereich des gekreuzten dorsalen und ventralen Bündels. Dementsprechend fanden sich degenerierende Ganglienzellen in der Netzhaut nur in der nasalen Netzhauthälfte. Die Zahl dieser degenerierenden Zellen war relativ klein. Direkte Zellausfälle waren nicht nachzuweisen. Jedenfalls standen die Veränderungen in der Netzhaut weit hinter denen im Optikus zurück. Das zeigte sich auch sehr deutlich in demselben Fall an dem Verhalten der Makula. Obwohl ich im Optikus in dem dem gekreuzten Makulabündel entsprechenden Abschnitte schon einen deutlich nachweisbaren, wenn auch nur geringfügigen Faserausfall fand, konnte ich in der ganzen Makulagegend, die auf Serienschnitte durchmustert wurde, nicht eine einzige veränderte Ganglienzelle, geschweige denn irgend welchen Zellausfall feststellen.

Bemerken möchte ich auch noch, dass sich in der ganzen temporalen Netzhauthälfte, die ja normalen Optikusabschnitten entsprach, nicht eine einzige veränderte Ganglienzelle nachweisen konnte.

Im Falle 3 lag der atrophische Bezirk im rechten Optikus im ungekreuzten ventralen Bündel und im ungekreuzten ventralen Makulabündel. In der Netzhaut waren 3 Quadranten der Makulagegend vollkommen normal, sie wiesen weder in der Ganglienzellenschicht noch in anderen Schichten irgend welche Veränderungen auf.

Auch der vierte, der temporale untere Quadrant der Makulagegend war im Ganzen normal, sowohl was seine Konfiguration, als die Zahl seiner Zellen betraf. Nur die Nervenfaserschicht war etwas verdünnt und in der Ganglienzellenschicht war etwa $^1/_{20}$ aller Ganglienzellen verändert. Die Veränderungen bestanden in schlechter Färbbarkeit und stellenweise sogar völligem Schwund der Nisslkörper, Schrumpfung des Protoplasmas und Kerndegeneration. Auch im peripheren temporalen unteren Quadranten fanden sich an vereinzelten Ganglienzellen Veränderungen. Die Zahl dieser veränderten Ganglienzellen war aber sehr gering. In den übrigen Quadranten fand sich nicht eine einzige veränderte Ganglienzelle.

Also auch in diesem Falle waren die Veränderungen in der Netzhaut auffallend geringer, als die Veränderungen im Optikus.

Im Falle 9, in dem auf dem rechten Auge das gekreuzte dorsale und ventrale Bündel so gut wie vollkommen degeneriert war, in dem vom ungekreuzten dorsalen Bündel der grösste Teil geschwunden war und in dem die Degeneration auch noch auf das ungekreuzte makulare Bündel übergegriffen hatte, fand sich die ganze nasale Netzhauthälfte und der temporale obere Quadrant stark verändert. Von den Ganglienzellen fehlten in diesen Bezirken die Hälfte und stellenweise noch mehr selbst bis zu $^{9}/_{10}$ aller normaler Weise vorhandener Zellen und von den noch übriggebliebenen Zellen waren viele verändert. Der untere temporale Quadrant war vollkommen normal. In der Makulagegend waren die Unterschiede in den einzelnen Abschnitten recht erheblich. Während 3 Quadranten vollkommen normal waren, fanden sich in dem oberen temporalen Quadranten schwere Veränderungen. Die Ganglienzellenschicht wies hier deutliche Defekte auf. Schätzungsweise waren in diesem Quadranten $^{3}/_{4}$ aller Ganglienzellen zugrunde gegangen. Von den noch erhaltenen Ganglienzellen waren zwar die meisten normal, ein grosser Teil zeigte aber doch auch schon Veränderungen und zwar alle Stadien der Ganglienzelldegeneration. Auf dem linken Auge lagen die Verhältnisse ganz ähnlich, nur war auf diesem Auge die Makulagegend der Netzhaut in der temporalen Hälfte vollkommen normal und in der nasalen Hälfte fehlten nur wenige Zellen. Auch in diesem Falle waren demnach die Veränderungen in der Netzhaut geringfügiger, als in dem entsprechenden Optikus, und an den Stellen der Netzhaut, die normalen Optikuspartien entsprachen, fanden sich keinerlei Zeichen von Degeneration.

Sehr auffallend war das Verhalten der Netzhaut im Falle 19 auf dem linken Auge.

Im unteren temporalen Quadranten waren die Ganglienzellen bis auf wenige geschwunden, die noch vorhandenen Ganglienzellen waren fast ausnahmslos schwer verändert. Nur ganz vereinzelt fand sich noch eine normale Ganglienzelle. Die Nervenfaserschicht fehlte in diesem Quadranten vollkommen. Von den übrigen peripheren Bezirken der

Netzhaut wies nur der untere nasale Quadrant noch geringfügige Ganglienzellausfälle auf, die beiden oberen Quadranten waren vollkommen normal.

Am auffallendsten war das Bild, das die Makulagegend bot. Auf Serienschnitten durch die Makulagegend konnte festgestellt werden, dass in 3 Quadranten der Makulagegend die Ganglienzellen fast vollkommen geschwunden waren, während in einem Quadranten, dem oberen temporalen, die Ganglienzellen noch fast vollständig erhalten waren. Die beiden Mikrophotographien 1 und 2 stammen von einem Schnitte, der horizontal durch den oberen Teil der Makulagegend ging. Bild 1 zeigt, dass im oberen temporalen Quadranten nur sehr wenig Zellen fehlten. Ihr Fehlen liess sich überhaupt nur bei Vergleich mit entsprechenden Schnitten durch normale Makulagegenden nachweisen. Bild 2 dagegen zeigt, dass im oberen nasalen Quadranten höchstens noch eine Schicht von Ganglienzellen erhalten war und dass auch in dieser Schicht schon breite Lücken vorhanden waren.

Auch dieser Fall lässt erkennen, dass die Veränderungen in der Netzhaut geringer waren als im Optikus, und dass diejenigen Bezirke der Netzhaut, die nicht atrophischen Optikusabschnitten entsprachen, vollkommen normal waren.

Fasse ich die Resultate aus den Beobachtungen bei partieller Optikusatrophie zusammen, so ergibt sich aus allen 4 Fällen gleichlautend, dass Veränderungen in der Netzhaut sich stets nur an solchen Stellen finden, die atrophischen Optikusabschnitten entsprechen. Ferner ergibt sich, dass die Veränderungen in der Netzhaut stets geringfügiger sind, als die Veränderungen im Optikus. Während in allen 4 Fällen in den atrophischen Teilen der Sehnerven so gut wie keine Nervenfasern mehr vorhanden waren, fanden sich in den entsprechenden Netzhautpartien doch noch immer eine grössere Zahl von wenig oder gar nicht veränderten Ganglienzellen. Jedenfalls war die Zahl dieser Zellen stets auffallend gross im Vergleich zu der Zahl der erhaltenen Fasern im Optikus.

Auch diese Tatsachen sprechen gegen die Entstehung des Sehnervenschwundes im Anschluss an einen Schwund der Ganglienzellen.

Es sprechen aber auch noch andere Tatsachen bei der partiellen Sehnervendegeneration dagegen, auf die ich noch kurz eingehen will.

Wie Rönne ganz richtig bemerkt, respektiert eine Netzhauterkrankung nicht die sogenannte Raphe, d. h. die horizontal verlaufende Grenzlinie, die den temporalen oberen und den temporalen unteren Netzhautquadranten von einander trennt. Im Falle 9 (rechts) nun fand sich im unteren temporalen Quadranten ein ausgesprochener Ganglienzellen- und

Nervenfaserschwund, während im temporalen oberen Quadranten keinerlei Veränderungen nachweisbar waren. In diesem Falle hat also die Erkrankung ganz zweifellos die Raphe respektiert. Es ist nun gar nicht zu erklären, warum eine primär in der Netzhaut beginnende Degeneration gerade die Ganglienzellen des unteren temporalen Quadranten befallen und zum völligen Schwunde bringen sollte, während sie den oberen temporalen Quadranten vollkommen freilassen sollte. Im Gegenteil weist gerade die Tatsache, dass die Raphe die Grenzlinie zwischen den degenerierten und den nichtdegenerierten Teilen der Netzhaut bildet, auf eine im Optikus liegende Ursache der Netzhauterkrankung hin. Ganz analog liegt es im Falle 19 mit der Makulagegend. Der obere temporale Quadrant der Makula ist so gut wie vollkommen normal, während in den übrigen 3 Quadranten die Ganglienzellen so gut wie vollkommen geschwunden sind.

Auch in diesem Falle ist es nicht verständlich, warum eine in der Retinae beginnende Degeneration gerade den einen Quadranten verschont, während sie die Ganglienzellen in den anderen Quadranten zum völligen Schwunde bringt. Das wird noch weniger verständlich, wenn wir bedenken, dass die beiden oberen Quadranten, die sich so ausserordentlich verschieden verhalten, von demselben Gefässe, der Arteria macularis superior versorgt werden. Also auch dieser Befund spricht für eine im Optikus liegende Ursache der Netzhautdegeneration.

Was die späteren Stadien des Sehnervenschwundes betrifft, so lassen sie Schlüsse aus den Netzhautbefunden auf die Aetiologie des Sehnervenschwundes nur bis zu einem gewissen Grade zu. Von meinen Fällen rechne ich zu diesen späteren Stadien die Fälle 6, 12, 13, ferner die Fälle 7, 8 und 18. In den Fällen 7, 8 und 18 handelte es sich um eine bereits auf den ganzen Optikusquerschnitt ausgedehnte Atrophie. Im Falle 12 standen mir die Netzhäute zur Untersuchung nicht zur Verfügung, im Falle 13 war der tabische Sehnervenschwund durch eine in den letzten Monaten hinzugekommene Retinitis albuminurica kompliziert. Im Falle 6 zeigte die Nervenfaser- und die Ganglienzellenschicht überall deutliche Degeneration. Es waren jedoch die degenerativen Veränderungen nicht gleichmässig über den ganzen Hintergrund ausgebreitet, vielmehr waren sie mehr herdförmig angeordnet. Auf dem rechten Auge war speziell noch die Makulagegend relativ gut erhalten, insofern, als nur jede achte bis zehnte Zelle Veränderungen zeigte. Aus der Tatsache, dass in diesem Falle neben normalen Ganglienzellen degenerierende vorkamen, dass ferner eine ganze Reihe pyknomorpher Zellen nachzuweisen waren, glaube ich schliessen zu können, dass wir es in diesem Falle noch mit einem floriden Prozesse zu tun hatten. Ueber die Ursache dieses Prozesses gab aber der Fall keine Auskunft.

In den Fällen 7, 8 und 18 handelte es sich um fast totalen Sehnervenschwund. In allen 3 Fällen waren nur noch ganz vereinzelte markhaltige Nervenfasern in den Sehnerven nachweisbar. In den Fällen 7 und 18 liess der Netzhautbefund keine weitergehenden Schlüsse zu. In beiden Fällen waren die Netzhäute jahrelang in Formalin aufgehoben worden und zeigten infolgedessen sehr erhebliche Veränderungen. In beiden Fällen liess sich nur so viel sagen, dass noch in der ganzen Netzhaut Ganglienzellen in geringer Zahl vorhanden waren; in einem 10 mm langen Netzhautschnitte lagen noch etwa 3—5 Zellen. Die Zahl dieser noch erhaltenen Ganglienzellen entsprach, soweit sich das überhaupt schätzen liess, ungefähr der Zahl der noch erhaltenen markhaltigen Nervenfasern in den Optici.

Auch im Falle 8 handelte es sich um einen fast totalen Sehnervenschwund. Auch in diesem Falle waren nur noch wenige markhaltige Nervenfasern in den Sehnerven vorhanden. In diesem Falle waren die Netzhäute einwandsfrei fixiert. Sie zeigten hochgradige Veränderungen in allen Teilen. Die Nervenfaserschicht war vollkommen geschwunden, die Ganglienzellen waren zum grössten Teile zu Grunde gegangen. So fanden sich in der Makulagegend vom Rande der Fovea bis zur Mitte der Foveola nur noch 2—3 Zellen und in den peripheren Teilen der Netzhaut von der Papille bis zur äusseren Peripherie nur 2—5 Zellen in einem Schnitte. Die meisten dieser Zellen zeigten nun zwar Veränderungen, ein kleiner Teil war aber doch noch normal. Ganz vereinzelt fanden sich auch pyknomorphe Zellen. In diesem Fall war die Zahl der noch erhaltenen Ganglienzellen grösser, als die Zahl der noch erhaltenen Sehnervenfasern, soweit sich das überhaupt feststellen lässt.

Wollen wir aus den zuletzt erwähnten 6 Fällen überhaupt Schlüsse auf die Ursache des Sehnervenschwundes ziehen, so können wir das meines Erachtens nach nur in dem Sinne, dass die Ursache des Sehnervenschwundes in der Sehbahn gelegen sein muss, denn es wäre sonst nicht recht verständlich, wie in der Netzhaut auch dann noch normale Ganglienzellen, wenn auch nur in geringer Zahl, vorhanden sein können, wenn der Sehnerv schon so gut wie ganz zugrunde gegangen ist. Würde weiter wirklich ein Toxin zuerst die Ganglienzellen in der Netzhaut schädigen, so könnte man doch kaum annehmen, dass zu einer Zeit, wo schon $^{9}/_{10}$ und mehr aller Ganglienzellen vollkommen zugrunde gegangen und verschwunden sind, noch völlig ungeschädigte Ganglienzellen in der Netzhaut vorkommen.

Fasse ich die Resultate meiner Netzhautuntersuchungen bei Tabes und Paralyse, soweit sie für die Frage der Ursache des tabischen und paralytischen Sehnervenschwundes in Betracht kommen, zusammen, so ergeben sich folgende Tatsachen:

1. Die Netzhaut bietet zu keiner Zeit des Sehnervenschwundes bei Tabes und Paralyse ein besonderes histopathologisches Bild. Die Veränderungen, die sich in der Netzhaut finden, stimmen durchaus überein mit den Veränderungen, wie wir sie bei der deszendierenden Degeneration des Sehnerven z. B. nach Abquetschung des Sehnerven durch die arteriosklerotische Carotis interna sehen. Auch bei dieser kommen „pyknomorphe Ganglienzellen“, die auf gewisse reparative Vorgänge schliessen lassen, vor und ebenso finden sich bei dieser deszendierenden Atrophie geringfügige Veränderungen in der inneren Körnerschicht.
2. Die Veränderungen der Netzhaut beim tabischen und paralytischen Sehnervenschwunde stimmen in allen wesentlichen Punkten überein mit den Veränderungen nach experimenteller Sehnervendurchschneidung. Nur sind beim Tier bis jetzt keine Veränderungen an den inneren Körnern beobachtet und keine „pyknomorphen“ Ganglienzellen.
3. Es finden sich, abgesehen von den Veränderungen in der Nervenfaser- und der Ganglienzellenschicht und an einigen inneren Körnern keinerlei Veränderungen in den anderen Schichten, wie sie bei einigen Vergiftungen, z. B. mit Chinin, Filix mas, Atoxyl an den äusseren Körnern und den Stäbchen und Zapfen beobachtet sind.
4. In der Netzhaut finden sich nur dann Veränderungen, wenn zweifellose degenerative Veränderungen am Sehnerven bestehen. Sind die Sehnerven intakt, so sind es auch die Netzhäute Selbst während und nach einem paralytischen Anfalle sind die Netzhäute vollkommen normal, wenn die Sehnerven vor dem Anfalle normal waren.
5. In den ersten Stadien des Sehnervenschwundes finden sich keine Veränderungen in der Retina.
6. Bei partiellem Sehnervenschwund sind die Veränderungen streng auf die Teile beschränkt, die atrophischen Optikusabschnitten entsprechen.
7. Bei partiellem Sehnervenschwunde sind die Veränderungen in der Retina relativ geringer als die Veränderungen im Optikus.

8. Auch bei totalem Sehnervenschwunde finden sich noch völlig normale Ganglienzellen in der Retina, wenn auch nur in geringer Zahl.

Aus der Gesamtheit der erwähnten Tatsachen lässt sich nur der eine Schluss ziehen, dass es sich in der Netzhaut nicht, wie man bisher angenommen hat, um primäre Veränderungen handelt, sondern dass wir es mit sekundären Veränderungen zu tun haben, und dass die Ursache des Sehnervenschwundes bei der Tabes und der progressiven Paralyse nicht in der Netzhaut, sondern irgendwo in der Sehbahn zu suchen ist.

II. Die Veränderungen des Sehnerven.

Was die Veränderungen des Sehnerven bei der Tabes und der progressive Paralysen betrifft, so ist es zweckmässig, die degenerativen und die exsudativen Prozesse gesondert zu betrachten.

Degenerative Veränderungen: Bei den degenerativen Veränderungen unterscheiden wir den Zerfall der nervösen Substanz, die Wegräumung der Zerfallsprodukte, und den Ersatz der zerfallenen Massen durch Gliagewebe.

Bei dem Zerfall der nervösen Substanz sind die Markscheiden und die Achsenzylinder beteiligt. Was die Markscheiden betrifft, so dürfen wir die kadaverösen Erscheinungen, bezw. die Kunstprodukte nicht mit degenerativen Erscheinungen verwechseln. Kadaveröse Erscheinungen treten an den Markscheiden sehr leicht wegen ihrer ausserordentlich weichen Konsistenz auf. Besonders leicht aber zeigen sich kadaveröse Veränderungen an solchen Nervenfasern, die keine Schwannschen Scheiden besitzen. Und zu diesen Fasern gehören ja auch die Fasern des Optikus.

Normalerweise stellen die Markscheiden des Optikus lange Röhren dar. Aber schon die Fixierung mit gewissen Fixierungsmitteln (z. B. Kaliumbichromat oder Formalin) ändert dieses Bild. Die Markscheiden werden höckerig, zeigen Ausbuchtungen und bilden, besonders wenn das Material nicht ganz frisch war, perlschnurartige Formen.

Derartige Veränderungen sind nun keinesfalls als Zeichen einer beginnenden Degeneration anzusehen, wie das einige Autoren noch immer tun. Wirkliche Degenerationserscheinungen äussern sich am Optikus in Zerklüftungen des Markmantels und Bildung von tiefen Einschnürungen und schliesslich in einer Fragmentation und Bildung von rundlichen und ovalen Klumpen oder Schollen („Markellipsoiden").

Die Klumpen oder Schollen zerfallen auch im Optikus in immer kleinere Partikel, von verschiedenster Form. Bei diesem Zerfall erleidet das Myelin auch chemische Veränderungen, wie das von verschiedenen

Seiten genauer untersucht worden ist, indem es in seine Grundsubstanzen, Lezithin, das sich mit Osmium schwarz färbt, Protagon, das sich mit Thionin und Toluidinblau metachromatisch färbt (Reich) zerfällt.

Die Einzelstadien des Markscheidenzerfalls lassen sich auch im Optikus bei Tabes und Paralyse ganz gut beobachten, besonders wenn man sich der Merzbacher'schen Methode bedient.

In manchen Fällen lassen sich allerdings degenerierende Fasern überhaupt nicht nachweisen, sondern es lässt sich nur das gänzliche Fehlen von Fasern an bestimmten Stellen feststellen.

Was die Nervenfibrillen betrifft, so gibt die Bielschowski'sche Silberimprägnationsmethode keinen völligen Aufschluss über die bei ihrem Zerfall auftretenden Erscheinungen. Durch die Bielschowskische Methode werden ja schon normalerweise „die Fibrillen mit den perifibrillären Substanzen auf der markführenden Strecke der Faser zu homogenen schwarzen Bändern verklebt" (Bielschowski). Es wird mit dieser Methode also der ganze Achsenzylinder imprägniert. Die Veränderungen, die der so imprägnierte Achsenzylinder bei der tabischen und paralytischen Atrophie erleidet, bestehen in partiellen, zum Teil recht erheblichen Anschwellungen und in dem meist über grössere oder kleinere Strecken ausgedehnten Verlust der Imprägnierbarkeit. An solchen nicht oder schlecht imprägnierten Stellen sieht man bisweilen auch die von Bielschowski zuerst beschriebene eigenartige Netzstruktur, die Bielschowski für eine schaumartige Metamorphose der Grundsubstanz hält.

Ich habe auch wiederholt beobachtet, dass der untergehende Achsenzylinder sich an einzelnen Stellen aufsplitterte, habe aber nicht mit Sicherheit feststellen können, ob es sich hier nur um eine Auseinanderdrängung der den Achsenzylinder bildenden Fibrillen handelte, oder schon um schwerere Zerfallserscheinungen.

Wiederholt habe ich an dem Achsenzylinder tiefe Einschnürungen gesehen und selbst Unterbrechungen, durch die der Achsenzylinder in einzelne Teile zerlegt wurde.

Die Frage, ob die Markscheiden oder die Fibrillen bei dem tabischen Sehnervenschwunde zuerst zerfallen, möchte ich dahin beantworten, dasss sich im allgemeinen eine zeitliche Differenz zwischen dem Zerfall der Markscheiden und der Fibrillen nicht feststellen lässt. Ich habe gerade im Hinblick auf diese Frage mein Material wiederholt durchgesehen und bei genauem Vergleich korrespondierender Schnitte die Zahl der erhaltenen Markscheiden mit der Zahl der erhaltenen Achsenzylinder in den atrophischen bezw. atrophierenden Bezirken verglichen. In der grössten Zahl der Fälle habe ich einen Unterschied jedenfalls nicht feststellen können.

Auf der anderen Seite habe ich aber auch Beobachtungen gemacht, die darauf hinweisen, dass eine solche zeitliche Differenz in gewissen Fällen doch vorkommen kann. Und zwar kann sowohl der Zerfall der Markscheiden dem der Achsenzylinder vorausgehen, wie umgekehrt. In manchen Fällen (z. B. 18) liess sich nachweisen, dass in bestimmten Bündeln, in denen keine einzige Markscheide mehr vorhanden war, noch Achsenzylinder lagen. Diese Achsenzylinder zeigten aber fast stets Veränderungen, und zwar in Form von Unregelmässigkeiten des Kalibers und partieller schlechter Färbbarkeit. Ob derartige der Markhülle entbehrende und veränderte Achsenzylinder noch leiten, scheint mir sehr fraglich zu sein. Nach Bartels zerfällt ja mit den Markscheiden auch das Myeloaxostroma, also die Substanz, in die die Fibrillen eingebettet sind, und die nach Kaplan mit der Markscheide „topographisch, qualitativ, histologisch und genetisch" eine Einheit bildet. Die Fibrillen würden dann „nackt" verlaufen. Nun hat zwar Bielschowski gezeigt, dass ein Teil der perifibrillären Substanz erhalten bleibt, so dass also auch nach dem Zerfall der Markscheiden die Fibrillen noch immer etwas geschützt sind. Ob man daraus aber den Schluss ziehen darf, dass solche Fibrillen noch für die Reizleitung in Frage kommen, möchte ich doch bezweifeln. Dass diese Zweifel berechtigt sind, ergibt sich aus der Tatsache, dass wir auch bei völlig Amaurotischen noch scheinbar gut erhaltene Achsenzylinder finden.

Wir können überhaupt aus dem pathologisch-anatomischen Bilde nicht mit Sicherheit Schlüsse auf die Leitungsfähigkeit der noch vorhandenen Nervenfasern im Optikus ziehen Das ergibt sich auch aus der Tatsache, dass bei total Amaurotischen nicht nur gut erhaltene Achsenzylinder, sondern sogar noch markhaltige Nervenfasern vorhanden sein können.

Der Einwand, dass die bei völlig Amaurotischen noch erhaltenen Nervenfasern vielleicht Pupillenfasern wären, erledigt sich dadurch, dass sowohl die nackten Achsenzylinder, wie die noch erhaltenen markhaltigen Nervenfasern über den ganzen Optikusquerschnitt verteilt sind (Fall 18). Würde es sich um Pupillenfasern handeln, so müssten die erhaltenen Fasern ja vor allem in dem papillomakularen Bündel zu finden sein, da wir ja seit den Untersuchungen von Hess wissen, dass das Zentrum der Netzhaut in ganz überwiegender Weise als Ursprungsstelle der pupillomotorischen Fasern in Betracht kommt.

Während wir demnach an manchen Stellen zweifellos eine grössere Widerstandsfähigkeit der Achsenzylinder finden, können in anderen Fällen auch die Markscheiden länger erhalten bleiben. Mit der Merzbacherschen Methode habe ich wiederholt in wenig veränderten Markscheiden

Achsenzylinder gefunden, die zweifellos schon im Zerfall begriffen waren, da sich an ihrer Stelle mit Osmium schwarz gefärbte Fetttröpfchen nachweisen liessen. Ferner habe ich nicht selten mit derselben Methode Markscheiden gefunden, in denen sich keine Spur von Achsenzylindern mehr fand. Besonders fanden sich solche leeren Markscheiden oder Markscheidenstücke in Abräumzellen. Man hatte da direkt den Eindruck, als ob die Markscheiden ausgelaugt seien, ein Eindruck, der noch dadurch erhöht wurde, dass derartige leere Markscheiden häufig zusammenfallen und eingeknickt werden. Es stehen diese Befunde der frühzeitigen Achsenzylinderdegeneration in Einklang mit den Feststellungen Bethe's, der ausdrücklich betont (S. 159), dass bei der Nervendegeneration nach Durchschneidung der Zerfall der Fibrillen dem Zerfall der Markscheiden vorausgeht.

Warum nun bei den tabischen Sehnervenatrophien, wenn überhaupt eine zeitliche Differenz zwischen dem Markscheidenzerfall und Achsenzylinderzerfall sich findet, bald der eine und bald der andere Modus in Erscheinung tritt, vermag ich nicht mit Sicherheit zu beantworten. Vielleicht lässt sich aus der Tatsache ein Schluss ziehen, dass in manchen Fällen, in denen die Markscheiden zuerst zu Grunde gingen, exsudative Prozesse an den betreffenden Stellen im Optikus nachweisbar waren (Fall 18). Wir werden also in solchen Fällen an eine direkte Schädigung der Markscheiden denken müssen, etwa in der Weise, dass ein in der Gefässwand sitzendes schädliches Agens auf der einen Seite die Ansammlung der Plasmazellen hervorruft, auf der anderen Seite eine Schädigung der nervösen Substanz, und zwar zunächst der Markscheiden herbeiführt. Vielleicht handelt es sich hier um eine Erscheinung, die mit dem herd- und fleckförmigen Markscheidenzerfall in der Hirnrinde (Siemerling, Spielmeyer) in Analogie zu setzen ist.

Wenn nun aber auch eine primäre Schädigung von Markscheiden beim tabischen Sehnervenschwunde vorkommt, so beschränkt sie sich doch nach meinen Befunden stets auf wenige Fasern. „Fleckweisen“ Schwund der Markscheiden, wie bei multipler Sklerose habe ich nirgends gefunden. Die Atrophie befällt in gleicher Weise die grob- und die feinkalibrigen Fasern.

Ueber die Schnelligkeit, mit der sich die Atrophie im Optikus ausbreitet, habe ich an meinem Materiale nichts feststellen können. Von manchen Autoren (Popow, Elschnig, v. Grosz usw.) ist ja auf Grund von Markscheidenpräparaten die Behauptung aufgestellt worden, dass die degenerativen Veränderungen an den distalen Teilen der Sehbahn hochgradiger waren als in den proximalen Teilen. Soweit der Sehnerv in Betracht kommt, kann ich diese Angabe nicht bestätigen. Unter meinen Fällen waren 3 mit fast totaler Atrophie, 3 mit weit vorgeschrittener diffuser Atrophie, 2 mit ausgedehnter partieller Atrophie und 8 mit beginnender Atrophie. In keinem einzigen dieser Fälle liess sich eine Differenz zwischen dem Grade und der Ausdehnung des atrophischen Prozesses in den distalen und den proximalen Teilen des Sehnerven nachweisen. Ich habe in allen Fällen genaue Vergleiche sowohl an Markscheiden-, wie Fibrillen- und Gliapräparaten angestellt, und zwar habe ich stets einen Schnitt dicht hinter dem Auge mit einem entsprechend behandelten Schnitt aus der Gegend des knöchernen Kanals verglichen, Unterschiede liessen sich jedoch in meinen Fällen nicht nachweisen. In diesem Punkte entsprechen meine Befunde denen, die Schreiber bei seinen sorgfältigen Untersuchungen über den Sehnervenschwund nach experimenteller Sehnervendurchschneidung beim Kaninchen erheben konnte. Nach Schreiber schreitet der Zerfall der Sehnervenfasern ausserordentlich schnell nach der Peripherie fort. Denn während am 4. Tage sich gerade der Beginn der Degeneration an der Durchschneidungsstelle bemerkbar macht, sind am 5. Tage schon die Nervenfasern bis in die periphersten Teile der Markflügel degeneriert. Die Entfernung der Durchschneidungsstelle spielt dabei keine allzu grosse Rolle. Denn das Resultat war dasselbe, wenn die Durchschneidungsstelle 2 oder 4 mm hinter dem Bulbus lag, oder wenn der Optikus dicht am Foramen nervi optici durchschnitten wurde.

Wenn wir nach den Schreiber'schen Untersuchungen demnach annehmen müssen, dass die histopathologischen Veränderungen sich im Sehnerven relativ rasch ausbreiten, so können wir beim tabischen Sehnervenschwund, bei dem langsam eine Faser nach der anderen befallen wird, im allgemeinen auch keine wesentlichen Differenzen zwischen den distalen und den proximalen Teilen des Optikus erwarten.

Die Lage der degenerierenden Bündel war in allen meinen Fällen verschieden, wie ein Ueberblick über das Uebersichtsbild (Tafel I) zeigt. In den Fällen beginnender Atrophie lag der degenerierende Teil fast stets an der Peripherie (Fall 4 links, 14 rechts, 15 links, 16 rechts, 17 links, 19 rechts, 20 links, 22 rechts) Einseitig war die Degeneration in den Fällen 3, 14, 15, 16, 17, 20, 22. Erhebliche Differenzen zwischen beiden Seiten fanden sich in den Fällen 3, 4 und 19. Eine gewisse Symmetrie zeigte sich in den Fällen 9 und 13.

Von irgend einer Regelmässigkeit oder Gesetzmässigkeit in Bezug auf den Ort und die Ausdehnung der degenerativen Prozesse ist demnach keine Rede.

Ein besonderes Interesse verdienen die Vorgänge, die wir heute unter dem Namen Abbauvorgänge zusammenzufassen pflegen.

Die Zerfallsprodukte im Sehnerven bleiben nicht unverändert an Ort und Stelle liegen, sondern werden allmählich resorbiert und entfernt. Diese Entfernung und Resorption ist aber erst möglich, wenn sie in bestimmter Weise zerkleinert und in einen flüssigen Zustand gebracht worden sind. Die Aufgabe der Zerkleinerung und Verflüssigung haben die sogenannten Abräumzellen.

Ueber die Herkunft der „Abräumzellen“ herrscht noch keine völlige Klarheit und Einigkeit. Nissl hatte früher den Gliazellen die Fähigkeit zur Wanderung und Phagozytose zugesprochen, hat aber später auf Grund von Untersuchungen, die Cerletti mit Karmin, Tusche und ähnlichen Körpern angestellt hat, seine frühere Ansicht revidiert. Mit Recht behauptet Merzbacher, dass die Versuche von Cerletti doch nur so viel sagen, dass die Gliazellen sich bei der Entfernung von Karmin und dergleichen nicht beteiligen, dass aber damit noch nicht ihre phagozytären Eigenschaften in bezug auf andere Substanzen geleugnet werden können. Merzbacher, dem wir sehr sorgfältige Untersuchungen über die Abräumzellen im Nervensystem verdanken, unterscheidet zwei Arten von Abräumzellen und zwar nach biologischen Gesichtspunkten. Nach ihm stammen die Abräumzellen zum Teil von Gliazellen (gliogene Abräumzellen) und zum Teil von mesodermalen, vor allem adventitialen Zellen ab (mesodermale Abräumzellen).

Ich habe mit der Merzbacher'schen Methode auch den Optikus bei tabischer und paralytischer Atrophie untersucht und gefunden, dass auch hier die Abbauvorgänge sich in ganz ähnlicher Weise abspielen wie im ganzen übrigen Zentralnervensystem.

Die Frage, ob die im Optikus vorkommenden Abräumzellen gliogener oder mesodermaler Natur sind, vermag ich auf Grund meiner Präparate nicht mit Sicherheit zu entscheiden. Die Schwierigkeit, die Herkunft der Zellen in jedem Falle festzustellen, ist eine sehr grosse und ist auch von anderer Seite zugegeben. So betont besonders Bielschowski, dass gliogene und mesodermale Abräumzellen auf der Höhe der Abräumvorgänge nicht voneinander zu unterscheiden sind. Nach meinen Untersuchungen möchte ich glauben, dass zum wenigsten der grösste Teil der Abräumzellen bei der tabischen Sehnervenatrophie gliogener Herkunft ist. Ich schliesse das daraus, dass sich alle Uebergänge zu Gliazellen feststellen lassen. Ob daneben noch Zellen mesodermaler Herkunft vorhanden waren, wage ich aber auf Grund meines bisherigen Materiales nicht zu entscheiden. Die gliogenen Abräumzellen lösen sich aus dem synzytialen Verbande, den die Gliazellen im normalen Optikus bilden, los. Wenigstens habe ich in meinen Fällen einen Zusammenhang zwischen verschiedenen Zellen nicht beobachten können.

Der Kern der Abräumzellen unterscheidet sich höchstens durch eine etwas erheblichere Grösse von dem Kern der gewöhnlichen Gliazellen. Das Protoplasma, das bei der Merzbacher'schen Methode hellblau herauskommt, zeigt meist eine etwas wabige Struktur und ist an den meisten Zellen gut entwickelt. In dem Protoplasma lassen sich stets mit Osmium schwarzgefärbte Körner von verschiedener Grösse nachweisen. Ausser diesen aus Fett oder fettähnlichen Substanzen bestehenden, schon mehr oder weniger verarbeiteten Abbauprodukten finden sich im Inneren des Protoplasmaleibes mehr oder weniger veränderte Stücke von Nervenfasern. Diese in den Abräumzellen liegenden Stücke von Nervenfasern waren in den meisten Fällen schon stark verändert. In manchen Fällen war die Markscheide noch zu erkennen, aber der Achsenzylinder schon in Tröpfchen verschiedener Grösse zerfallen, in anderen Fällen war vom Achsenzylinder nichts mehr zu sehen und nur die leere, eingefallene Markscheide in dem Zellleibe enthalten. In manchen Zellen wieder fanden sich Einschlüsse, von denen man nicht mehr mit Sicherheit sagen konnte, ob es sich um Reste von Nervenfasern handelte, obwohl wohl anzunehmen ist, dass nur Zerfallsprodukte von Nervenfasern ins Innere der Zellen aufgenommen waren.

Einige Zellen waren ausserordentlich gross, besassen auch zwei oder mehrere Kerne. Von den Abräumzellen ist mit den gewöhnlichen Färbemethoden nicht viel zu sehen.

Da die Abräumzellen in gewissen Stadien auch „Körnchen" enthalten, so könnte man sie auch als Körnchenzellen bezeichnen Es kommen also entgegen der allgemein verbreiteten Ansicht auch im Optikus „Körnchenzellen" vor. Allerdings nehmen diese Zellen niemals die Kugelform an, wie wir sie im Zentralnervensystem, z. B. in Erweichungsherden finden. Ich glaube, dass sie es deswegen nicht tun, weil die im Optikus herrschenden räumlichen Verhältnisse es ihnen nicht gestatten. Für diese Auffassung spricht die Tatsache, dass wir im Chiasma, dem ja die strenge Einteilung in Bündel und das starre bindegewebige Septensystem fehlt, typische Körnchenzellen in grosser Menge finden.

Was nun den Weitertransport des abgebauten nervösen Gewebes betrifft, so werden die in den Abräumzellen enthaltenen fett- oder fettähnlichen Massen ebenso wie sonst im Nervensystem an die Gefässwandzellen abgegeben. Merzbacher ist bei seinen Untersuchungen nicht zu einem definitiven Resultat in der Frage gekommen, ob die zerfallenen Massen von den Abräumzellen auch direkt in die Gefässe abgegeben werden. Im Optikus finden sich die Adventitial- und Endothelzellen an den Stellen, wo Nervenfasern zugrunde gehen, mit Fett und fettähnlichen Substanzen vollgepfropft. Daraus ergibt sich mit Sicherheit, dass wenigstens ein Teil des Zerfallsmaterials auf dem Wege über die Gefässwandzellen entfernt wird. Ob daneben auch noch eine direkte Abgabe in das Gefässlumen erfolgt, habe ich nicht feststellen können.

Regenerationserscheinungen.

Die Frage, ob bei der tabischen resp. paralytischen Sehnervenatrophie auch Regenerationserscheinungen auftreten, ist meines Wissens bisher nicht untersucht worden.

An den peripheren Nerven finden wir bei der Nervenregeneration ganz charakteristische Bilder, so die büschel- oder pinselförmigen Strukturen Perroncito's, die aus den Endaufsplitterungen neuer Fasern hervorgehen, ferner plättchenförmige, ring- und knopfförmige Gebilde und schliesslich noch die schraubenförmigen Gewinde Marinesco's.

Da der Sehnerv nun aber kein peripherer Nerv ist, und da man den zentralen Fasern früher ganz allgemein die Regenerationsfähigkeit abgesprochen hat, so musste es sehr fraglich erscheinen, ob sich im Sehnerven Veränderungen nachweisen liessen, die als Regenerationszeichen aufgefasst werden könnten.

Andererseits war zu bedenken, dass in den letzten Jahren Bielschowski mit seiner Silberimprägnationsmethode Befunde erhoben hat, die für die Möglichkeit regenerativer Prozesse auch im Zentralnervensystem sprechen. Er hat in der Umgebung infiltrativ wachsender Tumoren marklose Fäserchen gefunden, die Endigungen zeigten, die den Perroncito'schen und Marinesco'schen Befunden durchaus glichen.

Ferner hat Nageotte darauf hingewiesen, dass auch bei der Tabes Regenerationserscheinungen vorkommen. Er hat im Rückenmark marklose Fasern mit den verschiedensten Endstrukturen gefunden.

Nach diesen Untersuchungen erscheint es durchaus möglich, dass auch im Sehnerven, obwohl er zum Zentralnervensystem gehört, Regenerationserscheinungen vorkommen können, Für diese Möglichkeit würden auch Befunde von André Thomas sprechen, der Regenerationserscheinungen in Form von kolbigen Anschwellungen an atrophischen Optikusfasern beobachtet haben will.

Ich habe nun in meinen Präparaten nach derartigen Regenerationserscheinungen gefahndet, habe aber nichts gefunden, was irgendwie für regenerative Prozesse sprechen konnte. Entweder verliefen die erhaltenen Achsenzylinder ohne Unterbrechung durch das Gesichtsfeld, oder sie zeigten die schon oben erwähnten Zerfallserscheinungen. Endaufsplitterungen oder andere für Regeneration charakteristischen Erscheinungen fanden sich jedoch nicht.

Es ist natürlich nicht ausgeschlossen, dass trotz meiner negativen Befunde im Sehnerven auch bei der tabischen und paralytischen Atrophie Regenerationserscheinungen vorkommen. Es ist sehr wohl möglich, dass derartige Erscheinungen nur zu bestimmten Zeiten auftreten und dass sie nur vorübergehend zu finden sind (cf. hierzu auch Seite 123).

Glia: Die Gliaveränderungen beim tabischen Sehnervenschwunde sind im allgemeinen bisher wenig berücksichtigt worden. Man hat geglaubt, dass die Glia keine grosse Rolle beim Sehnervenschwunde spielt. In der Tat ist aber die Bedeutung der Glia eine weit grössere, als man bisher angenommen hat. Die Glia hat zwei Aufgaben zu erfüllen. Die eine Aufgabe besteht darin, die Degenerationsprodukte der nervösen Substanz aufzunehmen und zu beseitigen, die zweite Aufgabe besteht in dem Ersatz der untergegangenen Nervensubstanz.

Schon eine genauere Betrachtung von Schnitten, die mit Kernfarbstoffen gefärbt sind, zeigt, dass beim tabischen Sehnervenschwunde neben den auch normaler Weise vorkommenden kleinen dunkelgefärbten Gliakernen und den etwas grösseren blassen Gliakernen sich noch Kerne finden, die sich durch ihre Grösse auszeichnen und normaler Weise nicht vorhanden sind. So habe ich in einem Falle noch Kerne gefunden von 8 : 16 Mikra Grösse. In diesem Falle handelte es sich allerdings um einen Fall, in dem die exsudativen Prozesse sich abnorm weit in den Sehnerven herab erstreckten. Was die Zahl der Gliakerne betrifft, so geben manche Autoren an, dass sich beim tabischen Sehnervenschwunde eine Vermehrung der Kerne findet, andere, dass es sich hier nur um eine Täuschung handelt, indem die normaler Weise vorhandenen Zellen durch die Schrumpfung des Sehnerven auf einen kleineren Raum zusammengedrängt werden. Auch Spielmeyer, der mit der Weigert'schen Methode einen Fall von totalem Sehnervenschwunde untersucht hat, kommt zu dem Schluss, dass die Gliakerne nicht vermehrt sind, dass sie im Gegenteil gegenüber der reichlichen Gliafaserproduktion verschwinden. Nach meinen Befunden sind beide Ansichten richtig. In den Anfangsstadien der Degeneration und bis zur Resorption der untergegangenen nervösen Substanzen findet sich eine Vermehrung der Gliakerne resp. der Gliazellen. Später bilden sich die Gliazellen wieder zurück, ein Teil geht zugrunde und wir finden das Bild, wie es Spielmeyer bei totaler Optikusatrophie beschrieben hat, relativ wenig Kerne in einem dichten Gliafaserfilz.

Die Glia hat, wie schon bemerkt, beim Sehnervenschwunde 2 Aufgaben zu erfüllen, die Beseitigung der zerfallenen nervösen Substanz und die Deckung der entstandenen Defekte.

Die Degenerationsprodukte werden in der schon geschilderten Weise von Abräumzellen beseitigt. Dass von diesen Abräumzellen die meisten, wenn nicht alle, gliogener Herkunft sind, habe ich schon erwähnt.

Die zweite Aufgabe ist der Ersatz der zugrunde gegangenen Substanz durch Gliafaserbildung. Diese Gliafaserbildung geht wohl im allgemeinen von den vorhandenen Gliazellen aus, ohne dass eine Vermehrung erfolgt. Nur das Protoplasma und der Kern vergrössern sich etwas. Die Zunahme des Protoplasmas lässt sich am besten an Schnitten, die mit Thionin gefärbt sind, erkennen. In diesen vergrösserten Gliazellen bilden sich nun neue Fasern. Die neugebildeten Fasern sind wellig geschwungen und behalten, wie das schon Spielmeyer angegeben hat, ihre „Individualität" bei, sie teilen sich ebenso wenig, wie die ursprünglich vorhandenen Fasern. Spielmeyer meint, dass alle Fasern gleiche Dicke zeigen. Im allgemeinen ist das auch in meinen Präparaten der Fall. An einzelnen Stellen habe ich aber doch zweifellos verdickte und zwar recht erheblich verdickte Fasern beobachtet, ohne dass eine besondere Ursache dafür zu erkennen war. Dass die Rancke'sche Methode daran Schuld war, kann ich nicht glauben.

Die Neubildung der Gliafasern erfolgt im Optikus gewöhnlich in der Art, dass die neugebildeten Fasern dem Verlauf der normaler Weise vorhandenen Gliafasern sich anpassen. In dieser Beziehung unterscheidet sich der Degenerationsprozess im Optikus nicht von den Degenerationsprozessen an anderen Stellen des Zentralnervensystems. Es gilt auch für den Optikus das, was Bielschowski über die chronischen Degenerationen ganz allgemein sagt, dass der „Bauplan der nervösen Substanz zunächst wenig oder gar nicht geändert wird", dass „die persistierenden Elemente, insbesondere die Nervenfasern eine Leitbahn für die neugebildeten Gliafibrillen bleiben, die vorwiegend aus den präformierten Zellen des erkrankten Gebietes selbst hervorgehen". Grade weil die Gliafasern im Beginn der Atrophie dem Verlauf der vorhandenen Fasern folgen, lässt sich eine Vermehrung der Fasern nicht immer ganz leicht feststellen.

Immerhin gibt uns das Gliafaserbild doch in manchen Fällen früher Aufschluss über eine beginnende Degeneration, als die Markscheiden- und Fibrillenpräparate. Schon Weigert hat ja auf diese Tatsache aufmerksam gemacht. Ich selbst habe in 3 Fällen (Fall 4, 14, 23) in Bündeln, die nach dem Markscheidenbilde noch als normal angesprochen werden mussten, schon vergrösserte Gliazellen und eine Vermehrung der Gliafasern gefunden.

In einem Falle konnte ich auch feststellen, dass die Gliavermehrung nicht im ganzen Optikus von gleicher Stärke war, sondern dass sie nach dem distalen Ende deutlich abnahm. Da wir nun wissen, dass die Gliawucherung sehr schnell auf den Untergang nervösen Gewebes folgt, so lässt sich aus der Tatsache, dass die Gliawucherung nach dem distalen Ende des Optikus abnahm, nur der Schluss ziehen, dass es sich um eine deszendierende Degeneration handelte.

Während also nach Markscheiden- und Fibrillenpräparaten ein Unterschied in der Stärke der Degeneration im Verlauf des Optikus sich in keinem meiner Fälle feststellen liess, lieferte die Gliamethode in einem Falle den Beweis, dass der degenerative Prozess in den proximalen Teilen schon weiter fortgeschritten war, als in den distalen.

Was nun die neugebildeten Fasern betrifft, so schrumpfen sie, ebenso wie die präexistierenden, schliesslich erheblich zusammen, indem sie sich korkzieherartig zusammenziehen. In Bündeln, in denen die Nervenfasern völlig zugrunde gegangen sind, kommt es auf diese Weise zur Bildung dichter Faserfilze und da ein Teil der zunächst vermehrten Gliakerne schliesslich wieder zugrunde geht, sind diese Faserfilze entschieden kernarm.

Gliaeinschmelzungen, wie wir sie bei schweren Zirkulationsstörungen im Gehirn sehen, habe ich an der Sehbahn nie beobachtet.

Monstregliazellen, d. h. abnorm grosse Gliazellen, wie sie sich bei der Paralyse in der Hirnrinde, aber auch im zentralen Grau und gelegentlich im Corpus geniculatum finden, habe ich nur ganz ausnahmsweise im Sehnerven gesehen. Im allgemeinen spricht ja das Auftreten von Monstregliazellen für „rasche und tiefgehende Destruktion der nervösen Elemente" (Bielschowsky). Aus dem Vorkommen vereinzelter Monstregliazellen im Optikus möchte ich aber nicht den Schluss ziehen, dass es sich in den betreffenden Fällen um einen besonders schnellen Zerfall der nervösen Substanz gehandelt hat. Ich möchte das deswegen nicht, weil ich solche Riesengliazellen auch bei zwei Epileptikern in völlig normalen Sehnerven beobachtet habe. Bei der Epilepsie kann es sich wohl nur um den Ausdruck einer für das ganze Zentralnervensystem geltenden Neigung zur Gliawucherung handeln.

Eine besondere Stellung nimmt noch das Gliagewebe am Sehnerveneintritt, speziell in der Papille ein. Ich habe die hier vorliegenden Verhältnisse nur an Präparaten studieren können, die mit dem Birch-Hirschfeld'schen Gemisch zusammen mit den Netzhäuten fixiert waren. So viel habe ich aber doch feststellen können, dass es sich an dieser Stelle nicht um erhebliche Wucherungen der Glia handelt. Im Gegenteil hält die Gliawucherung sich hier in sehr engen Grenzen, ähnlich, wie wir das ja auch in der Nervenfaserschicht der Netzhaut gesehen haben. In den ersten Stadien des Sehnervenschwundes (Fall 14, 15, 17 und 22) sind

Veränderungen an der Papille überhaupt nicht nachzuweisen. In den Fällen, in denen die Atrophie schon etwas weiter vorgeschritten war (Fall 3 und 4), fand sich an den Stellen der Papille, die den atrophierenden Bündeln entsprachen, eine unbedeutende Vermehrung der Gliazellen. Die Vermehrung war jedenfalls so gering, dass sie sich in dem einen Falle (Fall 4) nicht einmal mit Sicherheit feststellen liess. Auch in den Fällen fortgeschrittener Atrophie kommt es nicht zu erheblicher Vermehrung der Glia. Auch scheint die Glia sehr schnell wieder zu schrumpfen.

Jedenfalls habe ich an meinen Fällen nichts feststellen können, was die Elschnig'sche Auffassung irgend wie stützen könnte, dass „das dichte Gliagewebe, welches das Nervenfasergewebe in der Papille substituiert, als Ursache des Sehnervenschwundes angesehen werden könnte."

Grade die Untersuchung beginnender Fälle von Sehnervenatrophie zeigt uns, dass, wenn es überhaupt in einem Stadium des Sehnervenschwundes zu einer Gliawucherung an der Papille kommt, diese Gliawucherung jedenfalls nicht das Primäre ist, sondern dass sie erst dann eintritt, wenn die Atrophie bereits bis zu einem erheblichen Grade fortgeschritten ist.

In meinen Fällen hat sich nie eine erhebliche Gliavermehrung gefunden, ich will damit aber nicht leugnen, dass sie bei der tabischen Atrophie nicht gelegentlich vorkommt. Als Ursache des Sehnervenschwundes kann sie aber jedenfalls nicht angesehen werden.

Was die Scheiden des Optikus betrifft, so zeigt die Duralscheide keinerlei histologische Veränderungen. Nur bei starker Atrophie wird sie infolge der Verkleinerung des Optikus zu weit und zeigt nun eine Reihe von Längsfalten.

Die Arachnoidea weist bisweilen eine geringe Verdickung des Balkenwerkes auf, im übrigen ist sie an den distalen Teilen des Optikus stets normal. Die Pia kann bei weit fortgeschrittener Atrophie etwas verdickt sein, das Bindegewebe erscheint dann vielleicht etwas kernärmer als normal, die Gefässe sind verengt und zum Teil leicht sklerosiert.

Was das Bindegewebe der Septen betrifft, so zeigt es zu Beginn der Sehnervenatrophie keinerlei Veränderungen, vor allem keinerlei Zeichen von Proliferation. Ja selbst bei schon weit vorgeschrittener Atrophie können Veränderungen am Bindegewebe vollkommen fehlen. Am Ersatz des untergegangenen Nervengewebes beteiligt es sich so gut wie gar nicht. Höchstens bilden sich, wie das auch Spielmeyer beschreibt, an einzelnen Stellen vom perivaskulären Bindegewebe aus einzelne kernarme sklerotische Faserzüge. Von irgend welchen ausgesprochenen Proliferationserscheinungen kann auch bei schon weit vorgeschrittener und selbst bei totaler Sehnervenatrophie keine Rede sein. In allen Fällen bleibt auch bei totaler Atrophie der Sehnerven, wie das schon Uhthoff gezeigt hat, der Bau des Optikus mit seinen Maschenräumen deutlich erkennbar, wenn auch die einzelnen Septen infolge des durch die schrumpfende Glia ausgeübten Zuges mehr oder weniger stark verzerrt und deformiert werden.

Deutliche Verdickung der Septen, ebenso wie der Pia habe ich an dem distalen Teile des Optikus nur dann gefunden, wenn ausgesprochene arteriosklerotische Prozesse vorhanden waren. Zum Bilde des tabischen Sehnervenschwundes gehören sie jedenfalls nicht.

Etwas anders ist das Verhalten des Bindegewebes an den Stellen, wo wir es mit exsudativen Prozessen zu tun haben. Hier kann man schon zu Beginn des Sehnervenschwundes gewisse Proliferationserscheinungen feststellen. Aber sie sind nirgends erheblich. Nur in der Pia kann es in manchen Fällen zu erheblicheren Verdickungen kommen. Wir haben es hier mit denselben Proliferationserscheinungen zu tun, wie sie ja in der Pia des Gehirns bei der Paralyse und des Rückenmarks bei der Tabes seit langer Zeit bekannt sind.

Auch an den Stellen, wo sich exsudative Prozesse abgespielt haben und wo die Septen etwas verdickt sind, bleibt stets das Maschenwerk des Optikus gut erkennbar.

Das Verhalten der Gefässe habe ich mit Hilfe der van Gieson'schen Methode und der Weigert'schen Elastikafärbung genauer untersucht. Auf Grund meiner Untersuchungen bin ich zu dem Schluss gekommen, dass das Verhalten der Gefässe abhängig ist von den pathologischen Prozessen, die sich in ihrer Umgebung abspielen.

Prinzipiell müssen wir unterscheiden zwischen solchen Stellen, an denen sich nur sekundär degenerative Prozesse, und solchen, an denen sich auch exsudative Prozesse nachweisen lassen.

An den Stellen des Optikus, wo wir es nur mit degenerativen Prozessen zu tun haben — also in meinen Fällen fast stets an den distalen Teilen des Optikus — sind die Gefässe normal. Gefässveränderungen gehören hier ebenso wenig zum Bilde der Atrophie, wie bei deszendierenden Atrophien aus anderen Ursachen. Nur bei totaler Atrophie findet man auch an diesen Stellen Gefässveränderungen, sie sind aber unbedeutend und bestehen im wesentlichen in einer Verengerung und einer leichten Sklerose der Wandungen.

Finden wir an den eben erwähnten Stellen des Optikus Gefässveränderungen, so handelt es sich um Komplikationen mit Arteriosklerose, Albuminurie und dergleichen. Jedenfalls beweist der Umstand, dass auch bei totaler Atrophie die Gefässe normal sein können, dass Gefässveränderungen am Sehnerven mit dem degenerativen Prozess an sich nichts zu tun haben.

Ganz anders liegt die Sache an den Stellen, wo wir neben den degenerativen Veränderungen auch exsudative Prozesse sich abspielen sehen. Hier finden wir nicht nur Wandverdickungen, ähnlich den Veränderungen, wie sie Alzheimer bei der progressiven Paralyse an den Gefässen der Hirnrinde gefunden hat, sondern auch ausgesprochene Neubildung von Gefässen. Ich werde darauf bei Besprechung der exsudativen Prozesse noch näher eingehen.

Exsudative Prozesse: In früheren Zeiten pflegte man jede Anhäufung von Rundzellen besonders in der Umgebung von Gefässen als ein sicheres Zeichen einer bestehenden Entzündung zu betrachten. Denn die Zellen hielt man ganz allgemein für Lymphozyten und Auswanderung von weissen Blutkörperchen aus den Gefässen galt ja als das wichtigste Charakteristikum der Entzündnng. Nissl hat zuerst darauf hingewiesen, dass die Rundzellen im Zentralnervensystem durchaus nicht aus einer Quelle stammen.

Sicher nicht aus dem Blute stammen die gewucherten Adventitialzellen, die Abräumzellen und die Mastzellen. Sie können aber in gewissen Fällen zu Verwechselungen mit Lymphozyten Veranlassung geben. Vor allem gilt das für die Abräumzellen. Sie können sich, gleichgültig, ob sie gliogenen oder mesodermalen Ursprunges sind, in den Lymphscheiden der Gefässe ansammeln und hier nach Abgabe der von ihnen aufgenommenen Abbauprodukte eine den Lymphozyten ausserordentlich ähnliche Gestalt annehmen. Weniger leicht können die Mastzellen zu Verwechselungen führen, als deren Mutterzellen ja jetzt allgemein Pial- oder Adventitialzellen angesehen werden.

Sicher aus dem Blute stammen die Leukozyten, Sie spielen beim tabischen Sehnervenschwunde keine Rolle, ferner die Lymphozyten und die Plasmazellen. Was die Plasmazellen betrifft, so ist ihre Herkunft ja lange strittig gewesen und ist es zum Teile noch heute (cf. das ausführliche Referat von J. Schaffer). Aber die Anhänger der histiogenen (fibroblastischen) Theorie Unna's sind heute doch etwas in den Hintergrund gedrängt von den Anhängern der Marschalkóschen hämatogenen (hämolymphozytischen) Theorie (Nissl, Maximow, K. Ziegler, Cerletti, Bielschowski, Spielmeyer). Besonders hat wohl Nissl durch seine eingehenden experimentellen Arbeiten der hämatogenen Theorie zum Siege verholfen. Nach Nissl entwickeln sich die Plasmazellen aus kleinen und grossen Lymphozyten, die unter pathologischen Verhältnissen in grosser Menge in dem Blute des erkrankten Organs auftreten, dann in die Adventitialscheiden übertreten und sich dort zu richtigen Plasmazellen umwandeln.

Nur da also können wir von exsudativen Prozessen reden, wo wir Lymphozyten und Plasmazellen finden. Ich habe absichtlich die Bezeichnung exsudative Prozesse gewählt, um das Wort entzündlich zu vermeiden. Denn da noch heute vielfach für Prozesse die Bezeichnung entzündlich gebraucht wird, bei denen nur gliogene und mesodermale Abräumzellen in der Umgebung der Gefässe vorkommen, bei denen aber Zellen, die aus dem Blute abgewandert sind, fehlen, so kann durch die Bezeichnung entzündlich der Entstehung von Irrtümern Vorschub geleistet werden. Ich schliesse mich in diesem Punkte vollkommen den Ausführungen Schröder's an. Ich möchte aber noch besonders betonen, dass, wenn irgendwo in meiner Arbeit das Wort „entzündlich" gebraucht ist, es durchaus in demselben Sinne gebraucht ist, wie „exsudativ".

Bei den exsudativen Prozessen am Optikus bei der Tabes und Paralyse spielen von allen Zellelementen die Plasmazellen die Hauptrolle. Es kommen aber stets neben ihnen in mehr oder weniger grosser Zahl Lymphozyten vor. Ferner finden sich stets alle Uebergangsstufen zwischen beiden. Schliesslich finden sich noch vereinzelte Mastzellen und ganz ausnahmsweise ein mehrkerniger Leukozyt.

Die Plasmazellen selbst zeigen keinerlei Abweichungen von denen, die wir bei der Paralyse in der Hirnrinde und bei der Tabes im Rückenmark und an den hinteren Wurzeln finden. Auch im Optikus zeigen die Plasmazellen eine ausgesprochene Neigung zu regressiven Veränderungen, Vakuolenbildung und Zerfall. Erwähnen möchte ich nur, dass ich gerade im Sehnerven mehrere Plasmazellen gefunden habe, die alle möglichen Einschlüsse, die sich nur als Zellreste deuten lassen, enthielten und dass mir dafür nur eine Erklärung möglich erscheint, die schon vielfach angenommen wurde, aber niemals ganz durchdrang, dass die Plasmazellen phagozytäre Eigenschaften besitzen.

Was nun den Ort betrifft, wo sich die Plasmazellen und Lymphozyten fanden, so war die Duralscheide stets frei, und in der Arachnoidea fanden sich immer nur vereinzelte Plasmazellen. Der Hauptsitz der Plasmazellen im Optikus sind die Pia und die Septen des Optikus.

In der Pia können die Plasmazellen diffus zerstreut sein, meist liegen sie aber etwas dichter um die in der Pia verlaufenden Gefässe und bilden auch hier und da richtige kleine Infiltrate. Bei weiter fortgeschrittenen Prozessen können diese Infiltrate zusammenfliessen, so dass dann die ganze Pia von einer 4—8fachen und selbst noch dickeren Plasmazelllage durchsetzt ist.

In den Septen sieht man die Plasmazellen vorwiegend im Virchow-Robin'schen Raum liegen, doch können sie sich hier, besonders in den dickeren Septen, auch durch das ganze Bindegewebe verteilen. Im intrakraniellen Optikus beschränken sie sich streng auf den adventitiellen Raum. In den Septen sind nicht nur die grösseren Gefässe, sondern auch die Präkapillaren und selbst die Kapillaren bisweilen von Plasmazellmänteln umgeben. An den Kapillaren liegen sie zwischen der feinen elastischen Membran und der umgebenden zarten Adventitia. Sind die Zellen zahlreich vorhanden, so liegen sie dicht gedrängt, wie Pflasterepithel, der Gefässwand an; in manchen Fällen sieht man auch mehrere Lagen übereinander.

Am leichtesten scheinen die Plasmazellen im intrakraniellen Optikus in das Innere eindringen zu können. Hier spielt eine besondere Rolle in manchen Fällen die Pialleiste (Wilbrand und Sänger), die eine in den Optikus vorspringende leistenartige Verdickung der Pialscheide darstellt. Sie verläuft im oberen Teil des Optikus schräg von vorn und lateral nach hinten und medial gegen den inneren Chiasmawinkel hin. Von der Pialleiste gehen eine ganze Reihe von Septen, zum Teil „spinnenbeinartig", in das Innere des Optikus hinein. In der Leiste selbst verläuft gewöhnlich ein grösseres Gefäss, und dieses Gefäss schickt seine Aeste längs der Septen in das Innere des Optikus hinein. Ich habe nun wiederholt feststellen können, dass gerade längs des in der Pialleiste verlaufenden Gefässes und seiner Aeste die Plasmazellinfiltration besonders dicht war.

Die Infiltration findet aber ausser diesem eben beschriebenen Wege noch zahlreiche andere am intrakraniellen Optikus. Der intrakranielle Optikus besitzt keine grösseren zentralen Gefässe, vielmehr stellen alle Gefässe Aeste grösserer, in der Pialscheide verlaufender Gefässe dar. Gerade weil also die Gefässversorgung des intrakraniellen Optikus direkt von der Pia aus erfolgt, setzt sich die Infiltration so leicht von der Pialscheide in das Innere fort.

An anderen Stellen, als im perivaskulären Lymphraume und im Bindegewebe der Pia und der Septen habe ich Plasmazellen nicht gefunden. Niemals fanden sich Plasmazellen in dem sogenannten „subpialen Raum". Nach meinen Präparaten muss ich die Existenz dieses Raumes überhaupt in Abrede stellen und ihn, ebenso wie das Nissl für den entsprechenden Raum des Gehirns getan hat, als Kunstprodukt bezeichnen. An guten Präparaten sieht man keine Spur eines Spaltes und an geschrumpften Präparaten erkennt man deutlich, dass die feinen Gliafasern nur von der Limitans superficialis, die überall die Glia von dem mesodermalen Gewebe trennt, abgerissen sind.

Mit dem exsudativen Prozess gehen nun gewöhnlich Veränderungen an den Gefässen einher. In erster Linie finden wir im Optikus die von Alzheimer beschriebenen und für die Paralyse als typisch angesprochenen Gefässveränderungen an den kleineren Gefässen. Alzheimer unterscheidet bekanntlich zwei Gruppen von Veränderungen der Gefässe bei der Paralyse, progressive und regressive.

Die progressiven Veränderungen zeigen sich hauptsächlich in einer Wucherung des Endothels unter gleichzeitiger Neubildung einer oder mehrerer elastischer Membranen. Diese Endothelwucherung, bei der sich die einzelnen Endothelzellen vergrössern und dann auf ihre Oberfläche eine neue Membran ausscheiden, habe ich auch im Sehnerven beobachtet. Sie ist allerdings nicht häufig und nimmt meist keine erheblichen Grade an.

Ebenso tritt die Gefässvermehrung durch Gefässsprossung und Neubildung von Gefässen lange nicht so deutlich hervor, wie wir das in der Hirnrinde, aber auch an anderen Stellen, z. B. im zentralen Grau, sehen.

Da, wo es nun zu einer Gefässvermehrung kommt, habe ich auch im Optikus „Stäbchenzellen" gefunden. Zahlreich sind sie nirgends gewesen. Und solche Mengen, wie man sie gelegentlich im Gehirn sieht, habe ich an keiner einzigen Stelle auch nur annähernd gefunden.

Betonen möchte ich besonders, dass ich die Alzheimer'schen Gefässveränderungen, ferner die Gefässneubildung und das Vorkommen von Stäbchenzellen nur an solchen Stellen im Optikus beobachtet habe, wo sich ausgesprochene exsudative Prozesse fanden (besonders Fall 18).

III. Die Veränderungen des Chiasma und der Traktus.

Im Chiasma finden wir beim tabischen bzw. paralytischen Sehnervenschwunde degenerative und exsudative Prozesse, genau wie in den proximalen Abschnitten des Optikus.

Die degenerativen Prozesse unterscheiden sich, soweit der Zerfall der Markscheiden und der Achsenzylinder in Betracht kommt, in nichts von den gleichartigen Veränderungen im Optikus. Die degenerativen Veränderungen im Chiasma können sowohl primäre wie sekundäre sein.

Um primäre Degeneration handelt es sich, wenn gleichzeitig im Chiasma exsudative Prozesse nachweisbar sind. In diesen Fällen degenerieren die Nervenfasern vom Chiasma aus nach beiden Seiten, sowohl aszendierend wie deszendierend. Um sekundäre Degeneration handelt es sich, wenn im Chiasma selbst keine exsudativen Prozesse nachweisbar sind. Die Nervenfasern im Chiasma sind dann entweder aszendierend von einer im Optikus sitzenden Läsionsstelle erkrankt oder deszendierend von einer im Traktus (Fall 12) oder im Corpus geniculatum externum sitzenden Stelle. Deszendierende Degeneration im Chiasma habe ich nur einmal im Falle 12 neben primärer und aszendierender Degeneration im Chiasma beobachtet. Dass auch bei primärer Erkrankung im Corpus geniculatum externum deszendierende Degeneration vorkommen kann, darauf lässt Fall 5 schliessen, wenn auch in diesem Falle die Degeneration noch nicht über den äusseren Kniehöcker hinausgegangen war.

In den fortgeschritteneren Fällen von Sehnervenatrophie (6, 7, 8, 12, 13, 18) finden wir primäre und sekundäre Degenerationen im Chiasma nebeneinander.

Die histologischen Befunde sind, soweit die degenerativen Prozesse in Betracht kommen, im allgemeinen dieselben wie im Sehnerven. Nur insofern unterscheidet sich das Chiasma vom Optikus, als sich im Chiasma ausserordentliche Mengen von Zerfallsprodukten, Fett und fettähnlichen Massen ansammeln können. Diese Zerfallsprodukte findet man nicht nur frei in mehr oder weniger grossen Tropfen und Tröpfchen im Gewebe, sondern auch in den Abräumzellen und den Gefässwandzellen. Unter den Abräumzellen fallen im Chiasma in den fortgeschritteneren Fällen (z. B. 12, 18) typische Körnchenzellen auf, die unter Umständen in grossen Mengen vorhanden sein können (cf. Mikroph. Nr. 10). Nach meinen Befunden scheint es mir, als ob die Abbauprodukte im Chiasma viel langsamer entfernt werden als im intrakraniellen und orbitalen Optikus und im Traktus.

Was die Glia betrifft, so finden wir an ihr schon sehr frühzeitig Veränderungen. Sie bestehen vor allem in einer Verdichtung und Wucherung der Oberflächenglia. Sobald die ersten Plasmazellen in der Pia des Chiasma nachweisbar sind, lässt sich bereits eine solche Wucherung der Randglia feststellen. Ueberall strecken sich aus dem Randfilze vertikal gerichtete Fasern empor und wuchern in Form von mehr oder weniger breiten Pinseln in die infiltrierte Pia hinein (cf. Mikroph. 9).

Sobald die Plasmazellen längs der Gefässe in das Innere des Chiasma eindringen, so beginnt auch die Glia um die Gefässe zu wuchern.

Der Ersatz untergegangener Nervenfasern erfolgt in derselben Weise wie im Optikus durch Faserglia. Auch im Chiasma handelt es sich meist nur um kleine Gliazellen, von denen die Faserbildung ausgeht. Monstregliazellen fehlen auch im Chiasma fast stets. Sie fehlen auch dann, wenn das Chiasma ausgesprochene exsudative Prozesse um die Gefässe zeigt.

Die neugebildeten Gliafasern im Chiasma verlaufen, genau wie im Optikus, zum allergrössten Teile in der Richtung der untergegangenen Nervenfasern. So kommt es, dass wir den Verlauf der normalen Nervenfasern auch an einem völlig atrophischen Chiasma noch nachweisen können. In den mittleren Teilen des Chiasma verlaufen die neugebildeten Gliafasern fast alle parallel zu einander (cf. Mikroph. Nr. 11). In der Gegend des „Strohmattengeflechtes" durchflechten sie sich genau so wie die normalerweise an dieser Stelle vorhandenen Nervenfasern (cf. Mikrophot. No. 12).

Die exsudativen Prozesse unterscheiden sich in nichts von denen in der Pia und im Innern der Nervi optici. Ueber die Verteilung der exsudativen Prozesse und die Zeit ihres Auftretens habe ich Näheres unter „Sitz und Ausdehnung der exsudativen Prozesse" angegeben.

Nachdem ich mich im Vorhergehenden im Wesentlichen mit den Fasern im Chiasma beschäftigt habe, die der Vermittlung des Sehaktes und der Lichtreflexe dienen, muss ich jetzt noch kurz auf die Fasern im Chiasma eingehen, die mit dem Sehakte nichts zu tun haben, also auf die kommissurenartig verlaufenden Fasern.

Die sogenannte vordere Bogenkommissur (Stilling) oder Commissura arcuata anterior (Hannover) kommt an dieser Stelle eigentlich nicht in Betracht, und zwar deswegen nicht, weil, wie Bernheimer nachgewiesen hat, es sich hier gar nicht um eine Kommissur, sondern nur um einen Teil der vollständig gekreuzten Sehnervenfasern handelt. Diese Tatsache kam auch in meinen Fällen zum Ausdruck, insofern als sich diese sogenannte Kommissur in allen den Fällen mehr oder weniger degeneriert fand, in denen die gekreuzten Bündel befallen waren. In den Fällen 9 und 13, in denen die gekreuzten Bündel ganz besonders gelitten hatten, war von ihr kaum noch etwas nachzuweisen, und in den Fällen 7, 8 und 18, in denen es sich um eine fast totale Atrophie handelte, war von ihr überhaupt nichts mehr zu sehen.

Die Gudden'sche Kommissur, die beim Kaninchen die beiden Thalami, beim Affen die beiden Kniehöcker nebst den anliegenden Teilen der hinteren Vierhügel mit einander verbindet (Bernheimer), und die nach Bernheimer bei Sehnervenatrophie nicht nur intakt bleibt, sondern sogar auffallend deutlich sichtbar wird, war in meinen Fällen in verschiedenem Grade befallen. In den Fällen 7, 8 und 18, also in den Fällen mit fast totaler Atrophie waren nur noch relativ wenige Fasern von ihr erhalten. Ich muss allerdings bemerken, dass mir nur wenige Schnitte aus dem Gebiet der Kommissur zur Verfügung standen, da der grösste Teil der Chiasmaschnitte nicht auf Markscheiden gefärbt, sondern für andere Färbungen verbraucht war.

Immerhin liess sich mit Sicherheit feststellen, dass die Kommissurenfasern in den erwähnten Fällen gelichtet waren. Es lässt sich das auch leicht daraus erklären, dass in diesen Fällen auch die Gefässe im hinteren Teile des Chiasma und auch im zentralen Grau in der nächsten Nähe des Chiasma infiltriert waren. Es beweist auf der anderen Seite aber auch die Tatsache, dass auch die Fasern dieser Kommissur angegriffen werden, dass wir es bei der Sehnervenatrophie nicht mit einer „Systemerkrankung" zu tun haben, denn die Fasern der Gudden'schen Kommissur haben nach allem, was wir heute wissen, mit dem Sehakte nichts zu tun. In meinen übrigen Fällen war die Kommissur, soweit sich bei ihrer schlechten Abgrenzbarkeit beim Menschen feststellen lässt, gut erhalten.

Die Meynert'sche Kommissur konnte nicht in allen Fällen untersucht werden, da bei der von mir angewandten Methode die nach Pal gefärbten Schnitte nicht in allen Fällen die Meynert'sche Kommissur enthielten. Ich möchte deswegen über das Verhalten dieser Kommissur in meinen Fällen nur soviel aussagen, dass sie in einem Falle totaler Atrophie noch vorhanden war (Fall 18), dass ich sie in den beiden anderen Fällen totaler Atrophie (Fall 7 und 8) aber nicht gefunden habe. Ob sie hier völlig degeneriert war, wage ich aber nicht zu behaupten, da es möglich ist, dass sie in Schnitten, die nicht nach Pal gefärbt waren, vorhanden, aber nicht nachweisbar war. In den Fällen beginnender Atrophie habe ich sie stets gefunden.

Zu den Kommissuren kann man in gewissem Sinne noch das „Faisceau résiduaire antérieur" von Marie und Léri rechnen, das, aus dem Nucleus supraopticus stammend, nach vorn in den dorsalen Teil des Chiasma zieht und sich mit dem entsprechenden Bündel der anderen Seite kreuzt. Ferner kann man dahin auch noch das aus dem Nucleus supraopticus nach hinten ziehende und im Linsenkern endende „Faisceau résiduaire de la bandelette" von Marie und Léri zählen.

Beide Bündel sollen bei totaler Optikusatrophie erhalten bleiben. Ich hätte sie in meinen Fällen also auch im Falle 7, 8 und 18 nachweisen müssen. Leider waren die Schnitte, die diese Bündel enthalten konnten, nicht nach Pal, sondern nach anderen Methoden gefärbt.

Für das Studium des Verlaufes dieser Kommissuren scheinen mir die Fälle von paralytischer und tabischer Sehnervenatrophie wenig geeignet, weil sie nur dann zu verwerten sind, wenn die primäre Ursache des Sehnervenschwundes im wesentlichen auf die intrakraniellen und orbitalen Optici beschränkt ist, und wenn nicht, wie ich das in meinen Fällen doch häufig gefunden habe, die Umgebung des Chiasma an dem Erkrankungsprozess in hohem Grade mitbeteiligt ist.

Die Traktus zeigen im allgemeinen nur sekundäre Veränderungen. Nur einmal habe ich neben zweifellos sekundären Veränderungen auch Veränderungen beobachtet, die ich als primäre ansprechen möchte. Es handelte sich in diesem Falle (Fall 12) um einen Ausfall sämtlicher

Fasern in dem Teile des Traktus, der unmittelbar an das Tuber cinereum grenzt (cf. Mikrophot. 13). Hier im Tuber cinereum fand sich ein schwerer Krankheitsprozess, wie wir ihn ähnlich auch in manchen Fällen in der Hirnrinde finden, d. h es war das ganze nervöse Gewebe bis auf geringfügige Reste zugrunde gegangen und an seiner Stelle hatte sich ein ausserordentlich dichter Gliafilz gebildet, in dem man nur noch Reste von Ganglienzellen erkennen konnte. An einzelnen Stellen in diesem Gliafilze zeigten die Gefässe noch deutliche Plasmazellinfiltration, an anderen Stellen fand sich eine enorme Vermehrung kleiner und kleinster Gefässe. Von diesem schwer erkrankten Herde im Tuber cinereum aus muss der Prozess auf die benachbarten Teile des Traktus übergegriffen haben. Denn auch hier waren die nervösen Teile vollkommen zerstört und ein dichter Gliafilz war an ihre Stelle getreten. Plasmazellen fanden sich auch hier an den in dem Filze verlaufenden spärlichen Gefässen.

Im allgemeinen bleiben die Traktus von exsudativen Prozessen verschont. Wahrscheinlich trägt dazu ihre geschützte Lage bei. Selbst in solchen Fällen, in denen die Optici und das Chiasma ausgesprochene exsudative Prozesse erkennen lassen, finden sich meist nur vereinzelte Plasmazellen in der Pia des Traktus.

Die degenerativen Prozesse fallen in den Traktus, namentlich wenn es sich um beginnende Optikusatrophien handelt, nicht so auf, wie in den Optici. Es liegt das daran, dass die Fasern in den Traktus von beiden Optici kommen und dass neben degenerierten Fasern, die von dem einen Auge kommen, sich fast stets Fasern finden, die noch normal sind, weil sie von normalen Stellen des anderen Optikus kommen. Auch mit der Gliamethode lässt sich der Nachweis weniger degenerierter Fasern in den Traktus nicht leicht führen, weil die neugebildeten Gliafasern fast stets nur in der Richtung der ausgefallenen Nervenfasern verlaufen. Es mögen diese leicht zu erklärenden Umstände dazu beigetragen haben, dass man zu der Auffassung kam, dass die degenerativen Veränderungen an den Optici stärker ausgeprägt sind, als in den Traktus.

IV. Die Veränderungen im Corpus geniculatum externum.

Von den primären Optikusganglien habe ich nur die äusseren Kniehöcker untersucht. Es endigen ja hier nach v. Monakow 80 pCt. und nach Bernheimer wenigstens 70 pCt. aller Optikusfasern. Wir haben es hier also jedenfalls mit dem Hauptkern unter den primären Optikusganglien zu tun. Die wenigen Fasern, die aus dem Traktus zu den vorderen Vierhügeln ziehen, habe ich nicht weiter berücksichtigt. Ebenso habe ich auf die Untersuchung des Thalamus verzichtet, weil hier ausser den Endigungen des Traktus opticus noch zu viel andere Faserzüge liegen, die anatomisch gar nicht auseinanderzuhalten sind. Es liegen hier ja nach Kölliker der Stabkranz des Sehhügels, die Verbindungen der optischen Endstrahlungen, die Verbindungen des Sehhügels mit dem Linsenkern, die Ausstrahlungen des roten Kerns und der medialen Schleife, die Ausstrahlungen der hinteren Kommissur und die Ausstrahlungen der mittleren Kommissur. Im allgemeinen habe ich in den Fällen, in denen noch keine Optikusdegeneration nachweisbar war oder in denen erst die ersten Anfänge einer Degeneration nachweisbar waren, die Corpora geniculata vollkommen normal gefunden. Nur hin und wieder fand sich in der Pia eine geringfügige Plasmazellinfiltration und vereinzelte Plasmazellen um einzelne grössere Gefässe des äusseren Kniehöckers.

Eine Ausnahme machte nur Fall 5. In diesem Falle war noch keinerlei Degeneration an den Sehnerven nachweisbar, die Pia der Sehnerven und des Chiasmas war zum Teil frei von Infiltration, nur an einzelnen Stellen fanden sich kleine Plasmazellansammlungen. Die Traktus waren in ihren vorderen Abschnitten ebenfalls fast frei. Erst in den hinteren Abschnitten begann eine gegen die Kniehöcker mehr und mehr zunehmende Plasmazellinfiltration der Pia. Die Pia des rechten Corpus geniculatum externum war ziemlich stark infiltriert und längs der grösseren Gefässe drangen auch schon die Plasmazellen in das Innere des Kniehöckers ein. Die nervösen Bestandteile des rechten äusseren Kniehöckers waren jedoch vollkommen normal. Ganz anders lagen die Verhältnisse auf der linken Seite. Auch hier war die Pia ziemlich stark infiltriert und längs der Gefässe drangen die Plasmazellen in das Innere des Kerngebietes ein. Während aber auf der rechten Seite die Plasmazellen sich nur auf die grösseren Gefässe beschränkten, waren im linken Kniehöcker auch schon die kleinen und zum Teil sogar die kleinsten Gefässe deutlich infiltriert. Besonders auffallend war die Infiltration der kleinen Gefässe in den Bezirken, die am weitesten nach hinten und medial lagen. Jedenfalls waren etwa 2 Drittel des Kerngebietes bis in die feinsten Gefässe infiltriert. In diesen Gebieten liess sich auch eine, wenn auch nur mässige Gefässneubildung nachweisen und ferner fanden sich hier stellenweise recht zahlreich typische Stäbchenzellen. Die Ganglienzellen wiesen in den besonders schwer infiltrierten Bezirken schon zum grossen Teile deutliche Veränderungen auf. Meist entsprach das Bild der Veränderungen dem der chronischen Erkrankung. An manchen Zellen war auch das Bild der „Pigmentatrophie“ sichtbar. Vereinzelte Zellen waren schon soweit degeneriert, dass nur noch Reste von Protoplasma und einige Lipochromkörner übrig waren. Die Ausstrahlungen der Traktus waren nicht verändert. Die Glia war nur in den Gebieten zwischen den Ganglienzellen vermehrt, und zwar fand sich sowohl eine Vermehrung der Trabantzellen, wie eine Vermehrung der Zellen, die entfernt von den Ganglienzellen lagen. Die meisten Gliazellen waren klein. Grössere protoplasmareiche Gliazellen waren nur in geringer Zahl vorhanden. Monstregliazellen waren nur ganz spärlich nachweisbar.

In diesem Falle 5 handelte es sich um einen primären Erkrankungsprozess, der histopathologisch durchaus identisch mit den Prozessen war, wie wir sie in der Hirnrinde bei der Paralyse finden. Jedenfalls handelt es sich hier aber um einen Ausnahmefall. Im allgemeinen ist das Corpus geniculatum frei von primären Prozessen.

In den weiter fortgeschrittenen Fällen von Optikusatrophie, in denen nicht nur die Optici, sondern auch das Chiasma schwere exsudative Prozesse aufweisen, finden sich auch in der Pia des Corpus geniculatum und an den grösseren Gefässen mehr oder weniger reichlich Plasmazellen. Ich glaube aber nicht, dass diese Infiltrationen einen wesentlichen Einfluss auf den degenerativen Prozess in der Sehbahn ausüben.

Auch in diesen Fällen mit geringen Plasmazellansammlungen in der Pia und um einzelne Gefässe sind die Veränderungen im äusseren Kniehöcker im wesentlichen sekundäre Veränderungen.

Die sekundären Veränderungen im äusseren Kniehöcker treten zuerst in Erscheinung an den Ausstrahlungen der Traktus. Hier finden wir dieselben Degenerationserscheinungen, wie in den Traktus selbst. Auch die Gliawucheruug entspricht hier durchaus dem Verhalten der Glia in den Traktus, d. h. es finden sich auch hier nur kleine Astrozyten mit reichlicher Faserbildung.

Von den Ganglienzellen erkrankt immer nur ein kleiner Teil, selbst in den Fällen, in denen die Optici fast vollkommen geschwunden sind, und zwar werden vor allem die ventralen Ganglienzellen befallen. Die Veränderungen an den Ganglienzellen der äusseren Kniehöcker sind nicht leicht zu erkennen wegen des ausserordentlich reichen Lipochromgehaltes, den fast alle Zellen normaler Weise aufweisen. Auch die Deutung der Fibrillenbilder ist dadurch erschwert, in vielen Zellen sogar unmöglich. Dass übrigens das Lipochrom in den Ganglienzellen beim tabischen Sehnervenschwunde zunimmt, wie das behauptet worden ist, habe ich nicht bestätigen können. Mit der Nisslmethode sieht man an den wenigen veränderten Ganglienzellen einen Schwund der Nisslkörper und eine allmähliche Degeneration der Kerne. Mit der Bielschowski'schen Silberimprägnationsmethode lassen sich bisweilen Verklebungen der intrazellulären Fibrillen feststellen (Fall 18), Fragmentation der Fibrillen habe ich nur selten beobachtet, Homogenisierung der Fibrillen habe ich nie gesehen.

Ob alle Zellen, an denen sich Veränderungen nachweisen lassen, zu Grunde gehen, oder ob es sich an manchen Zellen nur um vorübergehende Veränderungen handelt, vermag ich nicht zu sagen. So viel ist aber jedenfalls sicher, dass manche Veränderungen irreparabel sind und dass manche Zellen für immer zu Grunde gehen. Das ergibt sich zweifelsfrei daraus, dass man in Fällen vorgeschrittener Atrophie (Fall 6, 8, 18) nicht selten Zellschatten und Zelltrümmer sieht, die kaum noch als Zellreste zu erkennen sind.

Die Gliazellen zwischen den Ganglienzellen zeigen sehr frühzeitig Wucherungserscheinungen. Zuerst fällt eine Vermehrung der Trabantzellen auf, dann kommt es auch zu einer ausgesprochenen Vermehrung der Faserglia zwischen den Ganglienzellen. Die Zellen, die die neuen Gliafasern produzieren, sind fast sämtlich kleine Zellen. Monstregliazellen habe ich bei den sekundären Veränderungen nicht gesehen. Dagegen finden sich, wenn auch nur selten vereinzelte grössere Elemente mit balkenartigen Fortsätzen, mit denen sie sich gewöhnlich an ein Gefäss anlagern.

Was die eben beschriebenen degenerativen Veränderungen betrifft, so unterscheiden sie sich in nichts von den Veränderungen, wie wir sie auch bei anderen Atrophien der Sehnerven, z. B. nach Abquetschung durch die arteriosklerotische Carotis interna in den äusseren Kniehöckern sehen.

Neben den degenerativen Veränderungen infolge des Sehnervenschwundes, und neben den exsudativen Prozessen, die sich in manchen Fällen finden, können nun auch noch arteriosklerotische Prozesse eine Rolle spielen. In einem Falle (Fall 13) fanden sich schwere Gefässveränderungen an den Gefässen der Pia und den Gefässen im äusseren Kniehöcker und um die besonders stark veränderten Gefässe fanden sich herdförmigen Ganglienzellausfälle.

Die Umgebung der Sehbahn.

Leyden hat wohl zuerst die Ansicht ausgesprochen, dass es sich bei der Tabes im wesentlichen um eine Erkrankung gewisser sensibler Neurone handelt, und Moxter hat diese Auffassung ganz besonders im Hinblick auf den Sehnervenschwund verfochten. Nach Moxter ist „der tabische Prozess in Neuronsystemen lokalisiert, die aus dem Zentralnervensystem heraus an die Peripherie gerückt sind. Er beginnt in dem ausserhalb der Zentralorgane gelegenen Teile derselben und strahlt von da in das Zentralnervensystem ein.“ Die Unhaltbarkeit der Auffassung, dass der Sehnervenschwund bei der Tabes und der Paralyse eine „Systemerkrankung“ ist, erweist sich klar, wenn wir die Umgebung der Sehbahn einer näheren Betrachtung unterziehen. Es zeigt sich bei der histologischen Untersuchung der der Sehbahn benachbarten Teile des Zentralnervensystems, dass die Umgebung der Optici, des Chiasma, der Traktus und der Corpora geniculata lateralia in genau derselben Weise erkranken, wie die Sehbahn selbst.

Es kommen hier in Betracht: das zentrale Höhlengrau, der III. Ventrikel, die basalen Teile des Gehirns, die Hirnhäute, die Olfactorii, die Oculomotorii und die Hypophyse.

Das zentrale Höhlengrau.

Zur Umgebung des Chiasma gehört in erster Linie das zentrale Höhlengrau, da es den ganzen rautenförmigen Raum zwischen Chiasma, Traktus und Pedunculi cerebri einnimmt, da es ferner die untere Fläche des Chiasma und der Traktus bekleidet und sich auch noch auf die obere Fläche der Traktus und eines grossen Teiles des Chiasma erstreckt. In dem Raume zwischen Chiasma, Traktus und Pedunculi cerebri bildet es das Tuber cinereum und die Substantia perforata posterior. Besonders stark entwickelt ist es an der Basis des Hypophysenstieles und in den Seitenteilen des Tuber cinereum. Es enthält konstant einige Ganglienzellenhaufen, die aber nach Grösse und Zahl sehr variieren. Häufig fasst man alle diese Ganglienzellenhaufen unter dem Namen „Ganglion opticum basale“ zusammen. Zweckmässiger ist es wohl sie in 2 Gruppen zu trennen, wie es P. Marie und Léri vorgeschlagen haben, nämlich in die Nuclei tuberis und das Ganglion supraopticum (v. Lenhossek). Das Ganglion supraopticum ist nach Form und Lage ziemlich konstant und stellt nach Herzog eine 4, nach Marie und Léri eine 5—6 mm lange Säule von grossen Zellen dar. Das Ganglion ist nach Herzog 1 mm breit und liegt über dem äusseren Rande des Tractus opticus und mit der Längsachse dem Traktus parallel. Es ist identisch mit dem Ganglion opticum basale Kölliker's. Ueber seine Bedeutung ist nichts bekannt. Es enden in ihm Fasern des „Faisceau résiduaire de la bandelette und des Faisceau résiduaire du chiasma (Marie et Léri)“.

Die Nuclei tuberis sind identisch mit dem Ganglion opticum basale v. Lenhossek's, sie bilden eine Gruppe medial nnd etwas ventral vom Anfangsteil des Tractus opticus. Die Hauptachse dieser Gruppe ist von vorn nach rückwärts und zugleich nach aussen und oben gerichtet. Vom Niveau der Meynert'schen Kommissur erstrecken sich die Nuclei tuberis nach hinten bis zum unteren und äusseren Teil der Corpora mamillaria. Sie enthalten nur spärliche markhaltige Nervenfasern.

Eine weitere Teilung der Nuclei tuberis ist von Kölliker und

Lenhossek versucht worden. Lenhossek nahm 2 Kerne, den Nucleus anterior und den Nucleus postero-lateralis an, Kölliker sogar 3. Wegen der Inkonstanz, sowohl was Form als Zahl betrifft, scheint diese Teilung wenig Wert zu haben (Herzog).

Die von den Nuclei tuberis kommenden Nervenfasern verlaufen im zentralen Höhlengrau. Meynert und Wagner haben angenommen, dass sie mit der Sehbahn in einem bestimmten Zusammenhange stehen, Bernheimer bestreitet diesen Zusammenhang.

Leider liess sich in meinen Fällen über diese Frage nichts Sicheres feststellen.

Was nun die Erkrankung dieser Kerne bei der Tabes und der Paralyse betrifft, so habe ich an den Zellen des Ganglion supraopticum schon sehr frühzeitig (z. B. Fall 4) Veränderungen gefunden. Es mag das mit ihrer oberflächlichen Lage zusammenhängen. Die Veränderungen bestanden in Zerfall der chromatischen Substanz und in Kerndegeneration. In vorgeschrittenen Fällen von Optikusatrophie (Fall 7, 8 und 18) habe ich eine richtige Neuronophagie (Marinesco) an den Zellen des Ganglion nachweisen können. Die Gliazellen, die normalerweise diese Ganglienzellen umgeben, wuchern und dringen in das Innere der abgestorbenen Ganglienzellen ein. Von den Ganglienzellen war in meinen Fällen nur eine fein ganulierte Masse vorhanden, in der man die Kerne der Gliazellen, zum Teil in grösserer Zahl liegen sah. Bisweilen waren die Gliakerne von einem hellen Hofe umgeben. Ob diese Höfe als Zeichen der Verflüssigung des Ganglienzellprotoplasmas in der Umgebung der vordringenden Gliazellen aufgefasst werden können, wie das von manchen Autoren geschieht, scheint mir eine noch offene Frage zu sein. Jedenfalls dürfen wir wohl annehmen, dass bei der Neuronophagie im Ganglion supraopticum im Verlaufe der tabischen Sehnervenatrophie die Ganglienzellen zuerst erkranken und erst sekundär die Gliazellen in die zerfallene Zellmasse eindringen. Dafür spricht wohl vor allem die Tatsache, dass die angegriffenen Ganglienzellen stets hochgradig verändert sind, dass sie nur noch eine feinkörnige Zerfallsmasse darstellen, in der von einem Kerne nur noch Reste oder überhaupt nichts mehr nachweisbar ist.

Die Veränderungen an den Ganglienzellen der Nuclei tuberis sind ganz ähnlicher Art. Auch hier lassen sich alle Stadien des Zerfalls der Nisslkörper und der Kerndegeneration feststellen. Irgend welche Besonderheiten gegenüber den an anderen Hirnstellen bei der Paralyse beobachteten Ganglienzellerkrankungen finden sich hier nicht. Nur in einem Falle (23) habe ich in auffallend vielen degenerierenden Zellen Vakuolen gefunden und zwar in manchen Zellen in grosser Zahl. Für den Nachweis von Veränderungen im Grau kommen im wesentlichen die Methoden in Betracht, durch die die Nisslkörper gefärbt werden. Die Fibrillenmethode lässt die Anfangsstadien der Erkrankung nicht erkennen, da es sich in den Nuclei tuberis meist um kleinere Zellelemente handelt. Auch um die degenerierenden Ganglienzellen der Nuclei tuberis findet sich eine starke Vermehrung der Gliazellen. In einigen Fällen habe ich auch hier das Bild der Neuronophagie gefunden, aber nicht so ausgesprochen und nicht an so zahlreichen Zellen, wie im Ganglion supraopticum.

Besondere Beachtung im zentralen Grau scheinen mir die Gliaveränderungen zu erfordern, um so mehr als nach meinen Beobachtungen gerade die Glia schon zu einer Zeit Veränderungen zeigt, wo von einer Degeneration an der nervösen Substanz noch nichts nachzuweisen ist. Die Veränderungen der Glia machen sich in zweierlei Weise bemerkbar, erstens durch die Zunahme der faserigen Glia vor allem um die Gefässe, und zweitens durch das Auftreten auffallend grosser „Monstregliazellen". Diese Monstregliazellen zeichnen sich nicht nur durch ihre Grösse, sondern auch durch ihre breiten protoplasmatischen Fortsätze aus. Mit einem oder auch mit mehreren dieser Fortsätze pflegen sie sich an Gefässe anzulegen (cf. Mikrophotographie 17).

In meinen Fällen habe ich eine Vermehrung der Glia im allgemeinen nur dann gefunden, wenn an den in der Nähe liegenden Gefässen Plasmazellen nachweisbar waren. Nur in einem Falle war die Faserglia gegen die Norm etwas vermehrt, ohne dass auch nur eine Spur von Infiltration nachweisbar war (Fall 16). Es fehlten allerdings in diesem Falle auch die Monstregliazellen. Die Vermehrung der Glia kann in diesem Falle durch die bestehende Arteriosklerose der Hirngefässe erklärt werden.

Die protoplasmatische Glia wies ebenfalls vielfach Veränderungen auf. Es fand sich gewöhnlich gleichzeitig mit der Vermehrung der Faserglia auch eine Vermehrung der nicht Fasern produzierenden Gliazellen. Zu ihrem Nachweise war es allerdings nötig, eine andere Methode als die Rancke'sche anzuwenden. Ich habe mich mit Erfolg für diese Zwecke der Thioninfärbung bedient.

Soweit exsudative Prozesse in Frage kamen, unterschieden sie sich in nichts von denselben Prozessen im Rindengrau. Auch die mit den exsudativen Prozessen häufig verbundenen Gefässerkrankungen vom Typus Alzheimer fanden sich häufig im zentralen Grau. Ebenso war in vielen Fällen eine sehr ausgesprochene Gefässvermehrung nachweisbar. Diese Gefässvermehrung war besonders auffallend in den schon normaler Weise von dichten Gefässnetzen durchzogenen Kerngebieten.

In allen meinen Fällen ging der Grad der Infiltration parallel dem Grade der Degeneration. Nur in einem Falle (13) waren die degenerativen und die damit verbundenen Wucherungserscheinungen an der Glia ganz unverhältnismässig stärker ausgesprochen, als die exsudativen Prozesse. Es war in diesem Falle aber nicht zu entscheiden, ob die starken degenerativen Veränderungen die Folge eines zur Zeit des Exitus schon im wesentlichen abgelaufenen entzündlichen Prozesses waren oder der in dem betreffenden Falle ganz besonders stark ausgebildeten Gefässveränderungen arteriosklerotischer Natur.

Was nun die Ausdehnung und die Intensität der Erkrankung des Grau in den einzelnen Fällen betrifft, so fanden sich hier sehr grosse Verschiedenheiten. Völlig normal war das Grau nur in einem Falle (Fall 11). In diesem Falle handelte es sich um eine rein lumbale Tabes und es waren sowohl die Sehbahn, wie die Lichtreflexe der Pupille normal (— die geringe Trägheit der Pupillarreaktion auf Lichteinfall war meines Erachtens nicht als reflektorische Pupillenträgheit aufzufassen —).

Nur geringfügige Vermehrung der Faserglia fand sich in Fall 16. In diesem Falle handelte es sich zwar um eine weit vorgeschrittene Tabes, es war jedoch das Hirn vollkommen frei und an der Sehbahn fand sich nur eine umschriebene Plasmazellinfiltration am rechten Optikus.

In allen übrigen Fällen fanden sich zweifellose pathologische Veränderungen im zentralen Grau. Der erste Beginn entzündlicher Prozesse liess sich in 7 Fällen (3, 4, 5, 10, 14, 20, 22) nachweisen. In diesen Fällen fanden sich nur an einzelnen Gefässen Plasmazellen und die nervöse Substanz des Grau war völlig normal.

Die ersten Anfänge von Degeneration neben exsudativen Prozessen liessen sich in 3 Fällen nachweisen (8, 15 und 21). Im Falle 8 bestand schon fast totale Sehnervenatrophie, die intrakraniellen Optici und das Chiasma zeigten an allen Gefässen eine mehr oder weniger ausgesprochene Plasmazellinfiltration. Im zentralen Grau dagegen fanden sich Plasmazellen und degenerative Veränderungen nur in den vordersten, dem Chiasma benachbarten Teilen. In den Fällen 15 und 21 war die Erkrankung des Grau eine ausgesprochen herdförmige. Neben vollkommen normalen Gefässen fanden sich deutlich infiltrierte. Die degenerativen Veränderungen, vor allem der Ganglienzellen, waren fast vollkommen auf die infiltrierten Stellen beschränkt.

Schwer erkrankt war das zentrale Grau in 12 Fällen (1, 2, 6, 7, 9, 12, 13, 17, 18, 19, 23, 24). Es fanden sich in diesen Fällen alle die eben geschilderten Veränderungen nebeneinander. Der Krankheitsprozess war in allen diesen 12 Fällen über das ganze Grau zwischen Chiasma, Traktus und Pedunculi ausgebreitet, doch bestanden in bezug auf die Intensität zum Teil recht erhebliche Differenzen zwischen den einzelnen Abschnitten des Grau. Es liegen hier die Verhältnisse ganz analog, wie im Rindengrau, wo sich ja auch häufig neben schwer veränderten Bezirken leicht veränderte oder sogar normale finden. In einem Falle (12) waren diese örtlichen Verschiedenheiten besonders stark ausgeprägt. Hier fand sich neben dem linken Traktus im Tuber cinereum ein schwer degenerierter Bezirk. In diesem Bezirk war der Gliafaserfilz ausserordentlich dicht, und nur schwer liessen sich in dem dichten Filze noch die Reste von Ganglienzellen nachweisen. Die Gefässe in dem Filz liefen wirr durcheinander und an vielen waren noch Plasmazellen zu sehen. Im Gegensatz zu diesem schwer erkrankten Bezirk waren benachbarte Teile im Grau nur wenig erkrankt.

Von grossem Interesse schien es mir nun weiterhin zu sein, festzustellen, ob und wieweit ein Zusammenhang zwischen der Erkrankung des Grau und dem Sehnerven besteht. Spielmeyer vertritt die Auffassung, dass die Veränderungen im zentralen Grau in der Nähe des Chiasma bei der tabischen Sehnervenatrophie auf den Untergang von Fasern zurückzuführen sind, die zur Sehbahn gehören. Durch meine Befunde erhält die Spielmeyer'sche Auffassung keine Stütze.

Für die Annahme eines Zusammenhanges zwischen der Erkrankung des Grau und dem Sehnervenschwunde sprechen allerdings eine ganze Anzahl von Fällen, von meinen 24 Fällen nicht weniger, als 14. In einem von diesen Fällen, in dem die Sehbahn vollkommen normal war, war auch das Grau vollkommen normal (Fall 11), in einem anderen Falle, in dem der Sehnervenschwund gerade auf einem Auge begann, fand sich eine geringe Vermehrung der Faserglia im Grau (Fall 16); in 6 Fällen beginnender ein- oder beiderseitiger Sehnervenatrophie (Fall 3, 4, 14, 15, 20 und 22) fanden sich geringfügige exsudative resp. exsudative und degenerative Prozesse. In 5 Fällen (6, 7, 12, 13, 18) bestand fast totaler Sehnervenschwund und gleichzeitig fand sich das Grau schwer erkrankt und in einem Falle (9) waren die Sehnerven beiderseits schon fast zur Hälfte atrophiert und gleichzeitig waren schwere Veränderungen im Grau nachweisbar. Würde man nur diese 14 Fälle berücksichtigen, so könnte man in der Tat zu der Spielmeyer'schen Auffassung kommen, dass die Erkrankung des Grau in einem gewissen Abhängigkeitsverhältnis von der Atrophie der Sehbahn steht; und doch handelt es sich nur um ein mehr oder weniger zufälliges Zusammentreffen.

Das ergibt sich aus der Betrachtung der noch übrigen 10 Fälle.

In 7 von diesen Fällen war die Sehbahn vollkommen intakt (Fall 1, 2, 5, 10, 21, 23, 24) und doch fanden sich schon zweimal (Fall 5 und 10) beginnende exsudative Prozesse im Grau, einmal (Fall 21) neben leichten exsudativen schon geringfügige degenerative Prozesse und viermal sogar ganz schwere Veränderungen im Grau. In einem Falle, in dem die Sehnervenatrophie gerade auf der einen Seite begann (Fall 17), war das Grau schon schwer erkrankt und dasselbe war der Fall bei einer einseitigen partiellen Sehnervenatrophie (Fall 19).

Eine ähnliche Inkongruenz zwischen dem Befunde an der Sehbahn und dem Befunde am zentralen Grau fand sich in Fall 8. Hier war die Sehbahn fast vollkommen atrophisch, während das Grau nur geringfügige Veränderungen, und zwar nur in den dem Chiasma benachbarten Bezirken aufwies.

Soviel ergibt sich jedenfalls aus der Betrachtung der zuletzt erwähnten 10 Fälle, dass eine Abhängigkeit zwischen der Erkrankung des zentralen Grau und dem Sehnervenschwunde nicht bestehen kann.

Was nun die Ursache der Erkrankung des zentralen Grau betrifft, so halte ich es aus pathologisch-anatomischen Gründen für sicher, dass das schädliche „Agens" längs der adventitiellen Räume der Gefässe in das Innere des Grau eindringt. Die Gefässe, die hier in Betracht kommen, entstammen sämtlich dem Circulus arteriosus Willisii. Die meisten stellen kurze Seitenäste der Arteriae communicantes posteriores dar, einzelne auch der Arteriae cerebri anteriores.

Wenn wir ein solches, längs der Gefässe eindringendes „Agens" annehmen, dann können wir auch erklären, warum in dem einen Falle zuerst das zentrale Grau, in dem anderen Falle zuerst das Chiasma und wieder in einem anderen Falle zunächst die Schläfenlappen erkranken. In meinen Fällen fand sich diese Inkonstanz in dem zeitlichen Verhalten sehr ausgesprochen. In den Fällen 1, 17, 23 und 24 hat die Erkrankung offenbar im zentralen Grau begonnen und erst später die Sehbahn befallen, in anderen Fällen (z. B. 3, 4, 8) hat der Krankheitsprozess zunächst die Sehbahn ergriffen. In manchen Fällen (z. B. 5, 14, 22) liess sich mit grosser Wahrscheinlichkeit zeigen, dass zuerst die Schläfenlappen befallen waren und erst dann das Grau resp. die Sehbahn erkrankte.

Von besonderem Interesse ist die Frage, ob und inwieweit Veränderungen im zentralen Graufür die reflektorische Pupillenstarre verantwortlich zu machen sind. Ich möchte auf diese Frage hier nur kurz eingehen.

Während noch vor wenigen Jahren mit der Möglichkeit gerechnet werden musste, dass Fasern, die für das Zustandekommen des Lichtreflexes der Pupille von Bedeutung sind, bis in das Halsmark oder wenigstens bis in die Medulla oblongata hinunterziehen, ist durch die Arbeiten von Ruge, ferner vom Bumke und Trendelenburg wohl endgiltig festgestellt, dass der Reflexbogen, der in der Netzhaut beginnt und im Sphincter iridis endigt, im Mittelhirn geschlossen wird. Fraglich bleibt aber heute noch der Weg, auf dem der Reflex vom Optikus auf den Okulomotorius übertragen wird. Während Bernheimer annimmt, dass dieser Weg durch Fasern gegeben ist, die den Traktus dicht vor dem äusseren Kniehöcker verlassen, um dann neben und unter dem inneren Kniehöcker vorbeizuziehen und schliesslich bis zum Sphinkterkern zu gelangen, halten andere Autoren diesen Weg für ausgeschlossen (Dimmer, Bach, Bumke, Levinsohn). Vor allem spricht gegen die Bernheimer'sche Ansicht die Tatsache, dass bei Exstirpation der ganzen vorderen Vierhügel bis zur Basis des Aquaeductus Sylvii (Levinsohn) der Pupillarreflex bei Kaninchen erhalten bleibt. Auch nach meinen Befunden kann diese Gegend nicht für die Unterbrechung des Reflexbogens bei der reflektorischen Pupillenstarre in Frage kommen, da ich unter meinen 17 Fällen von reflektorischer Pupillenstarre nur in 2 Fällen (3 und 12) Veränderungen in den vorderen Vierhügeln gefunden habe, und zwar Plasmazellinfiltration und degenerative Prozesse, nebst entsprechender Gliawucherung, während in allen anderen Fällen die Vierhügel vollkommen normal waren. Ganz besonders spricht auch noch die Tatsache gegen diese Lokalisation der Störung, dass in einem Falle (14), in dem die Lichtreaktion der Pupille normal war, schwere Veränderungen in der vorderen Vierhügelgegend vorhanden waren.

Ausser dem von Bernheimer angegebenen Wege kommt nun aber noch ein anderer Weg für die Uebertragung des Reflexes von der zentripetalen auf die zentrifugale Bahn in Betracht. Es hat nämlich Bechterew behauptet, dass die Pupillenfasern der Sehnerven gleich hinter dem Chiasma in das Grau des III. Ventrikels und von da zum Okulomotoriuskern zögen. Ferner haben Edinger und Bumke Fasern, die unmittelbar hinter dem Chiasma aus den Traktus zum zentralen Höhlengrau in die Höhe ziehen, zur Degeneration gebracht, und zwar durch Enukleation des gekreuzten Auges. Es lag somit die Möglichkeit vor, dass im zentralen Grau Veränderungen gefunden wurden, die man verantwortlich für die Störung der Lichtreaktion machen könnte. Diese Möglichkeit hat auch Alzheimer schon ins Auge gefasst.

Von meinen Fällen kamen für die Beantwortung der Frage nur 17 Fälle mit typischer reflektorischer Pupillenstarre (1, 2, 3, 4, 9, 10, 12, 13, 15, 16, 17, 19, 20, 21, 22, 23, 24) in Betracht. Die übrigen Fälle waren nicht zu verwerten, denn in den Fällen 6, 7, 8 und 18 bestand totale oder fast totale Optikusatrophie, so dass sich nicht mehr feststellen liess, ob die fehlende Lichtreaktion als reflektorische oder als Reflextaubheit aufzufassen war.

Im Falle 5 fand sich nur Entrundung und Differenz der Pupillen, aber noch gute Lichtreaktion, im Falle 11 handelte es sich um eine reine lumbale Tabes, die Pupillarreaktion war normal und im Falle 14 war die Lichtreaktion der Pupille, wie ich selbst klinisch feststellen konnte, trotz ausgesprochener Paralyse normal.

In den 17 Fällen von reflektorischer Pupillenstarre fand sich das Grau nun 9mal schwer erkrankt, und zwar in den Fällen 1, 2, 9, 12, 13, 17, 19, 23, 24. Unter diesen Fällen waren 7 (1, 2, 12, 13, 19, 23 und 24), in denen die Okulomotoriuskerne vollkommen normal waren und 2 (9 und 17), in denen es sich um ganz unwesentliche Veränderungen im Okulomotoriuszentrum handelte. Man könnte aus dieser Tatsache den Schluss ziehen, dass das Grau in der Tat bei der Entstehung der reflektorischen Pupillenstarre eine Rolle spielt. Dieser Schluss ist aber doch nicht berechtigt. Das ergibt sich aus dem Verhalten der übrigen 8 Fälle. In 2 von diesen 8 Fällen (15 und 21) fanden sich zwar im Grau auch noch, wenn auch nur herdförmig, infiltrative und degenerative Prozesse, die man eventuell verantwortlich machen könnte, in 5 Fällen (3, 4, 10, 20 und 22) waren die Veränderungen aber so geringfügig — sie bestanden nur in dem Vorhandensein ganz vereinzelter Plasmazellen an einzelnen Gefässen —, dass man sie mit der reflektorischen Pupillenstarre nicht in irgendwelchen Zusammenhang bringen konnte und in einem Falle fehlten im Grau so gut wie alle Veränderungen. In diesem Falle (16) handelte es sich um eine weit vorgeschrittene Tabes, aber das Hirn war vollkommen frei und an der Sehbahn fand sich nur eine umschriebene Plasmazellinfiltration am rechten Optikus. Obwohl nun in diesem Falle schon seit 9 Jahren Pupillenstörungen (Pupillendifferenz und träge Reaktion auf Licht) bestanden und seit $2^1/_2$ Jahren ausgesprochene reflektorische Pupillenstarre nachzuweisen war, fand sich im zentralen Grau nur an einzelnen Stellen, besonders um Gefässe, die Glia etwas dichter, als normal. Es fehlten aber die grossen Spinnenzellen, es fehlte ferner jeder infiltrative Prozess, und es waren keinerlei degenerative Erscheinungen nachzuweisen.

Auch die Gliavermehrung ging über die Grade, die wir bei älteren Leuten mit Arteriosklerose bisweilen finden, nicht hinaus und da in dem Falle neben schwerem Atherom der Aorta eine, wenn auch nicht erhebliche Arteriosklerose der Hirngefässe vorhanden war, so glaube ich, müssen wir die Gliavermehrung doch in erster Linie mit den Gefässveränderungen in Zusammenhang bringen.

Da auch die Okulomotoriuskerne in diesem Falle normal waren, hat sich meine Hoffnung, gerade in diesem Falle einen Aufschluss über die Ursachen der reflektorischen Pupillenstarre zu erhalten, nicht erfüllt.

Nach meinen Fällen muss ich die Frage, ob der Sitz der Störung bei der reflektorischen Pupillenstarre im zentralen Grau zu suchen ist, offen lassen. Irgendwelche Beweise für die Lokalisation an dieser Stelle haben sich nicht beibringen lassen. Manche Tatsachen scheinen mir sogar dagegen zu sprechen.

Vielleicht lässt sich mit einer anderen Methodik auch in dieses dunkele Gebiet Licht bringen.

Der III. Ventrikel.

In unmittelbarer Nähe des Chiasma liegt der III. Ventrikel, und es ist jedenfalls die Frage berechtigt, ob der III. Ventrikel irgend eine Rolle unter den Faktoren spielt, die die Sehnervenatrophie bedingen. Eine vom III. Ventrikel ausgehende Schädigung des Chiasma müsste zunächst die sich kreuzenden Fasern des Chiasma und zwar speziell die papillomakularen Bündel treffen. Die Folge müsste ein zentrales Skotom und zwar im temporalen Teile des Zentrums sein. Nun werden ja bisweilen auch die papillomakularen Fasern sehr früh befallen (Fuchs), aber die Ursache dafür ist doch wohl an einer anderen Stelle, als im Chiasma, nämlich in den Sehnerven zu suchen.

Veränderungen in der Wand des III. Ventrikels, speziell im Recessus, habe ich häufig gesehen. Und zwar fanden sich in vielen Fällen ausgesprochene Ependymgranulationen. Es ist aber zu beachten, dass selbst in Fällen von totalem Sehnervenschwunde die Granulationen völlig fehlen können. Bisweilen sah man unter den Granulationen infiltrierte Gefässe verlaufen. Irgend welche Bedeutung für den Sehnervenschwund haben die Ependymgranulationen jedenfalls nicht.

Eine weitere Frage ist die, ob nicht durch den bei Paralyse häufig vorhandenen Hydrocephalus internus und zwar durch Vermittlung des Recessus chiasmatis eine Schädigung der Sehbahnen bedingt werden kann. Beim idiopathischen Hydrocephalus internus ist eine solche Schädigung ja beobachtet. Und dass bei der Paralyse nicht selten eine Druckerhöhung vorhanden ist, kann man, abgesehen von den Resultaten der Lumbalpunktion, auch an der Ausbuchtung der vorderen Wand des Recessus erkennen. Diese Ausbuchtung ist auch am gehärteten Gehirn noch deutlich zu erkennen, sie ist in manchen Fällen nicht unbedeutend. Nun kommt diese Ausbuchtung aber auch in solchen Fällen von Paralyse vor, in denen das Chiasma und die Sehnerven vollkommen normal sind.

Von einer Druckatrophie infolge des in manchen Fällen bestehenden Hydrocephalus internus kann demnach keine Rede sein.

Nach allem hat der III. Ventrikel jedenfalls keinen irgend wie nachweisbaren Einfluss auf den Schwund der Sehnerven bei der Tabes und der Paralyse.

Hirn und Hirnhäute.

Die dem Chiasma und den intrakraniellen Sehnerven benachbarten Teile des Gehirns, also speziell die Basis der Stirn- und der Schläfenlappen, sind sehr häufig erkrankt. Die Veränderungen an ihnen entsprechen durchaus denen, die wir auch an anderen Teilen der Hirnrinde bei der progressiven Paralyse zu sehen gewohnt sind. Die Ausdehnung und der Grad der Erkrankung ist aber in den einzelnen Fällen eine sehr verschiedene. Genauere Angaben darüber habe ich in den oben angeführten Krankengeschichten gemacht, ferner in dem Abschnitt „Sitz und Ausdehnung der exsudativen Prozesse".

Was die Hirnhäute betrifft, so ist das Nähere unter Gehirn gesagt. Exsudative Prozesse in der Pia spielen am Chiasma, den intrakraniellen Optici, den Traktus und den Corpora geniculata, wie schon erwähnt, eine erhebliche Rolle.

Die Arachnoidea ist an den exsudativen Prozessen nur wenig beteiligt. Sie zieht an der Hirnbasis als ziemlich derbe Membran, die sich auch beim Herausnehmen des Gehirns häufig gut erhält, über den ganzen Raum zwischen Stirnhirn und Chiasma, die sogenannte Cisterna chiasmatis und zieht dann weiter nach hinten, um die sogenannte Cisterna interpeduncularis nach unten abzuschliessen. Beide Cisternen sind von feinen Arachnoidalbalken und zarten, segelartig gespannten Membranen durchsetzt.

Bei starker Infiltration der Pia des Chiasma und der Umgebung findet man auch in dem lockeren Balkenwerke der Arachnoidea Lymphozyten und vereinzelte Plasmazellen. Auf der Arachnoidealmembran habe ich einige Male einige kleine Anhäufungen von Lymphozyten und Plasmazellen gefunden, die man am besten mit den Präzipitaten bei der serösen Irido-Cyclitis des Auges vergleichen kann. Das Endothel ist im allgemeinen normal; nur stellenweise ist es gewuchert. Ueberhaupt beteiligt sich die Arachnoidea auffallend wenig an dem ganzen exsudativen Prozesse.

Nur da, wo sie sich fest an die Karotiden anlegt, ebenso in der Umgebung des Hypophysenstiels findet man bisweilen dichtere Zellanhäufungen. Das Balkenwerk der Subarachnoidealräume bleibt gut erhalten, nur an einzelnen Stellen finden sich leichte Verdickungen der Arachnoidealbalken. Narbenzüge und dergleichen habe ich nie gesehen. Das mikroskopische Verhalten entspricht durchaus dem makroskopischen.

Die Olfactorii.

Störungen des Geruchs hat Klippel (Arch. de Neurolog. III) ziemlich häufig bei Tabes gefunden. Als Ursache nimmt er direkte Läsionen der Olfactorii an. Bei Paralyse will Voisin (L'Union médicale 1868) in fast allen Fällen eine Störung oder Aufhebung des Geruchssinnes gefunden haben. Mickle betont demgegenüber, dass die Olfactorii doch wohl nicht in fast allen Fällen von Paralyse erkrankt wären, er gibt aber doch zu, dass Geruchstörungen häufig sind. Histopathologische Untersuchungen der Olfactorii liegen meines Wissens nicht vor. Mickle spricht zwar von „wasting and oedematous infiltration of the olfactory bulbs", die in fast jedem chronischen Falle von Paralyse zu finden wäre, er erwähnt aber nichts von mikroskopischen Untersuchungen. Atrophie der Olfactorii wird häufig erwähnt, unter anderem von Leber in seinem Fall 2 und v. Grosz in seinem Falle 1; sie scheint aber immer nur makroskopisch nachgewiesen zu sein. Alzheimer hat in seinen Uebersichtsbildern über die Ausbreitung der exsudativen Prozesse am Gehirn die Olfactorii ebenso unberücksichtigt gelassen, wie das Chiasma und die Sehnerven.

Ich selbst habe in einem grossen Teile meiner Fälle auch die Olfactorii untersucht und dabei festgestellt, dass sie in ganz genau derselben Weise erkranken können, wie die Hirnrinde.

Sowohl am Bulbus, wie am Tractus olfactorius zeigt sich das erste Zeichen der Erkrankung in einer Infiltration des Pialüberzuges mit Plasmazellen. Von der Pia aus dringen dann die Plasmazellen in das Innere des Bulbus olfactorius und des Traktus ein, und zwar genau wie am Gehirn längs der adventitiellen Räume der Gefässe. Auch hier überschreiten die Plasmazellen nicht die Gliagrenzhäute. Freie Plasmazellen im Gewebe habe ich weder im Bulbus noch im Tractus olfactorius je gefunden. Die Infiltration der Gefässe ist eine verschieden starke. In manchen Fällen sieht man an den kleinen Gefässen die Plasmazellen in ununterbrochener Reihe dicht nebeneinander liegen, ähnlich wie ein Pflasterepithel, an mittleren und grösseren Gefässen finden sich bisweilen mehrere Lagen von Zellen.

Die Gefässe selbst können vollkommen normal sein. In einem Falle (9) fand ich deutliche Wucherung der Intima im Alzheimer'schen Sinne. In einem Falle (12) zeigten zahlreiche kleine Gefässe hyaline Degeneration. In mehreren Fällen liess sich auch eine deutliche Gefässvermehrung feststellen (besonders in Fall 9). Im Falle 9 fanden sich auch deutliche Stäbchenzellen, die im allgemeinen hier sehr selten zu sein scheinen.

Die Glia zeigt schon sehr frühzeitig Wucherungserscheinungen. Besonders findet sich eine ausgesprochene Verdickung der Oberflächenzone mit pinselförmiger Wucherung über die Oberfläche hinaus.

Im Innern des Bulbus ist die Entscheidung, ob die Glia noch normal ist, nicht immer leicht, da die Glia schon normaler Weise einen sehr dichten Filz im Bulbus olfactorius bildet. Besonders schwierig ist es auch, die Grenze zwischen normalem und pathologischem Verhalten an der besonders dichten, die Glomeruli umgebenden Glia festzustellen. Jedenfalls glaube ich doch so viel sagen zu können, dass ausgesprochene Gliawucherung im Innern des Bulbus und des Traktus erst dann eintritt, wenn sich deutliche Zeichen von Degeneration nachweisen lassen. Die Vermehrung der Glia im Bulbus olfactorius beruht im wesentlichen auf einer Vermehrung der Gliafasern, und zwar werden diese Fasern gewöhnlich von kleinen Gliaelementen gebildet. Monstregliazellen kommen vor, sind aber sehr selten. In der gewucherten Glia des Bulbus und des Traktus bildet sich schon relativ früh reichlich Amyloid. Das Amyloid kann besonders in den zentralen Teilen des Traktus in ungeheuren Mengen vorhanden sein.

Die Ganglienzellen erkranken in derselben Weise, wie in der Hirnrinde. Schwinden der Nisslkörper lässt sich aber nur an den grossen Ganglienzellen, den Mitrazellen beobachten. Veränderungen an den fusiformen Zellen in der Molekularschicht und den Körnern habe ich nur selten gesehen.

Im allgemeinen scheint die Erkrankung der Olfactorii mit der Erkrankung der basalen Teile des Stirnhirns parallel zu gehen. So fanden sich besonders schwere Veränderungen an den Olfactorii in den Fällen, in denen auch die basalen Teile des Stirnhirns besonders schwer erkrankt waren, also in den Fällen 6, 9, 14 und 18. Atrophie der Olfactorii war in mehreren Fällen nachweisbar, zum Teil sogar sehr ausgesprochen, so besonders in den Fällen 22 und 14. Atrophie ohne exsudative Prozesse kommt bei der Paralyse am Olfaktorius nicht vor. Jedenfalls zeigt das Verhalten der Bulbi und Tractus olfactorii, dass wir es hier mit genau demselben Prozesse zu tun haben, wie in der Hirnrinde bei der Paralyse und im Chiasma und den Sehnerven bei der Tabes und der Paralyse.

Okulomotorius.

In allen Fällen habe ich die Oculomotorii in ihrem intrakraniellen Teile untersucht und ebenso die Wurzeln und die Kerne der Oculomotorii[1]).

Ich war dazu besonders veranlasst worden durch die Tatsache, dass sich bei einer grossen Reihe meiner Fälle (10 unter 24) eine ein- oder beiderseitige, mehr oder weniger hochgradige Ptosis kürzere oder

1) Serienschnitte wurden nicht angefertigt, da das Kerngebiet zum Teil mit dem Gefriermikrotom geschnitten, zum Teil in Paraffin eingebettet wurde.

längere Zeit vor dem Exitus hatte nachweisen lassen. Ob neben dieser Ptosis noch leichte Störungen in anderen, vom Okulomotorius versorgten Muskeln bestanden, war klinisch nicht festzustellen, da die Prüfung auf Doppelbilder in den betreffenden Fällen nicht möglich war. Störungen höheren Grades waren aber jedenfalls nicht vorhanden; das liess sich durch die klinische Untersuchung, speziell die Prüfung der Augenbewegungen, nachweisen.

In allen Fällen, in denen eine Ptosis nachgewiesen war, liess sich im intrakraniellen Teile der Oculomotorii eine mehr oder weniger ausgedehnte Infiltration nicht nur der Scheide, sondern auch der Gefässe im Innern der Okulomotoriusstämme nachweisen.

Die Infiltrate bestanden zum grössten Teile aus Plasmazellen; besonders zeigte sich das an den kleineren Gefässen und den Kapillaren, die meist nur von vereinzelten Zellen, oder höchstens von einer einfachen Zelllage umgeben waren. An den grösseren Gefässen fand sich zwischen den Plasmazellen auch eine grössere Zahl von Lymphozyten.

Die Infiltrationszellen lagen meist dicht neben resp. noch in der Gefässwand. Bei dichteren Infiltraten liess sich aber auch verschiedentlich beobachten, dass die Plasmazellen sich weiter vom Gefäss entfernten und zwischen die einzelnen Nervenfasern vordrangen.

Eine ähnliche Beobachtung hat auch Steiner an peripheren Nerven gemacht und er führt das mit Recht auf die besonderen Verhältnisse im peripheren Nerven zurück. Im Zentralnervensystem bleiben die Plasmazellen im allgemeinen im adventitiellen Raume, weil nach aussen von ihm die Gliagrenzmembran (Held) eine scharfe Grenze für das ektodermale Gewebe bildet.

In den peripheren Nerven — und zu diesen ist auch der intrakranielle Okulomotorius zu rechnen — fällt diese Grenze gegen die Gefässe fort. Vielmehr ist hier jede Nervenfaser für sich von einer ektodermalen Grenzmembran, der Schwann'schen Scheide, umhüllt, die ja nach Held mit den Grenzmembranen im Gehirn gleichzusetzen ist. Die Zwischenräume zwischen den einzelnen Nervenfasern werden aber von mesodermalem Gewebe ausgefüllt und in diesem mesodermalen Gewebe vermögen auch die Plasmazellen sich auszubreiten.

Da bekanntlich im Zentralnervensystem, wenn auch nur in seltenen Fällen, auch die Gliagrenzmembranen von Plasmazellen überschritten werden, so war zu untersuchen, ob etwas Aehnliches auch in den peripheren Nerven erfolgen könnte. Ich habe aber nirgends im Okulomotorius einen analogen Vorgang feststellen können. Im mesodermalen Gewebe breiten die Plasmazellen sich aus; die ektodermalen Schwannschen Scheiden aber überschreiten sie nicht.

Die Infiltration im Innern der Oculomotorii ist wohl in allen Fällen als ein Uebergreifen exsudativer Prozesse in der Umgebung resp. im Perineurium der Oculomotorii auf das Innere der Nerven selbst zu betrachten. Jedenfalls habe ich in fast allen Fällen nachweisen können, dass die mehr oder weniger hochgradige Plasmazellinfiltration im Perineurium sich kontinuierlich auf die in das Innere der Oculomotorii eindringenden Gefässe fortsetzte.

Befallen war fast stets der Teil des Nerven, der dicht hinter der Durchtrittsstelle des Nerven durch die Dura mater neben dem Processus clinoideus posterior liegt. Die weiter hinten gelegenen Abschnitte waren meist weniger stark erkrankt. Nur in einem Falle (5) war der distale Abschnitt des Nerven, und zwar auch das Perineurium frei, während sich eine deutliche Plasmazellinfiltration im proximalen Teile und in den Wurzeln um die hier verlaufenden Gefässe fand.

Der in der lateralen Wand des Sinus cavernosus liegende Teil des Okulomotorius wurde stets frei von exsudativen Prozessen gefunden.

Dass die Ptosis auf die exsudativen Prozesse im Nerven selbst zurückzuführen war, ergibt sich aus einer genaueren Betrachtung der Verhältnisse in den einzelnen Fällen.

In den Fällen beiderseitiger Ptosis (20, 21, 23) waren die Okulomotoriuskerne normal, sowohl was die Ganglienzellstruktur wie die Gefässe betraf; dagegen fand sich in allen Fällen auf beiden Seiten eine ausgesprochene Infiltration des Perineurium mit Plasmazellen, ferner eine ausgesprochene Infiltration um die im Innern der Oculomotorii verlaufenden Gefässe. Der Grad der Infiltration entsprach nicht immer genau den klinischen Erscheinungen. So fand sich zwar im Falle 23 entsprechend der stärkeren Ptosis auf der rechten Seite auch eine stärkere Infiltration im rechten Okulomotorius; in den beiden anderen Fällen (20 und 21) war das aber nicht der Fall. Zum Beispiel war im Falle 20 die Infiltration auf dem rechten Okulomotorius bedeutend stärker, als im linken, obwohl klinisch die Ptosis auf beiden Seiten gleich stark war.

Auf diese geringe Inkongruenz zwischen klinischen Erscheinungen und pathologisch-anatomischem Befunde dürfen wir wohl deswegen nicht allzugrosses Gewicht legen, weil ja zweifellos auch die Lokalisation der entzündlichen Erscheinungen im Nerven von grosser Bedeutung ist. Um die Bedeutung der Lokalisation zu erkennen, müssten wir allerdings zuerst wissen, wie die einzelnen Nervenbündel im Okulomotorius angeordnet sind und wo speziell die Fasern für das obere Lid verlaufen. Da darüber heute noch nichts bekannt ist, sind Erörterungen darüber, wie weit im einzelnen die infiltrativen Prozesse an dem Funktionsausfalle schuld sind, verfrüht.

Dass sie aber mit dem Funktionsausfall in einem engen Zusammenhange stehen, das beweist nicht nur der Befund bei beiderseitiger Ptosis. sondern auch bei der einseitigen Ptosis.

Unter meinen Fällen fand sich 7 mal einseitige Ptosis (Fall 1, 3, 4, 8, 19, 22 und 24). Auch in allen diesen 7 Fällen war das Okulomotoriuskerngebiet normal.

In 4 Fällen (1, 3, 19 und 22) fand sich auf der der Ptosis entsprechenden Seite eine ausgesprochene Plasmazellinfiltration im Innern der Oculomotorii, während auf der anderen Seite zwar eine geringe Infiltration im Perineurium, aber keinerlei Infiltration im Innern der Nerven nachweisbar war. In 3 Fällen (4, 8, 24) fand sich auf der gesunden Seite nur hin und wieder eine Plasmazelle im Innern der Nervenstämme längs der Gefässe, auf der der Ptosis entsprechenden Seite dagegen eine ausgesprochene Plasmazellinfiltration der meisten Gefässe.

Wir haben also bei den Fällen einseitiger Ptosis auf der kranken Seite stets eine deutliche Infiltration im Nerven, auf der gesunden Seite entweder gar keine oder höchst unbedeutende Plasmazellansammlungen im Innern der Nerven.

In den 14 Fällen, in denen keine Ptosis bestand (2, 5, 6, 7, 9, 10, 11, 12, 13, 14, 15, 16, 17, 18), waren 7mal beide Oculomotorii vollkommen normal (Fall 6, 7, 11, 12, 15, 16, 17), 4 mal fand sich eine geringe Infiltration im Perineurium (Fall 2, 5, 9 und 14), und zwar war in Fall 5 auffallend, dass die Infiltration weit hinten im Nerven und in den Wurzeln sass; 3 mal bestand eine ausgesprochene Infiltration des Perineurium (Fall 10, 13 und 18). In diesen 3 Fällen liessen sich auch schon ganz vereinzelte Plasmazellen im Innern der Nerven nachweisen. Stets aber handelte es sich hier nur um ganz vereinzelte Zellen und nur um einzelne Gefässe.

Während in den Fällen mit beiderseitiger oder einseitiger Ptosis die Okulomotoriuszentren vollkommen normal waren, fanden sich unter den Fällen ohne Ptosis 2 (Fall 9 und 17), in denen längs einzelner, von der Basis kommender Gefässe Plasmazellen schon gegen und in das Kerngebiet vordrangen. In beiden Fällen handelte es sich aber nur um unbedeutende Infiltrationen. Das gänzlich normale Verhalten der Ganglienzellen in den beiden Fällen beweist auch, dass die nervöse Substanz jedenfalls noch nicht nachweisbar gelitten hatte.

Während ich demnach unter meinen 24 Fällen nur in 2 Fällen eine ganz unbedeutende Infiltration in den Okulomotoriuszentren gefunden habe, konnte ich in den benachbarten Corpora quadrigemina in 4 Fällen (3, 5, 12 und 14) eine ausgesprochene Infiltration nachweisen. Allerdings gehörten die infiltrierten Gefässe einem anderen Gefässgebiete an.

Der Aquaeductus Sylvii zeigte in den meisten meiner Fälle Granulationsbildungen, doch waren die Wucherungen meist nur von geringer Grösse. Nur im Fall 21 waren sie auffallend gross. Irgendwelche Bedeutung kommt diesen Granulationen jedenfalls nicht zu.

Nach allem lässt sich soviel sagen, dass Ptosis bei Tabes und Paralyse hervorgerufen werden kann durch einen im Innern des Okulomotorius lokalisierten entzündlichen Prozess.

Dass noch andere Störungen im Gebiet des Okulomotorius durch solche exsudativen Prozesse hervorgerufen werden können, halte ich für durchaus möglich. Die Auffassung aber, dass auch hochgradige Miosis mit Pupillenstarre auf solche exsudativen Prozesse zurückzuführen ist, wie das Elmiger annimmt, halte ich doch für sehr anfechtbar. Elmiger selbst hat in einem solchen Falle eine „enorme zellige Infiltration des Endoneuriums" des Okulomotorius gefunden. Es geht weder aus seiner Beschreibung, noch aus seinen Abbildungen hervor, um was für Zellen es sich bei dieser Infiltration gehandelt hat. Da in keinem meiner Fälle, trotz zum Teil recht erheblicher Infiltration eine Miosis bestand, halte ich den Zusammenhang der Miosis mit den entzündlichen Veränderungen im Okulomotorius doch für recht zweifelhaft. Auch die Auffassung Elmiger's, dass die reflektorische Pupillenstarre aus der Degeneration der Hinterstränge im Halsmarke zu erklären und von der durch die entzündlichen Veränderungen im Okulomotorius bedingten Miosis ätiologisch zu trennen sei, dürfte wohl manchem Widerspruche begegnen. Ich möchte auch nach meinen Befunden glauben, dass wir den Sitz der Erkrankung, die zur reflektorischen Pupillenstarre führt, nicht im Okulomotorius zu suchen haben. Aus meinen Befunden am Okulomotorius möchte ich nun noch den Schluss ziehen, dass unsere Auffassungen über die Entstehung der tabischen und paralytischen Augenmuskellähmungen der Revision bedürfen. Wir nehmen ja heute, von der Toxinlehre ausgehend, an, dass diese Lähmungen durch primäre Erkrankung der Ganglienzellen in den Okulomotoriuskernen bedingt werden. Ich glaube, dass diese Annahme nicht für alle Fälle zutrifft. Vielmehr glaube ich, dass in den meisten Fällen Läsionen der Nerven an der Hirnbasis zu Grunde liegen, und dass nur in seltenen Fällen der primäre Sitz der Erkrankung in den Nervenkerngebieten zu suchen ist.

Die Hypophyse.

Unter den in der Umgebung des Chiasma liegenden Teilen des Gehirns möchte ich schliesslich noch die Hypophyse in den Kreis meiner Betrachtungen ziehen. Es scheint mir zweckmässig, von vornherein eine scharfe Trennung zwischen dem Hypophysenstiel und der Hypophyse selbst zu machen.

Der Hypophysenstiel gehört gewissermassen noch zum zentralen Höhlengrau, da er aus dem Tuber cinereum entspringt und da er ferner eine Fortsetzung des III. Ventrikels, den Recessus Hypophyseos oder das Infundibulum einschliesst.

Infolgedessen finden wir auch analoge Veränderungen am Hypophysenstiel, wie am Tuber cinereum. Besonders stark ist am Hypophysenstiel in den meisten Fällen die Glia gewuchert. Der ganze Stiel scheint nur aus einem dichten Gliafilze zu bestehen und lange pinselförmige Wucherungen dringen in die umliegende Pia ein. Die Pia ist an dieser Stelle meist stärker infiltriert, als in der übrigen Umgebung des Chiasma. In mehreren Fällen erstreckte sich die Infiltration längs der Gefässe in das Innere des Hypophysenstiels. Meist aber war die Zahl der hier liegenden Plasmazellen keine sehr grosse. Nur in 2 Fällen (Fall 9 und 24) war die Infiltration eine beträchtlichere.

Wie weit die im Hypophysenstiel liegenden nervösen Teile gelitten haben, lässt sich schwer entscheiden. Markhaltige Fasern sind ja im normalen Hypophysenstiele vorhanden, aber doch nur in geringer Zahl. Faserbündel lassen sich nur bei bestimmten Schnittrichtungen nachweisen (Schlagenhaufer). Ob nun diese wenigen und, wie mir nach meinen Untersuchungen scheint, inkonstanten Fasern vermindert sind, lässt sich im einzelnen Falle nicht sagen. Dagegen können wir unter den im Hypophysenstiele liegenden Ganglienzellen in den Fällen, in denen die Umgebung stärker infiltriert ist und vor allem auch eine perivaskuläre Infiltration im Hypophysenstiele selbst besteht, stets mehr oder weniger veränderte Zellen finden.

In einem Falle waren besonders die Gefässe stark infiltriert, die dicht unter dem Recessus lagen (Fall 24). In diesem Falle zeigte das Ependym im Recessus besonders ausgesprochene Wucherungen, was um so auffallender war, als in demselben Falle das Ependym in den übrigen Teilen des III. Ventrikels keine irgend wie erheblicheren Veränderungen aufwies. Es ist wohl anzunehmen, dass in diesem Falle die Bildung der Ependymgranulationen in einem bestimmten Zusammenhange mit der perivaskulären Infiltration stand.

Veränderungen an der Hypophyse selbst habe ich unter den von mir untersuchten Fällen nur zweimal gefunden (Fall 9 und 24). Sie scheinen sehr selten zu sein. Im allgemeinen hört die Infiltration jedenfalls am Operkulum auf. Es ist das auch sehr leicht erklärlich, wenn wir die anatomischen Verhältnisse berücksichtigen. Nach Benda endet der Pialüberzug des Hypophysenstieles am Diaphragma, auf die Hypophyse selbst setzt sich die Pia nicht fort. Wir haben hier ähnliche Verhältnisse wie bei den peripheren Nerven. Da wir nun schon gesehen haben, dass das lockere Pialgewebe sowohl des Gehirns wie auch des Optikus in erster Linie der Verbreitung der Infiltration dient, so dürfen wir uns nicht wundern, dass bei der Hypophyse im allgemeinen mit dem Aufhören der Pia auch die Infiltration endet. In der derben, bindegewebigen, die Hypophyse umgebenden Hülle habe ich nie Infiltrationszellen gefunden. Dagegen können solche Zellen längs der Gefässe in das Innere der Hypophyse gelangen. Ich selbst habe, wie schon gesagt, in 2 Fällen noch Plasmazellen im Innern der Hypophyse gefunden und zwar in dem einen Falle (9) nur ganz vereinzelte Zellen im Vorderlappen um die Gefässe, in dem anderen Falle dagegen so starke Infiltration um einzelne Gefässe dass an verschiedenen Stellen die Gefässe von einem richtigen Zellmantel umgeben waren.

Veränderungen an den Zellen der Hypophyse infolge dieser Infiltration habe ich nicht gefunden. Weder die chromophilen, noch die chromophoben Zellen zeigten Abweichungen von der Norm. Auch der Kolloidgehalt der Hypophyse bewegte sich in normalen Grenzen. Das einzig Abweichende, was ich in dem einen Falle gefunden habe (9), waren Haufen von epithelialen Zellen im Hinterlappen. Ich möchte aber bezweifeln, dass wir es hier mit einer Wucherung von Zellen zu tun haben, vielmehr möchte ich glauben, dass es sich hier um versprengte Drüsenzellen handelt. Der Hinterlappen war im übrigen vollkommen normal.

Meine Befunde von Infiltration in der Hypophyse bei Tabes resp. Paralyse stehen nicht vereinzelt da. Dercum hat im Jahre 1908 in einem Falle von Tabes ausgesprochene akromegalische Erscheinungen beobachtet und zwar Vergrösserungen des Kinns, der Nase, des Jochbogens, der Protuberantia occipitalis, der Extremitätenenden und der Wirbelknochen und Gelenke. Als Ursache dieser akromegalischen Erscheinungen müssen wir in dem Dercum'schen Falle wohl die Vergrösserung der Hypophyse auf das Doppelte ihres Volumens und als Ursache dieser Vergrösserung die von Dercum gefundenen Gefässinfiltrationen betrachten. Dass einfache Vergrösserungen der Hypophyse zu akromegalischen Erscheinungen führen können, ergibt sich aus der Zusammenstellung Percy Furnivall's, der unter 34 Fällen von Akromegalie 5 mal einfache Hypertrophie fand.

In meinem Falle waren akromegalische Veränderungen zu Lebzeiten des Kranken nicht aufgefallen. Es ist aber sehr wohl möglich, dass geringe Vergrösserungen gewisser Körperteile doch vorhanden waren, die aber wegen ihrer Geringfügigkeit der Beobachtung entgangen sind. Es wäre vielleicht zweckmässig grade in den Fällen von tabischer Optikusatrophie auf akromegalische Erscheinungen zu achten, weil in diesen Fällen ein Uebergreifen der Infiltration aus der Umgebung des Chiasma und der Optici auf die Gefässe der Hypophyse am leichtesten erfolgen kann.

Vielleicht sind auch die seltenen Fälle, in denen Paralytiker, selbst solche, die schon stark abgemagert waren, zu einem starken Fettansatze kommen, durch Hypophysenveränderungen zu erklären. Wir hätten es dann vielleicht mit einer durch chronisch entzündliche Gefässveränderungen in der Hypophyse bedingten Dystrophia adiposa genitalis zu tun.

Sitz und Ausdehnung der exsudativen Prozesse.

Ueber die Art der exsudativen Prozesse habe ich mich schon in dem Abschnitt „Sehnerv" ausgesprochen. Von grösster Bedeutung für die Entstehung des Sehnervenschwundes ist nun aber auch die Lokalisation und Ausdehnung der exsudativen Prozesse in den einzelnen Fällen. Denn erst, wenn wir in jedem Falle genau festgestellt haben, an welchen Stellen und zu welcher Zeit sich exsudative Prozesse finden, vermögen wir uns Aufschluss darüber zu geben, ob die exsudativen Prozesse mit dem Schwund der nervösen Substanz in einem Zusammenhange stehen und in welchem. Wir müssen uns allerdings klar sein, dass jeder uns zur mikroskopischen Untersuchung zur Verfügung stehende Fall gewissermassen nur ein Momentbild aus dem ausserordentlich langwierigen Krankheitsverlaufe gibt. Das gilt besonders für die exsudativen Prozesse. Wir dürfen nicht glauben, dass diese exsudativen Prozesse während der ganzen Erkrankung immer nur an derselben Stelle lokalisiert sind, sondern müssen doch annehmen, dass sie von einer zu einer anderen Stelle wandern. Ich möchte glauben, dass die Vorgänge im einzelnen sich hier ähnlich abspielen wie bei der parenchymatösen Hornhautentzündung der hereditär Luetischen, wo wir ja auch ein direktes Wandern des entzündlichen Prozesses beobachten können. Besonders wichtig erscheint mir dieser Hinweis inbezug auf die Fälle von totalem Sehnervenschwunde, da wir es hier ja meist mit sehr alten Prozessen zu tun haben, so dass wir uns nicht wundern dürfen, wenn die exsudativen Prozesse bereits im Rückgange befindlich sind resp bis auf geringfügige Reste verschwunden sind.

Um eine leichtere Uebersicht zu ermöglichen, will ich meine Fälle in 4 Gruppen einteilen, in die Fälle, in denen noch keine Degeneration an der nervösen Substanz der Sehnerven nachweisbar war, in die Fälle mit den allerersten Anfängen von Degeneration, in die Fälle mit ausgesprochener partieller Degeneration und schliesslich die Fälle mit weit fortgeschrittener resp. totaler Degeneration. Berücksichtigt habe ich in jedem Falle auch das Verhalten des Gehirns und des Rückenmarks.

Was zunächst die erste Gruppe betrifft, d. h. die Fälle, in denen noch keine Spur von Degeneration nachweisbar war, so haben meine Untersuchungen folgendes Resultat ergeben,

Im Falle 1 (Paralyse) waren die entzündlichen Veränderungen diffus über die ganze Grosshirnrinde verbreitet, am stärksten waren sie in den Scheitel- und Stirnlappen. Die Schläfenlappen und zwar die dem Chiasma benachbarten Teile zeigten schon ausgesprochene exsudative Veränderungen, aber noch keine erheblichen degenerativen Prozesse. Schwere Veränderungen fanden sich im Tuber cinereum und den Corpora mamillaria. Die Infiltration an den Gefässen war hier ganz besonders ausgesprochen. In diesem Falle hatte sich der exsudative Prozess entweder von den Schläfenlappen oder vom Tuber cinereum aus auf die Pia des Chiasmas fortgesetzt. Noch an keiner Stelle aber war es zu erheblicher Infiltration gekommen und nirgends drang die Entzündung in das Innere des Chiasma ein. Genau so stand es mit den intrakraniellen Optici. Die orbitalen Optici waren frei. Ganz analog, wie auf die Pia des Chiasma hatte der exsudative Prozess auch auf die Pia der Olfactorii und Oculomotorii übergegriffen.

Im Falle 2 (Paralyse) war die ganze Konvexität der Grosshirnrinde befallen und zwar am stärksten Stirnhirn und Hinterhauptshirn. Schwere exsudative Prozesse fanden sich auch in den Schläfenlappen und zwar besonders in den basalen Teilen. Im Tuber cinereum fanden sich ebenfalls schwere exsudative Prozesse.

Die Pia der intrakraniellen Optici und des Chiasmas zeigte eine geringfügige Plasmazellinfiltration, die Randglia war etwas verdickt. Nirgends war die Infiltration in das Innere des Chiasma und der intrakraniellen Optici eingedrungen. In der Pia der Tractus und der Corpora geniculata fanden sich nur vereinzelte Plasmazellen, ebenso im Perineurium der Oculomotorii.

In diesem Falle muss der entzündliche Prozess von der Umgebung aus auf das Chiasma und die intrakraniellen Optici übergegriffen haben.

Im Falle 5 (Paralyse) fanden sich die schwersten Veränderungen im Stirnhirn, von hier nahmen sie nach hinten allmählich ab. An der Basis des Gehirns war der linke Schläfenlappen am stärksten befallen, während der rechte Schläfenlappen nur an einigen grösseren Gefässen deutliche infiltrative Veränderungen zeigte. Im Hinterhauptslappen war die Erkrankung nicht gleichmässig verbreitet, sondern zeigte an verschiedenen Stellen einen auffallenden Wechsel in der Intensität der Erscheinungen. Neben gänzlich normal aussehenden Stellen fanden sich Bezirke mit ausgesprochener Infiltration und deutlichen degenerativen Veränderungen.

In der Umgebung der Optici und des Chiasmas fanden sich vereinzelte kleine Plasmazellhaufen. Im Innern dieser Teile waren keine

Plasmazellen nachweisbar. Die hinteren Abschnitte der Tractus zeigten eine nach hinten zunehmende Infiltration.

Im rechten Corpus geniculatum fanden sich nur an einzelnen Gefässen vereinzelte Plasmazellen. Die Pia über dem linken Corpus geniculatum war stark infiltriert, die Lymphozyten und Plasmazellen lagen hier in mehreren Schichten. Im linken Kniehöcker selbst waren die grösseren Gefässe mit wenigen Ausnahmen von deutlichen Plasmazellmänteln umgeben, an mehreren Stellen liess sich aber auch eine deutliche Infiltration an den kleinen und den kleinsten Gefässen feststellen. Vor allem war das der Fall in den Kerngebieten, die am weitesten nach hinten und medianwärts lagen. So waren etwa 2 Drittel des Corpus geniculatum bis in die feinsten Gefässe infiltriert. Aber nur an wenigen Stellen erreichte die Infiltration solche Grade, dass sich um die Gefässe ununterbrochene Zellmäntel fanden. Neben den exsudativen Prozessen fanden sich im Kniehöcker deutliche Gefässneubildung und reichlich Stäbchenzellen. Die Ganglienzellen wiesen in den infiltrierten Bezirken schon zum Teil deutliche Veränderungen auf und zwar Veränderungen, die als chronische Erkrankung gedeutet werden mussten. An einzelnen Zellen fand sich auch das Bild der Pigmentatrophie. Vereinzelte Zellen waren schon so weit degeneriert, dass nur noch Reste von Protoplasma und einige Liprochromkörner übrig waren. Die Glia zeigte ausgesprochene Wucherungserscheinungen.

In diesem Falle war also die Sehbahn bis zum Corpus geniculatum, abgesehen von kleinen Plasmazellansammlungen, in der Pia frei, nur in den äusseren Kniehöckern fanden sich Veränderungen. Während aber die Veränderungen im rechten Kniehöcker sich auf eine geringfügige Infiltration an einigen grösseren Gefässen beschränkte, waren im linken Kniehöcker ausgesprochene exsudative Prozesse und daneben deutliche degenerative Veränderungen nachweisbar.

Im Falle 10 (Paralyse) waren die schwersten Veränderungen an der Konvexität des Grosshirns und zwar im Stirn- und Schläfenlappen vorhanden. Von hier hatte sich die Infiltration auch schon auf die untere Fläche des Stirnlappens fortgesetzt. Doch waren hier die infiltrativen Veränderungen ausserordentlich gering. Von den basalen Teilen des Zentralnervensystems zeigten die Olfactorii und das Chiasma, ferner der rechte intrakranielle Optikus nur einzelne Plasmazellen in der Pia, ebenso waren im Perineurium des Okulomotorius nur vereinzelte Plasmazellen vorhanden. Auch im zentralen Grau waren die Veränderungen ausserordentlich gering und beschränkten sich auf eine stellenweise Infiltration der Gefässe und minimale degenerative Veränderungen.

In diesem Falle handelte es sich offenbar um die ersten Anfänge von Infiltration in der Umgebung des Chiasmas und des rechten intrakraniellen Optikus.

Im Falle 11 (Tabes incipiens) war die Sehbahn in allen Teilen vollkommen normal, es fand sich nirgends auch nur eine einzige Plasmazelle. Auch die Umgebung der Sehbahn zeigte keinerlei Veränderungen. Die exsudativen Prozesse fanden sich in diesem Falle einzig und allein im lumbalen Teile des Rückenmarks.

Im Falle 21 (Paralyse) waren die typischen paralytischen Veränderungen über die ganze Konvexität verbreitet. Am intensivsten waren sie im Stirn- und Scheitellappen. An der Basis waren die Veränderungen nur geringfügig, speziell die neben dem Chiasma liegenden Teile der Schläfenlappen zeigten nur geringfügige Infiltration an einzelnen Gefässen. Im zentralen Grau wechselten leicht veränderte Partien mit schwer veränderten ab. Das Chiasma zeigte in der umgebenden Pia eine geringfügige Plasmazellinfiltration, ebenso der linke intrakranielle Optikus. Am rechten intrakraniellen Optikus war die Infiltration der Pia etwas stärker, sie nahm auch den ganzen intrakanalikulären Teil des Optikus ein und erstreckte sich auch noch in Form einzelner Infiltrate in die Pia des orbitalen Optikus. Auf der nasalen Seite fand sich sogar noch ein zirkumskriptes Plasmazellinfiltrat an der Grenze zwischen mittlerem und hinterem Drittel des orbitalen Optikus. Nirgends drang jedoch die Infiltration in das Innere des Optikus ein.

Die exsudativen Prozesse hatten sich in diesem Falle offenbar vom Stirnhirn auf die Basis fortgepflanzt, aber zunächst nur zu einer geringfügigen Infiltration der Pia des Chiasma und der intrakraniellen Optici geführt. Nur am rechten Optikus hatte sich schon ein ausgesprochener exsudativer Prozess im intrakanalikulären Teil festgesetzt und von hier auch schon auf den orbitalen Sehnerven übergegriffen, ohne bisher jedoch in das Innere des Optikus vorgedrungen zu sein.

Im Fall 23 (Paralyse) fand sich im Stirn- und Scheitellappen das typische Bild der progressiven Paralyse. Von der Konvexität hatte die Erkrankung bereits auf die Basis übergegriffen und hier besonders den linken Schläfenlappen schwer geschädigt. Auch im Tuber cinereum fanden sich schwere Veränderungen. Ebenso fanden sich Plasmazellansammlungen um die Gefässe im Okulomotorius. An beiden intrakraniellen Optici fand sich eine ausgesprochene Plasmazellinfiltration, die im Foramen opticum noch an Stärke zunahm; aber sich nicht auf den orbitalen Optikus erstreckte. Vom rechten Optikus dehnte sich die Infiltration noch in der Pia der rechten Chiasmahälfte aus und griff dann auf den Hypophysenstiel über.

In diesem Falle hatte der exsudative Prozess demnach von der erkrankten Basis des Gehirns auf die intrakraniellen Optici und das benachbarte Chiasma übergegriffen.

In Fall 24 (Tabo-Paralyse) fanden sich exsudative Prozesse am Rückenmark in der Lumbal- und Sakralgegend, der übrige Teil des Rückenmarks war vollkommen frei. Vom Hirn waren am stärksten die Stirnlappen erkrankt, von ihnen aus nahmen die Veränderungen nach hinten ab. An der Hirnbasis fanden sich schwere exsudative Prozesse in den Schläfenlappen und zwar bis an das Chiasma heran, ferner fanden sich schwere Veränderungen im Tuber cinereum.

In der Pia der intrakraniellen Optici fanden sich geringfügige Plasmazellinfiltrate, ebenso in der Pia um das Chiasma. Hier nahm die Infiltration von oben nach unten merklich zu. Einzelne grössere Gefässe im Innern des Chiasma zeigten bereits eine geringfügige Plasmazellinfiltration. In diesem Fall haben wir es demnach mit zwei, weit von einander getrennten entzündlichen Herden zu tun, einem ausgedehnten Herde am Gehirn und einem zweiten an den unteren Teilen des Rückenmarks. Die Infiltration am Chiasma und den intrakraniellen Optici muss in diesem Falle wohl als fortgeleitet von den basalen Hirnteilen aufgefasst werden.

Es ergibt sich demnach, dass exsudative Prozesse am Chiasma und den Sehnerven in den Fällen der Gruppe 1, also in den Fällen, in denen die nervösen Bestandteile der Sehbahn normal sind, ganz oder fast ganz fehlen können.

Bei reiner lumbaler Tabes war in einem Falle die Sehbahn vollkommen frei von exsudativen Prozessen, in meinen Paralysefällen dagegen fanden sich stets Zeichen einer, wenn auch nur geringfügigen Entzündung in der das Chiasma und die Sehnerven umgebenden Pia.

Ob es überhaupt Fälle von Paralyse gibt, in denen Lymphozyten und Plasmazellen an diesen Stellen vollkommen fehlen, vermag ich auf Grund meines Materiales nicht zu sagen. Vereinzelte Zellen sind vielleicht stets vorhanden, was ja ohne weiteres aus der Zellvermehrung im Liquor zu erklären ist. Jedenfalls ergibt sich aus den Fällen ohne Atrophie, dass die exsudativen Prozesse den degenerativen vorausgehen.

Gemeinsam ist allen Fällen ohne Atrophie die Geringfügigkeit der Infiltration und die Tatsache, dass das Innere des Chiasma und der Sehbahnen entweder gar keine oder nur ganz vereinzelte Plasmazellen an einzelnen grösseren Gefässen aufweist.

Ein wesentlicher Unterschied zwischen den einzelnen Fällen besteht dagegen in der Lokalisation und der Intensität, mit der die das

Chiasma umgebenden basalen Teile des Gehirns befallen sind. In dieser Beziehung besteht eine völlige Regellosigkeit. Bald ist der eine, bald sind beide Schläfenlappen befallen, bald ist die Basis der Stirnlappen frei, bald ist sie mehr oder weniger schwer erkrankt, bald ist das zentrale Grau nur unbedeutend, bald schwer erkrankt, bald sind die Olfactorii und die Oculomotorii frei, bald sind sie mitbefallen.

Eine Ausnahmestellung nimmt Fall 5 ein, indem sich ein schwerer Erkrankungsprozess, der in seiner Art durchaus den schweren Prozessen in der Hirnrinde bei der Paralyse entsprach, im linken Corpus geniculatum externum lokalisiert hatte.

Was nun die zweite Gruppe meiner Fälle betrifft, d. h. die Fälle, in denen gerade die ersten Anfänge von Sehnervenschwund nachweisbar waren, so gehören in diese Gruppe die Fälle 4 links, 14 rechts, 15 links, 16 rechts, 17 links, 19 rechts, 20 links, 22 rechts.

Im Falle 14 (Paralyse) fanden sich geringfügige Faserausfälle am rechten Sehnerven und zwar im gekreuzten ventralen Bündel. Im Gehirn waren die schwersten Veränderungen auf das Stirnbein lokalisiert und hatten auch die basalen Teile des Stirnhirns mitbefallen. Ebenso fanden sich schwere Veränderungen in den basalen Teilen der Schläfenlappen. Vom Hirn aus hatte die Erkrankung auf die Olfactorii übergegriffen, die schon stark atrophisch waren, weiter auf den rechten Optikus und das Chiasma. Die Pia des rechten Optikus zeigte eine deutliche Plasmazellinfiltration, aber nirgends eine Infiltration in den Septen. Nach hinten setzte sich die Infiltration auf das Chiasma fort, nahm gegen die untere Fläche des Chiasma an Stärke zu und griff hier auch schon auf die Gefässe, die in den unteren Teilen des Chiasma lagen, über. Da in den unteren Partien des Chiasma die gekreuzten ventralen Fasern verlaufen, so müssen wir einen Zusammenhang zwischen der Atrophie im gekreuzten ventralen Bündel des rechten Optikus und der Infiltration in den basalen Teilen des Chiasma annehmen. Nehmen wir an, worauf ich noch weiter unten näher eingehen werde, dass dieselbe „Noxe“ die Nervenfasern zur Degeneration bringt und die Ansammlung von Plasmazellen und Lymphozyten herbeiführt, so muss diese Noxe im Falle 14 in den unteren Teilen des Chiasma ihren Sitz gehabt haben.

Im Falle 15 (Paralyse) fanden sich die ersten Anfänge von Atrophie im linken Sehnerven. Der rechte Sehnerv war normal. Im Gehirn waren am schwersten die Stirn- und die Schläfenlappen erkrankt. In den Scheitellappen waren die degenerativen Veränderungen noch gering, während die exsudativen Prozesse schon sehr ausgesprochen waren. Im zentralen Grau fanden sich herdförmige Veränderungen. In der Pia des Chiasma und des rechten Sehnerven fanden sich nur vereinzelte Plasmazellen. Dagegen lag ein dichteres Infiltrat an der nasalen Seite des linken Optikus. An dieser Stelle drangen auch schon Plasmazellen in das Innere des Optikus ein. Nun fanden sich die ersten Anfänge der Atrophie im linken Optikus im gekreuzten dorsalen Bündel, also an der Stelle, die dem Infiltrat am Optikus am nächsten lag. Da an dieser Stelle allein eine dichtere Infiltration am Optikus bestand, so ist es wohl gerechtfertigt, anzunehmen, dass das die Nervenbahn schädigende „Agens“ hier seinen Sitz gehabt hat.

Im Falle 17 (Paralyse) fanden sich die Hauptveränderungen im Stirn- und Scheitellappen, von hier hatten sie sich auf den linken Schläfenlappen fortgesetzt. Auch im Tuber cinereum fanden sich schon ausgesprochene Veränderungen. Das Chiasma war fast frei. Nur in der linken Hälfte waren in der Pia vereinzelte Plasmazellen vorhanden. Auch der linke intrakranielle Optikus zeigte fast normale Verhältnisse. Im knöchernen Kanal dagegen fand sich ein grösseres Infiltrat auf der nasalen Seite des linken Optikus und im hinteren orbitalen Teile lagen zwei kleine Plasmazellinfiltrate auf der nasalen Seite. Von dem grösseren Infiltrat aus war auch bereits ein Eindringen der Plasmazellen in das Innere des Optikus nachweisbar. Am rechten Optikus war keinerlei Infiltration nachweisbar.

In diesem Falle war der rechte Optikus vollkommen normal, dagegen fand sich im linken Optikus ein geringfügiger Faserausfall im gekreuzten dorsalen und gekreuzten ventralen Bündel. Es waren also die Fasern geschädigt, die dem Infiltrat in der Pia im knöchernen Kanal am nächsten lagen. Da sonst im ganzen Verlauf der Fasern keinerlei exsudative Prozesse nachweisbar waren, so wird man wohl den Sitz des schädigenden „Agens“ im knöchernen Kanal an der Stelle des Infiltrates zu suchen haben.

Ganz analog liegen die Verhältnisse in Fall 19 auf dem rechten Auge (cf. auch unter Gruppe 3). Hier waren einige Fasern an der Peripherie des ungekreuzten ventralen Bündels ausgefallen. Auch in diesem Falle müssen wir die Stelle, wo das schädigende „Agens“ eingewirkt hat, im knöchernen Kanal und im intrakraniellen Optikus suchen, da nur an diesen Stellen eine Infiltration in der Pia nachweisbar war. Die Infiltration war ziemlich gleichmässig in der Pia des intrakanalikulären und des intrakraniellen Teiles des Optikus verteilt. Eine erheblichere Infiltration auf der Seite, wo die geschädigten Fasern lagen, war nicht nachzuweisen.

Genau so lagen die Verhältnisse in Fall 4 auf der linken Seite (cf. ebenfalls unter Gruppe 3).

Im Fall 20 (Paralyse) hatte sich der paralytische Prozess bereits von dem schwer erkrankten Stirnhirn aus über die ganze Konvexität ausgebreitet und war auch schon auf die Basis fortgeschritten. Vor allem war hier der rechte Schläfenlappen befallen, während am linken Schläfenlappen und im Tuber cinereum gerade die ersten Anfänge einer Infiltration nachweisbar waren. Die Pia des Chiasma und des rechten Optikus bis zum Ausgang des knöchernen Kanals zeigte eine geringfügige Infiltration mit Plasmazellen. Auch fand sich dicht hinter dem Eintritt der Zentralgefässe ein kleines Plasmazellinfiltrat. Nirgends aber drangen die Plasmazellen in das Innere des Chiasma und des rechten Optikus ein. Die nervösen Bestandteile des Optikus waren vollkommen intakt. Am linken Optikus dagegen lag dicht vor dem Chiasma ein dichteres Infiltrat auf der nasalen Seite und hier war auch schon an den kurzen Septen derselben Seite deutliche Plasmazellinfiltration nachweisbar. Entsprechend der infiltrierten Stelle fand sich im linken Optikus ein geringfügiger Faserausfall im Bereich des gekreuzten Bündels. Da im Verlauf dieses Bündels sich an keiner anderen Stelle irgend welche exsudativen Prozesse fanden, so nehme ich an, dass an der Stelle des Infiltrates auch die Schädigung der Nervenfasern stattgefunden hatte,

Im Falle 22 (Paralyse) hatte der paralytische Prozess von dem schwer veränderteu Stirn- und Scheitelhirn sich bereits auf das Schläfenhirn und zwar vor allem den basalen Teil auf der rechten Seite fortgepflanzt. Das zentrale Grau zeigte nur geringe Veränderungen, Olfactorii und Oculomotorii waren bereits befallen. In der Pia des Chiasma fanden sich nur vereinzelte Plasmazellen. Am linken Optikus waren nirgends exsudative Prozesse nachweisbar, dem entsprach durchaus das vollkommen normale Verhalten der nervösen Substanz. Anders lagen die Verhältnisse am rechten Optikus. Hier fand sich in dem ungekreuzten dorsalen Bündel eine geringfügige Degeneration. Und im Zusammenhang mit dieser Degeneration fand sich in der Pia des intrakraniellen Optikus ein Infiltrat, das sich vom Chiasma bis an den knöchernen Kanal erstreckte. Ausserdem fanden sich noch zwei kleine Infiltrate in der Pia des orbitalen Optikus, das eine dicht vor dem knöchernen Kanal, das andere um die Eintrittsstelle der Zentralgefässe herum. Die beiden letzteren Infiltrate können mit der Atrophie nicht in einem Zusammenhange gestanden haben.

Von ganz besonderem Interesse ist der Fall 16. In diesem Falle handelte es sich um eine reine Tabes. Das Gehirn war vollkommen normal. Exsudative Prozesse fanden sich nur am Lumbalmark und zwar in der Pia und an den Wurzeln in Form der Nageotteschen Wurzelneuritis. Die Umgebung des Chiasma und der Optici war normal. Im zentralen Grau war nur eine geringe Vermehrung der Glia nachweisbar.

Ein ausgesprochener entzündlicher Herd fand sich am rechten Optikus in der Gegend des knöchernen Kanals. Der Herd war etwa 5—6 mm lang und sass im wesentlichen in den oberen Partien der Pia. An der stärkst infiltrierten Stelle lagen 10—12 Plasmazellen übereinander. Von diesem Infiltrat aus drangeu nun die Plasmazellen auch längs der Septen und der Gefässe in das Innere des Optikus ein. Genau diesem Infiltrat entsprechend fand sich im Optikus ein geringfügiger Faserausfall im Gebiet des ungekreuzten dorsalen Bündels. Die Infiltration der Septen ging über diesen degenerierenden Bezirk noch hinaus. So fand sich in einem benachbarten Septum, dessen Umgebung keinerlei Degenerationserscheinungen erkennen liess, um ein Gefäss eine deutliche Ansammlung von Plasmazellen.

Von dem Pialinfiltrat im rechten Optikus liessen sich Plasmazellen nun noch in die benachbarten Teile der Pia des Optikus und in die vorderen Teile des Chiasma verfolgen. Einzelne Plasmazellen lagen auch noch in der Pia des linken Optikus in der Gegend des Foramen Nervi optici.

In diesem Falle hatte die von mir selbst noch einen Tag vor dem Exitus vorgenommene Augenuntersuchung einen vollkommen normalen Papillenbefund ergeben. Was den Fall besonders interessant macht, ist der Umstand, dass in diesem Falle die exsudativen Prozesse nicht vom Hirn aus fortgeleitet waren, sondern dass sich hier vermutlich kurze Zeit vor dem Tode ein isolierter entzündlicher Prozess am rechten Sehnerven lokalisiert hat und zwar in der Gegend des Eintritts in den knöchernen Kanal. Genau an der Stelle des Infiltrates ist es dann auch zur Degeneration einiger Fasern des rechten Optikus gekommen. Es ist also wohl als sicher anzusehen, dass die primäre Schädigung der Nervenfasern an dieser Stelle zu suchen ist.

Aus den Befunden in den zur Gruppe 2 gehörenden 8 Fällen von beginnendem Sehnervenschwunde ergibt sich, dass sich stets an irgend einer Stelle im Verlauf der degenerierenden Fasern exsudative Prozesse fanden, und zwar fanden sich diese exsudativen Prozesse mit Vorliebe am intrakraniellen Optikus und im knöchernen Kanal, nur einmal (Fall 14) waren sie um die Gefässe in den unteren Partien des Chiasma lokalisiert. In den Fällen von Paralyse waren die exsudativen Prozesse von der Umgebung fortgeleitet, in dem Falle von Tabes (Fall 16) dagegen handelte es sich um einen isolierten Herd an der Eintrittsstelle des Sehnerven in den knöchernen Kanal. In einzelnen Fällen war nur die Pia infiltriert. Der Schwund der peripheren Nervenfasern kann in diesen Fällen wohl in eine gewisse Parallele zu dem Tuczek'schen Schwunde der Tangentialfasern in der Hirnrinde gesetzt werden. Dass auch in diesen Fällen die exsudativen Prozesse das Primäre waren, möchte ich aus der Tatsache schliessen, dass die exsudativen Prozesse stets weiter ausgedehnt waren, als die degenerativen Prozesse und dass sich sogar in einem Falle schon in einem Septum reichlich Plasmazellen fanden, während die dem Septum benachbarten Nervenfasern noch vollkommen normales Verhalten zeigten.

Es beweisen jedenfalls die Fälle von beginnendem Sehnervenschwund, dass ein ganz bestimmter Zusammenhang zwischen degenerativen und exsudativen Prozessen bestehen muss.

Gruppe 3 wird von denjenigen Fällen gebildet, in denen es schon zu einem ausgesprochenen ein- oder beiderseitigen Sehnervenschwunde gekommen war· Es gehören hierher die Fälle 3, 4, 9 und 19.

Im Fall 3 (Paralyse) war der linke Sehnerv vollkommen normal. Auf der rechten Seite fand sich ein geringfügiger Faserausfall im ungekreuzten Makulabündel und ein stärkerer Ausfall im ungekreuzten ventralen Bündel, ferner ein geringfügiger Faserausfall an der Grenze des gekreuzten und des ungekreuzten dorsalen Bündels. In diesem Falle war der Sitz der schwersten Veränderungen im Gehirn der Scheitellappen. Von hier aus hatte sich die Erkrankung auf Stirn- und Hinterhauptslappen ausgebreitet. Die Veränderungen an der Basis des Gehirns waren nur gering. Auch im zentralen Grau fanden sich nur unbedeutende Veränderungen. Die Pia des Chiasma wies nur einige Plasmazellen auf, ebenso der intrakranielle Teil des linken Optikus. Dagegen fand sich eine ausgesprochene Infiltration am rechten Optikus. Am stärksten war die Infiltration an der unteren Fläche des intrakraniellen Teile des Optikus und von hier aus erstrekte sie sich auch längs mehrerer Septen weit in das Innere des Optikus hin. Speziell in das Bereich des papillomakularen Bündels reichten zwei stark infiltrierte Septen. Zu beiden Seiten dieser Septen fand sich eine ausgesprochene Atrophie der Nervenfasern.

Auch an der dorsalen Seite des intrakraniellen Optikus fanden sich in zwei kurzen Septen zahlreiche Plasmazellen.

Es zogen also in diesem Fall die degenerierten Fasern des rechten Optikus im intrakraniellen Teile unmittelbar an infiltrierten Septen, bzw. an der stark infiltrierten Pia vorüber. Es weist diese Tatsache darauf hin, dass auch in diesem Fall ein Zusammenhang zwischen Degeneration und Infiltration bestand.

Ganz analog lagen die Verhältnisse in Fall 4 (Paralyse). In diesem Fall bestand rechts eine partielle Atrophie im Bereich des gekreuzten und ungekreuzten dorsalen Bündels. Ferner waren im Bereich des papillomakularen Bündels einige Fasern ausgefallen. Das Gehirn zeigte in diesem Falle die stärksten Veränderungen im Stirn- und Hinterhauptslappen. Die basalen Teile waren fast normal.

Das zentrale Grau zeigte nur an einzelnen Gefässen einige Plasmazellen. Die Pia des Chiasma enthielt nur wenige Plasmazellen, und an den Gefässen im Chiasma fanden sich Plasmazellen nur im unteren Teile und nur vereinzelt. Am intrakraniellen linken Optikus ist die Pia in mässigem Grade diffus infiltriert und dementsprechend an der unteren und nasalen Seite des Optikus ein geringfügiger Faserausfall festzustellen. Am rechten Optikus finden sich ausgesprochene exsudative Prozesse. Die Infiltration nimmt hier die ganze Pia im knöchernen Kanal ein und erstreckt sich von hier noch auf den hinteren Teil des orbitalen Optikus und auf den intrakraniellen Optikus. An verschiedenen Stellen dringt die Infiltration längs kurzer Septen in das Innere der Optici ein, am auffallendsten ist das an der nasalen Seite. Es finden sich aber auch an anderen Stellen infiltrierte Septen.

In diesem Falle ergibt sich also, dass die degenerierten Nervenfasern durch besonders stark infiltrierte Partien ziehen. Es waren aber in diesem Falle auch schon solche Teile des intrakraniellen und intrakanalikulären Optikus infiltriert, in denen noch keine degenerativen Veränderungen nachweisbar waren, oder in denen die Degeneration, wie im papillomakularen Bündel ausserordentlich geringfügig waren.

Im Falle 9 (Paralyse) waren beide Optici partiell atrophisch. Die Atrophie hatte auf beiden Seiten (cf. Tafel I), vor allem die gekreuzten Bündel befallen. Daneben fanden sich aber schon geringfügige Ausfälle in anderen Teilen des Optikus. Im Hirn fanden sich die schwersten Veränderungen im Stirnlappen und in den basalen Teilen der Grosshirnrinde. Auch das zentrale Grau war schon schwer verändert. In diesem Falle war ein Zusammenhang zwischen der Degeneration der einzelnen Bündel und der Lage der Infiltration nicht mehr nachweisbar, weil beide intrakraniellen Optici und zum Teil auch die intrakanalikulären Teile, ferner das Chiasma nicht nur von einer dichten Lage von Plasmazellen umgeben waren, sondern auch die Infiltration ganz diffus von allen Seiten in die Optici und das Chiasma eindrang. Nur insofern liess sich vielleicht ein gewisser Zusammenhang mit der Verteilung der Degeneration feststellen, dass sich besonders schwere exsudative Prozesse in den unteren Teilen des Chiasma fanden und hier auch eine, wenn auch nicht sehr erhebliche Gefässwucherung zu konstatieren war. Andererseits liess sich aber an einzelnen Stellen, besonders am linken Optikus feststellen, dass die Infiltration in den atrophischen Bezirken geringer war, als in den Bezirken, wo sich gerade die ersten Zeichen von Degeneration nachweisen liessen. Es kann daraus meines Erachtens nur der Schluss gezogen werden, dass die Entzündung gewissermassen allmählich über den ganzen Optikusquerschnitt wandert.

Auch in diesem Falle muss ein enger Zusammenhang zwischen Infiltration und Degeneration bestanden haben. Und auch in diesem Falle zeigt das Vorhandensein exsudativer Prozesse an Stellen, wo es noch nicht zur Degeneration gekommen ist, dass die exsudativen Prozesse das Primäre sind.

Im Falle 19 (Paralyse) lagen ganz besondere Verhältnisse vor. Das Gehirn zeigte die schwersten Veränderungen im Stirnlappen und allen basalen Teilen. Das zentrale Grau war schwer erkrankt. Die exsudativen Prozesse hatten auch schon auf die Olfactorii und auf den einen Okulomotorius übergegriffen.

Im rechten Optikus fand sich nur ein geringfügiger Faserausfall, der ohne weiteres in Zusammenhang mit einer diffusen Plasmazellinfiltration der Pia in der Gegend des Eintritts in den knöchernen Kanal gebracht werden konnte.

Im linken Sehnerven waren von den makularen Fasern nur die im dorsalen gekreuzten Bündel verlaufenden Fasern erhalten, die anderen waren fast sämtlich geschwunden. Eine ausgesprochene Atrophie fand sich ferner im gekreuzten und ungekreuzten ventralen Bündel. Ferner fanden sich noch unbedeutende Ausfälle in anderen Bündeln. In diesem Falle fand sich nun ein ausgedehnter exsudativer Prozess im hinteren Drittel des orbitalen Optikus und im intrakanalikulären Teile. Die Pia war in diesem Bereiche stark infiltriert und überall drangen die Plasmazellen längs der Gefässe in das Innere des Optikus ein. Besonders auffallend war die Infiltration um ein mittleres Gefäss, das dicht vor dem knöchernen Kanal von vorn nach hinten ungefähr in der Mitte des Optikus, und zwar ungefähr an der Grenze des dorsalen und ventralen gekreuzten Makulabündels verlief. Im übrigen war die Infiltration in denjenigen Teilen des Optikus, die schon total atrophiert waren, am geringsten, während sie in den weniger oder noch gar nicht degenerierten Bezirken viel hochgradiger war. Ich möchte auch darin ein Zeichen dafür sehen, dass die Infiltration nicht an allen Stellen von gleichem Alter war und dass sie an den Stellen, wo es zu hochgradiger Atrophie gekommen war, schon wieder zurückgegangen war.

Der Fall nimmt auch deswegen eine aussergewöhnliche Stellung ein, weil hier der Hauptsitz des exsudativen Prozesses der hintere orbitale Abschnitt des Optikus war. Das mikroskopische Bild spricht in diesem Falle dafür, dass der exsudative Prozess am Optikus als isolierter Herd und nicht durch Uebergreifen des entzündlichen Prozesses von der Hirnbasis entstanden war. Solche isolierten Herde kommen ja vor (z. B. Fall 16) und sie finden im Gehirn insofern eine Analogie, als ja auch hier nicht immer die erkrankten Partien einen einzigen ununterbrochenen Krankheitsherd bilden.

Was demnach die zur Gruppe 3 gehörenden Fälle betrifft, also die Fälle, in denen es schon zu einem ausgesprochenen, wenn auch nur partiellen ein- oder beiderseitigen Sehnervenschwunde gekommen war, so ergibt sich auch hier, dass die degenerativen Prozesse in engem Zusammenhange mit den exsudativen Prozessen stehen. Die exsudativen Prozesse waren in 3 Fällen vom Gehirn aus fortgeleitet, und zwar war in 2 Fällen (3 und 4) der Hauptsitz der exsudativen Prozesse die Gegend des rechten knöchernen Kanals, in einem Falle (9) das ganze Chiasma und die intrakraniellen Optici. Nur in einem Falle handelte es sich nicht um eine fortgeleitete Erkrankung, sondern um einen Herd, der offenbar zuerst isoliert am linken Optikus aufgetreten war.

In der vierten Gruppe haben wir die Fälle, in denen die Optikusatrophie schon weit fortgeschritten war, also die Fälle 6, 7, 8, 12, 13, 18.

Im Falle 6 bestand eine über den ganzen Querschnitt des Optikus ausgedehnte Atrophie, wenn auch die einzelnen Abschnitte in verschieden starker Weise befallen waren. Die exsudativen Prozesse hatten sich in diesem Falle im wesentlichen auf die beiden intrakraniellen Optici und auf das Chiasma lokalisiert. Im intrakraniellen Teile der Optici war auch die Pia noch infiltriert, ebenso fand sich eine geringfügige Plasmazellinfiltration in der Pia der Traktus. In diesem Falle waren alle Teile an der Hirnbasis in der Umgebung des Chiasma schwer erkrankt. Besonders schwer waren die Basis der Stirnlappen, die Olfactorii, das Tuber cinereum und die basalen Teile der Schläfenlappen erkrankt; exsudative und degenerative Prozesse waren hier etwa in gleichem Grade ausgebildet.

Im Fall 7 (Taboparalyse) waren die Sehnerven bis auf wenige Fasern geschwunden. Exsudative Prozesse fanden sich im knöchernen Kanal und vor allem an den intrakraniellen Optici und am Chiasma. Von hier waren sie in das Stirnhirn, in die beiden Schläfenlappen und in das zentrale Grau zu verfolgen. Die Olfactorii und die Oculomotorii zeigten beginnende Infiltration. Von der Basis aus hatte der exsudative Prozess dann offenbar auch auf die Konvexität übergegriffen, und zwar vor allem auf das Stirnhirn und die Hinterhauptslappen. Nach der Anamnese und dem pathologisch-anatomischen Befunde kann man wohl annehmen, dass in diesem Falle die exsudativen Prozesse an zwei getrennten Stellen lokalisiert waren. Der eine Herd sass in den Meningen und deren Umgebung in der Gegend des Lumbosakralmarks und der andere Herd hatte sich wahrscheinlich zuerst in der Gegend des Chiasma gebildet und hatte von dort auf die benachbarten Hirnteile übergegriffen.

In Fall 8 (Taboparalyse) waren die Optici bis auf wenige Fasern degeneriert. Ausgesprochene exsudative Prozesse fanden sich hier im Chiasma, in den intrakraniellen Optici und zum Teil auch noch in den kanalikulären Teilen der Optici. In den Traktus war nur die Pia infiltriert. Die Umgebung des Chiasma war nur wenig verändert. Im linken Schläfenlappen fanden sich nur in der Pia und an einzelnen grösseren Gefässen Plasmazellen, im linken Schläfenlappen beschränkte sich die Infiltration auf die Pia. Im zentralen Grau fanden sich exsudative Prozesse nur in unmittelbarer Nachbarschaft des Chiasma. Schwerer verändert war dagegen das Stirnhirn, und zwar besonders an der basalen Fläche. Auch in diesem Falle waren zwei getrennte Exsudatherde vorhanden, der eine im Chiasma und im Stirnhirn, der andere im Lumbalmark.

Im Fall 12 (Paralyse) fand sich eine beiderseitige weit fortgeschrittene Sehnervenatrophie. Intrakranielle Sehnerven und Chiasma waren stark infiltriert. Die Infiltration setzte sich aber auch auf die Pia der Traktus und der äusseren Kniehöcker fort und drang von dieser aus an den verschiedensten Teilen in das Innere dieser Teile ein. Schwer verändert war das zentrale Grau. Bis auf Reste zerstört war es an einer Stelle neben dem linken Traktus, und an dieser Stelle war offenbar der linke Traktus direkt in Mitleidenschaft gezogen. Schwer verändert waren auch die basalen Teile der Schläfenlappen. Ferner liessen sich Veränderungen auch noch in den Scheitellappen und den Hinterhauptslappen nachweisen.

Im Falle 13 (Tabes mit Arteriosklerose und Albuminurie) war der Sehnervenschwund nicht nur die Folge der Tabes, sondern zum Teil die Folge des durch die arteriosklerotischen inneren Karotiden ausgeübten Druckes auf die intrakraniellen Sehnerven und zum Teil vielleicht auch der albuminurischen Netzhautveränderungen.

Wieweit die eine, wieweit die andere Ursache beim Sehnervenschwund in Frage kam, liess sich nicht mit Bestimmtheit feststellen. Exsudative Prozesse fanden sich jedenfalls an und in den intrakraniellen Optici und am und im Chiasma. Von hier aus hatten sie auch schon auf die Pia der Traktus und der Corpora geniculata übergegriffen und ferner auf die Schläfenlappen und auf Teile des Stirnhirns. Die Veränderungen im Gehirn waren jedoch ausserordentlich gering.

Im Falle 18 handelte es sich um eine Taboparalyse. Die Sehnerven waren bis auf wenige Fasern geschwunden. Exsudative Prozesse fanden sich im Chiasma, an und in den intrakraniellen Sehnerven, im kanalikulären Teile der Sehnerven und auf der rechten Seite im ganzen hinteren Drittel des orbitalen Optikus. Vom Chiasma aus hatte der exsudative Prozess auch auf das zentrale Grau, die Olfactorii und die umliegenden Hirnteile übergegriffen.

Im Lumbalteile fand sich ein zweiter exsudativer Herd in den Meningen, im Rückenmark selbst und an verschiedenen Wurzeln.

Also auch in allen Fällen mit weit fortgeschrittener resp. fast totaler Atrophie finden sich noch in den Sehnerven und im Chiasma exsudative Prozesse. In manchen Fällen sind die exsudativen Prozesse nicht mehr sehr erheblich. Wir finden also auch an der Sehbahn eine Abnahme der exsudativen Prozesse, wenn die nervösen Bestandteile zugrundegegangen sind, genau wie wir das am Gehirn bei der Paralyse und bei der Tabes am Rückenmark sehen.

Aus dem Angeführten ergibt sich Folgendes:

1. Dass keine Faser degeneriert, wenn nicht an irgend einer Stelle ihres Verlaufes ein exsudativer Prozess sich abspielt. Die exsudativen Prozesse gehören demnach zum Bilde des Sehnervenschwundes genau so, wie sie zum Bilde der Paralyse und der Tabes gehören.
2. Der Hauptsitz der exsudativen Prozesse sind die intrakraniellen und die im knöchernen Kanal gelegenen Teile der Sehnerven, ferner das Chiasma. Die orbitalen Optici, die Traktus und die Corpora geniculata werden nur selten befallen.
3. Irgend eine Gesetzmässigkeit in der Lokalisation und Ausbreitung der exsudativen Prozesse besteht nicht.
4. Bei der Paralyse greifen die exsudativen Prozesse im allgemeinen vom Gehirn aus auf die Sehbahn über. Bei der Tabes entstehen die exsudativen Prozesse isoliert von den exsudativen Prozessen im Rückenmark an der Sehbahn und können von hier aus auf das Gehirn übergreifen. Auch hier sind, wie es scheint, alle nur denkbaren Variationen möglich. Die exsudativen Prozesse gehen den degenerativen Veränderungen an der Sehbahn voraus.

Frühere Befunde von exsudativen Prozessen.

Wenn wir sehen, welche grosse Rolle die exsudativen Prozesse bei der tabischen und paralytischen Sehnervenatrophie spielen, so müssen wir uns wundern, dass sie von den meisten Autoren keiner Beachtung gewürdigt sind.

Nur in Frankreich hat man den entzündlichen Prozessen etwas grössere Aufmerksamkeit gewidmet. So haben Reznikow, Kéraval und Raviart und Raviart und Caudron auf die entzündlichen Prozesse beim paralytischen Sehnervenschwunde hingewiesen und Marie und Léri haben besonders das Vorkommen entzündlicher Veränderungen beim tabischen Sehnervenschwunde betont; genauere Angaben jedoch über die Lokalisation der exsudativen Prozesse und den Zusammenhang mit den degenerativen Prozessen haben sie nicht gemacht. Marie und Léri stehen auf dem Standpunkte, dass durch die entzündlichen Prozesse die Gefässe verschlossen werden und dadurch die Atrophie des Nerven zustande kommt. Diese Auffassung entspricht aber nicht den Tatsachen. Auf der Höhe der Degeneration haben wir nicht einen Gefässverschluss, sondern im Gegenteil eine Vermehrung der Gefässe. Die Atrophie hat also mit den Gefässen wenig oder nichts zu tun.

Auch in Deutschland sind in einer ganzen Reihe von Fällen entzündliche Prozesse beschrieben worden, wenn auch die Lokalisation, die Ausdehnung und die Bedeutung für den Sehnervenschwund nicht genauer untersucht und beschrieben worden sind, und wenn sie auch nicht immer richtig erkannt worden sind.

Schon Leber hat im Jahre 1868 entzündliche Prozesse gesehen, was sich mit Sicherheit aus der Beschreibung seiner Fälle ergibt. Seite 187 schreibt er über den ersten Fall: „Neben einer Vermehrung der zelligen Elemente im Innern der Nervenbündel findet sich auch die Zahl derselben in der inneren Scheide und in den Maschen des äusseren Balkenwerkes zwischen letzterer und der äusseren Scheide nicht unerheblich vermehrt. Ich habe zwar eben den grossen Reichtum der inneren Scheide an Bindegewebszellen hervorgehoben, allein trotzdem war eine Vermehrung unzweifelhaft nachweisbar. Auch zeigten die Zellen zum Teil eine Abweichung von den normal vorkommenden, indem es sich um kleine rundliche Zellen mit einem etwas glänzenden, nicht granulierten Kern handelte, während die übrigen in Uebereinstimmung mit dem normalen Verhalten etwas grösser, von mehr länglicher Form und mit einem grossen ovalen, mehr blassen und feingranulierten Kern versehen waren. Stellenweise fand sich in der Umgebung einzelner Gefässe, welche aus der inneren Scheide in den Sehnerven übertreten, eine sehr dichte Anhäufung solcher kleinen lymphkörperartigen Zellen.“ Weiter hat Leber in dem intrakraniellen Teile der Optici, im Chiasma und dem rechten Traktus zahlreiche Körnchenzellen gefunden. „In diesen Körnchenzellen enthaltenden Abschnitten boten auch zum Teil die kleineren Gefässe Veränderungen dar. Viele derselben waren umgeben von einer Lage von Körnchenzellen und kleinen Rundzellen, welche noch deutlich von einer äusseren zarten Hülle eingeschlossen waren, ganz entsprechend den Beschreibungen, welche Robin, His u. a. von den Lymphscheiden gegeben haben, welche die kleinen Gefässe des Gehirns umgeben (Taf. VII, Fig. 10). Auch hier scheinen ähnliche Scheiden zu existieren, zwischen denen und der Blutgefässwand sich Lymphkörperchen und Körnchenzellen ansammeln können. Dies Verhalten war auch an einzelnen Gefässen der inneren Scheide unweit des Foramen opticum nachweisbar, während näher dem Auge und stellenweise in der Umgebung der Gefässe, wie schon erwähnt, eine dichtgedrängte Anhäufung kleiner Zellen vorkam."

In einem zweiten Falle, in dem es sich ebenfalls um eine totale Optikusatrophie bei Paralyse handelte, erwähnt Leber, dass „die innere Scheide stellenweise eine dicht gedrängte Anhäufung kleiner Rundzellen besonders in der Umgebung der Gefässe" enthält; er sagt aber nichts Näheres über den Ort dieser Rundzellenanhäufung; auch hat er in diesem Falle weder das Chiasma, noch die Traktus untersucht. In beiden Fällen handelte es sich um Sehnervenschwund bei progressiver Paralyse.

In einem dritten Falle von grauer Sehnervenatrophie erwähnt Leber ausdrücklich, dass an den Gefässen und den Scheiden keine Veränderungen zu bemerken waren. In diesem Falle handelte es sich aber nach der Krankengeschichte um schwere arteriosklerotische Prozesse mit zahlreichen Erweichungsherden im Gehirn.

Es ist wohl zweifellos, dass es sich in den beiden ersten Fällen von Leber um typische exsudative Prozesse gehandelt hat. Leber hat aber den „Rundzellen" keine grosse Bedeutung beigemessen und auch spätere Autoren haben die Befunde Leber's nicht erwähnt. So finden sich weder bei Greeff, noch Ginsberg, noch Uhthoff irgendwelche Andeutung dieser Befunde. Moxter schreibt an einer Stelle: „Die Arachnoidealscheide zeigt stellenweise reichliche Kernanhäufung."

Elschnig hat in seinem Falle ebenfalls exsudative Prozesse gefunden, ohne ihnen aber irgendwelche Beachtung zu schenken. „Während, wie erwähnt, die im allgemeinen bindegewebigen Septen der Sehnerven sehr kernarm sind, findet sich an beiden Sehnerven im kanalikulären Teile eine Partie, in der in der Umgebung grösserer Gefässe recht zahlreiche Rundzellen im Bindegewebe sich vorfinden. Die Pialscheide des Sehnerven ist gleichfalls entsprechend der Verringerung des Sehnervenquerschnitts verbreitert, kernarm, ausgenommen jene Stelle im Canalis opticus, wo auch in den Septen Kernvermehrung besteht."

Schröder, der besonders auf das Vorkommen entzündlicher Vorgänge an der Pia und dem von ihr ausgehenden Gefäss- und Bindegewebsapparat im Innern des Rückenmarks hingewiesen hat, hat „in einem Falle von Tabes und Sehnervenatrophie ganz die gleichen Zellansammlungen (vorwiegend Plasmazellen), auch in der Pia und im Innern des Nervus opticus, ferner im Tractus opticus, im Ganglion geniculatum externum nnd in einigen untersuchten Stücken an der Vierhügelgegend und dem verlängerten Mark gefunden, während sie in der Grosshirnrinde und Kleinhirnrinde nicht vorhanden waren."

Spielmeyer, der durchaus den allgemein verbreiteten Standpunkt, dass es sich um einfache nichtentzündliche Degeneration handelt, vertritt, sagt an einer Stelle im Text (S. 100): dass die Gliafasern sich „an die verdickte und infiltrierte Pia anklammern"; ferner bildet er Fig. 1 die Infiltration der Pia am vorderen Rande des Chiasmas bei einem Fall von totaler tabischer Sehnervenatrophie ab und schreibt in seiner Erklärung zu der Abbildung „verdickte und infiltrierte Pia." In Fig. 2 bildet er gefässführendes Bindegewebe am Uebergang des Chiasmas zu den Traktus ab. Auch hier sieht man um die Gefässe eine zweifellose, wenn auch nur geringe Infiltration. Dass die Infiltration in dem Spielmeyer'schen Falle nicht stärker war, erklärt sich ohne weiteres daraus, dass es sich um einen Fall von totalem Sehnervenschwund handelte und dass in solchen Fällen, wie schon oben bemerkt, die exsudativen Prozesse schon im Rückgange begriffen sein können.

Auch Wilbrand und Sänger haben in einem Falle, den sie als einen „rein degenerativen Prozess" auffassen, entzündliche Veränderungen gesehen. Sie schreiben zwar (S. 528, Bd. III, T. 2): „Nirgends ist es zu Anhäufungen von Leukozyten gekommen", aber schon im folgenden Satz: „Nur ganz vereinzelt trifft man Herde von einkernigen lymphoiden Elementen." Diese Herde von einkernigen lymphoiden Elementen können meines Erachten nach nur als Zeichen eines exsudativen Prozesses aufgefasst werden. Wilbrand und Sänger fassen sie aber offenbar ganz anders auf, denn sie schreiben: „Eigentliche entzündliche Erscheinungen nach modern-pathologischer Auffassung fehlen. Es handelt sich, wie gesagt, mehr um einen ein Vakuum ausfüllenden Wucherungsprozess der endothelialen Elemente." Mir scheint diese Auffassung doch einen Widerspruch in sich zu enthalten. Herde von einkernigen Lymphozyten oder Plasmazellen — und um solche kann es sich doch nur gehandelt haben — sind ein sicheres Zeichen von Entzündung.

Es ergibt sich aus dem Vorstehenden, dass exsudative Prozesse auch schon von einer ganzen Reihe von Autoren beobachtet sind. Dass sie nicht noch häufiger gesehen sind, erklärt sich daraus, dass zum Teil nicht die ganze Sehbahn untersucht worden ist (Gliksmann), und dass in vielen Fällen nur Methoden zur Anwendung gekommen sind, die die exsudativen Prozesse nicht mit der erforderlichen Deutlichkeit hervortreten lassen. Es gilt genau dasselbe für den Sehnerven, was Schröder über die Gründe sagt, warum man bisher Plasmazellinfiltrate im Rückenmark nicht gefunden hat. Schröder meint, es wäre „denkbar, dass diese Veränderungen vielfach übersehen worden sind, einmal, weil sie wahrscheinlich bei alten Fällen, die am häufigsten zur Sektion kommen, nur gering sind, dann weil die zumeist angewandten Färbemethoden sie nur wenig deutlich oder gar nicht hervortreten lassen und schliesslich, weil die Mehrzahl der Untersucher von vornherein ihr Augenmerk auf ganz andere Dinge zu richten gewohnt war."

Die sogenannten „Beweise" für den distalen Beginn des Sehnervenschwundes bei der Tabes und der Paralyse.

Bisher hat man angenommen, dass der Sehnervenschwund distal beginnt. Schon in der Einleitung habe ich bemerkt, dass man im wesentlichen 4 „Beweise" für den distalen Beginn des Sehnervenschwundes angeführt hat,

1. dass man schon zu Beginn der Sehstörungen eine atrophische Papille findet,
2. dass bei der mikroskopischen Untersuchung der degenerative Prozess am ausgesprochensten an den distalen Teilen der Sehbahn sein soll,
3. dass in den Fällen, in denen zufällig markhaltige Nervenfasern in der Netzhaut vorhanden sind, der Schwund dieser markhaltigen Fasern der Atrophie der Papille vorausgehen soll, und
4. dass die Gesichtsfeldstörungen bei der Tabes und der Paralyse für einen Beginn in der Netzhaut, resp. den distalen Teilen der Sehnerven sprechen.

Da ich bei meinen Untersuchungen zu dem Resultate gekommen bin, dass der Sehnervenschwund bei der Tabes und Paralyse die Folge einer im allgemeinen an den intrakraniellen Sehnerven und dem Chiasma und nur selten an den orbitalen Optici, den Traktus und den äusseren Kniehöckern angreifenden Schädlichkeit ist, so muss ich mich eingehend mit den eben erwähnten „Beweisen" auseinandersetzen, da sie im direkten Widerspruche zu meiner Auffassung und zu meinen Befunden stehen.

Als Beweis für die distale Entstehung des Sehnervenschwundes bei Tabes und progressiver Paralyse wird von vielen Autoren zunächst die Tatsache angeführt, dass in den meisten Fällen schon dann eine deutliche Entfärbung der Papillen nachzuweisen ist, wenn die Kranken sich zum ersten Male zum Augenarzte begeben. Diese Tatsache soll in erster Linie gegen den Beginn der Erkrankung in den basalen Teilen der Sehbahn sprechen, da ja eine Unterbrechung der Sehfasern in der Gegend des Chiasma oder der intrakraniellen Optici sich erst nach 6—8 Wochen im Augenspiegelbilde durch Abblassen der Papille bemerkbar macht. Diese Erwägung würde ja nun berechtigt sein, wenn es sich um eine akut einsetzende Störung handelte. Das ist aber nach meinen Untersuchungen nie der Fall. Die pathologisch-anatomischen Veränderungen beim tabischen Sehnervenschwunde, die mit denen in der Hirnrinde bei der Paralyse und im Rückenmark resp. den hinteren Wurzeln bei der Tabes durchaus übereinstimmen, sind chronische Veränderungen. Und zwar zeigt uns schon das mikroskopische Bild, dass wir es beim Sehnervenschwunde mit einem eminent chronischen Prozesse zu tun haben. Angesichts dieser Tatsache scheint es mir doch sehr der Untersuchung bedürftig, ob die heutige Auffassung bezüglich der frühen Abblassung der Papillen und ihrer Verwertung für die Frage der Aetiologie des Sehnervenschwundes zu Recht besteht.

Fast allgemein wird heute angegeben, dass es eine grosse Ausnahme ist, wenn Sehstörungen schon zu einer Zeit nachzuweisen sind, wo die Papillen noch vollkommen normal aussehen (Uhthoff und andere), Es sind doch aber zweifellos solche Fälle beobachtet worden, und zwar von Rählmann, Berger und Gowers. Berger gibt an, ein derartiges Verhalten unter 109 Fällen 6mal beobachtet zu haben. Und Gowers betont ausdrücklich, dass er wiederholt Sehstörungen zu einer Zeit festgestellt hat, als die Sehnervenscheiben noch vollkommen normal waren. „In connection with this question of retro- ocular damage another condition deserves notice, the occurrenc of amblyopia, without any change in the appearence of the optic discs or of much greater loss of sigth in one eye than the other, when the ophthalmoscopic appearances are slight and equal in the two. I have mere than once seen this. One patient, for instance, who had no affection of accomodation and whose discs had a perfectly normal appearance. could only read with one eye Nr. 2 and with the other Nr. 10 test type“.

Wenn solche Beobachtungen nun auch wirklich Ausnahmen darstellen, so sind sie doch nicht ohne weiteres wegzuleugnen. Eine besondere Bedeutung erhalten sie aber auch noch durch Beobachtungen, die ich an meinem Material machen konnte. In 4 Fällen habe ich noch unmittelbar vor dem Tode einen vollkommen normalen Papillenbefund feststellen können und doch war pathologisch-anatomisch schon eine beginnende Sehnervenatrophie nachzuweisen.

Im Fall 14 und 22 habe ich noch einen, resp. 2 Tage vor dem Tode die Papillen untersucht. Es fand sich keine Spur von Atrophie und doch war bei der histologischen Untersuchung im Fall 14 schon ein geringer Faserausfall im gekreuzten ventralen Bündel und im Falle 22 ein Ausfall im ungekreuzten dorsalen Bündel nachweisbar. Im Falle 15 war am 7. 6. 11 Sehschärfe, Farbensinn und Gesichtsfeld noch vollkommen normal. Die Papillen zeigten keinerlei Abweichungen von der Norm. Am 15. 9. habe ich den Patienten zum letzten Male gespiegelt. Die Papillen waren vollkommen normal. Und trotzdem fand sich bei der Sektion am 17. 9 mikroskopisch schon ein Faserausfall an der Peripherie des gekreuzten dorsalen Bündels.

In diesen 3 Fällen handelte es sich um progressive Paralysen. Dasselbe Verhalten findet sich aber auch bei Tabes. Im Falle 16 handelte es sich um eine reine Tabes. Die Papillen waren, wie ich mich selbst noch einen Tag vor dem Exitus überzeugen konnte, vollkommen normal, eher sogar etwas hyperämisch. Die Gesichtsfeldaufnahmen waren wegen unzuverlässiger Angaben, die auf gleichzeitig bestehende Hysterie zurückgeführt werden mussten, nicht zu verwerten, Trotz des normalen Augenspiegelbefundes zeigte sich nun bei der mikroskopischen Untersuchung, dass im rechten Sehnerven und zwar im dorsalen ungekreuzten Bündel schon ein deutlicher Faserausfall vorhanden war.

Es ist ganz zweifellos, dass sich in diesen 4 Fällen kurz vor dem Tode Sehstörungen am Perimeter gefunden hätten, wenn eine einwandsfreie Untersuchung möglich gewesen wäre. Andererseits ist in diesen 4 Fällen noch kurz vor dem Tode ein völlig normales Verhalten der Papillen vor dem Tode festgestellt worden. Es bestätigen also die 4 Fälle durchaus die Ansicht von Gowers, Rählmann und Berger, dass Sehstörungen schon zu einer Zeit vorhanden sein können, wo die Papillen noch vollkommen normal sind.

Meine Befunde in den erwähnten 4 Fällen und die Beobachtungen von Gowers, Berger und Rählmann lassen sich nun schlecht mit der jetzt herrschenden Theorie vom peripheren Beginn der Sehnervenatrophie in Einklang bringen. Sie sprechen vielmehr sehr deutlich gegen diese Theorie nnd für den Beginn des Sehnervenschwundes in einem hinter dem Auge gelegenen Teile der Sehbahn.

Es scheint demnach ein Widerspruch zwischen den Beobachtungen von Gowers, Rählmann uud Berger und meinen Befunden auf der einen Seite und der allgemein herrschenden Auffassung von der frühzeitigen Abblassung der Papillen auf der anderen Seite zu bestehen. Aber dieser Widerspruch ist nur ein scheinbarer, denn bei näherem

Zusehen ergibt sich, dass die Ansicht von der frühzeitigen Abblassung der Papillen nicht zu Recht besteht.

Dass die Papillen „frühzeitig“ abblassen, will man aus der Tatsache schliessen, dass die Papillen meist schon deutlich abgeblasst sind, wenn die Patienten ihre Sehstörung bemerken und sich zum Arzte begeben. Die Tatsache selbst kann ohne weiteres zugegeben werden, aber die Deutung, die man dieser Tatsache gibt, ist nicht richtig. Die Patienten kommen zum Arzte, wenn sie selbst eine Sehstörung bemerken. Nun fehlen aber zu Beginn der tabischen Atrophie alle subjektiven Beschwerden, wie Blendung, Licht- und Farbensehen, Funkensehen und dergleichen. Es fehlen also gerade solche Erscheinungen, die dem Kranken leicht auffallen.

Die Sehstörungen bei der tabischen Atrophie entwickeln sich, wie auch Uhthoff betont (S. 192) in allmählicher schleichender Weise. „Es vergeht oft längere Zeit bevor der Kranke sich darüber klar wird, dass er von einer langsamen progressiven Sehstörung befallen ist, und zwar vollzieht sich diese Störung unter den Erscheinungen des langsamen „Verblassens“ und „Undeutlichwerdens der gesehenen Objekte“ (Uhthoff).

Dazu kommt, dass im allgemeinen beim tabischen Sehnervenschwunde zunächst periphere Teile des Gesichtsfeldes befallen werden, also Teile, die der Laie wenig oder kaum beachtet, dass ferner in diesen peripheren Teilen zunächst nur bestimmte Funktionen (Farbenempfindung) ausfallen, während andere (Weissempfindung) noch erhalten bleiben, und schliesslich, dass die Gesichtsfelddefekte auf beiden Augen im allgemeinen nicht symmetrisch liegen, und infolgedessen der Defekt auf dem einen Auge durch eine funktionstüchtige Stelle auf dem anderen Auge verdeckt wird.

So kann es kommen, dass die Kranken Wochen und selbst Monate lang von ihrem Leiden gar nichts bemerken, und dass namentlich, wenn die Erkrankung auf beiden Augen verschieden schnell fortschreitet, das Sehvermögen auf einem Auge schon hochgradig verfallen sein kann, wenn der Kranke auf sein Leiden aufmerksam wird.

Auch Uhthoff, der doch ganz auf dem Boden der Theorie von dem distalen Beginn der Sehnervenatrophie steht, gibt das ja zu, wenn er schreibt: „Bei einer so allmählichen Entwicklung der Störung kommt es vor, dass der Patient die Sehstörung eines Auges lange Zeit nicht gewahr wird, ja er bemerkt gelegentlich erst die Erblindung des einen Auges, wenn das andere ebenfalls anfängt schlecht zu werden.“ Dem entspricht auch die Beobachtung v. Grosz's, der in einem Falle (Fall 1, Seite 108) bei einem 25jährigen jungen Manne, der über Sehstörungen nicht klagte, eine sehr deutliche keilförmige Atrophie am Rande des Optikus gefunden hat. Wir müssen uns immer wieder klar machen, dass Sehstörungen, namentlich wenn sie das indirekte Sehen betreffen, dem Patienten lange Zeit verborgen bleiben können. Dem Neurologen mag das etwas merkwürdig vorkommen. Für den Ophthalmologen ist es aber eine ganz geläufige Erscheinung, dass Kranke mit allen möglichen Augenleiden, Chorioditiden, Glaukomen, einseitigen Katarakten, Netzhautablösungen, intraokularen Tumoren und dergleichen erst nach Monate langem Bestande ihres Leidens eine Sehstörung bemerken und zum Arzte kommen.

Das gilt nicht nur für unintelligente, sondern auch für intelligente Patienten. Ein geradezu klassisches Beispiel dafür möchte ich hier kurz anführen.

Ein Ingenieur in leitender Stellung an einer grossen Werft bemerkt plötzlich eines Tages als er sich im Kreise von Bekannten zum Scherze ein Monokel in das rechte Auge klemmte und dabei zufällig das linke Auge schloss, dass er mit dem rechten Auge nicht sehen konnte. Bis dahin hatte er keine Ahnung von einer Sehstörung gehabt, obwohl er täglich mit den feinsten Arbeiten zu tun hatte und auch ein gutes Tiefenwahrnehmungsvermögen brauchte. Die von mir vorgenommene Augenuntersuchung ergab eine Sehschärfe von Fingerzählen in 1 Meter exzentrisch einen Gesichtsfeldausfall, der fast die ganze untere Gesichtshälfte einnahm und sich noch weit über das Zentrum hinaus erstreckte, und als Ursache dieser Störungen eine ausgedehnte Solutio retinae, infolge eines intraokulären Tumors. Die Netzhautablösung hatte wenigstens schon Wochen, wenn nicht Monate lang bestanden.

Wenn einem hochintelligenten Manne eine so hochgradige Sehstörung so lange Zeit verborgen bleiben kann, dann dürfen wir uns nicht wundern, wenn die langsam und schleichend einsetzenden Sehstörungen bei der tabischen Atrophie im allgemeinen erst so spät bemerkt werden. Gerade deswegen dürfen wir aber auch nicht aus der Tatsache, dass zu der Zeit, wo der Patient seine Sehstörung bemerkt, schon eine Abblassung der Papillen besteht, irgend welche Schlüsse auf den Ort und die Zeit der Entstehung des Sehnervenleidens ziehen.

Daraus, dass das ophthalmoskopische Bild bei der aszendierenden Atrophie nach Makulaaffektionen dem bei der Tabes in vielen Punkten entspricht, hat Haab den Schluss ziehen wollen, dass auch bei der Tabes der Prozess in der Retina beginnt.

Es ist ja zweifellos richtig, dass die Verfärbung der Papille bei der genuinen Atrophie genau dieselbe ist, wie bei der aszendierenden partiellen Degeneration nach Makuladegenetion, d. h. eine „leicht durchsichtige, ins helle Blaugrau gehende Verfärbung, aber in dieser Tatsache kann man doch noch keinen Beweis im Haab'schen Sinne sehen.

A priori müssen wir doch annehmen, dass der Schwund der Sehnervenfasern in der Papille, ganz gleichgiltig, ob er durch eine distal oder proximal von der Papille wirkende Schädlichkeit bedingt ist, an der Papille selbst die gleichen Erscheinungen hervorrufen muss. Denn hier müssen in beiden Fällen die Achsenzylinder zu Grunde gehen und sekundär das Gliagewebe wuchern und schliesslich schrumpfen.

Als zweiter Beweis für den „peripheren" Beginn der tabischen Atrophie wird angegeben, dass pathologisch-anatomische Befunde dafür sprechen, dass der Sehnervenschwund in der Netzhaut beginnt und aszendierend weiterschreitet.

So schreibt Uhthoff (S. 204): „Es ist zunächst als feststehend anzunehmen, dass der atrophische Prozess im Sehnerven in den peripheren Teilen, und zwar wahrscheinlich im peripheren Neuron, d. h. in der Ganglienzellen- und Nervenfaserschicht der Retina beginnt und von dort in zentripetaler Richtung die Sehnervenbahnen entlang aufsteigt. Von den meisten Autoren wird dies betont (Leber, Popow, Wagenmann, v. Grosz, Coppez, v. Leyden und Goldscheider, Elschnig und anderen) und übereinstimmend hervorgehoben, dass der Prozess in den peripheren Optikusabschnitten am ausgesprochensten ist und weiter zentralwärts an Intensität abnimmt". Diese Angabe Uhthoff's ist nicht zutreffend, wie eine kritische Betrachtung der zu Grunde gelegten Fälle beweist.

Was zunächst Leber betrifft, so hat er überhaupt nur in einem Falle die ganze Sehbahn von der Retina bis in die Traktus untersucht (Fall 1). „Es ergab sich zunächst eine ziemlich hochgradige, aber nicht vollständige und nicht gleichmässig auf den ganzen Durchschnitt verbreitete Atrophie der nervösen Elemente der Sehnerven in ihrem ganzen Verlauf, welche sich auch noch auf das Chiasma und den linken Tractus opticus erstreckte (der rechte Traktus wurde leider nicht untersucht)". Weiter erwähnt Leber (S. 184), dass in „entsprechenden Partien" des Nerven an verschiedenen Stellen die Atrophie verschieden stark ist. Das ist aber ohne weiteres aus dem Faserverlauf zu erklären. Von einer Abnahme der Atrophie in den proximalen Teilen der Sehbahn aber sagt Leber nichts. Im Gegenteil betont er ausdrücklich, dass in dem einzigen untersuchten Traktus nur „am äusseren unteren Rande eine kleine ganz umschriebene Partie normaler Bündel verlief, während sonst die übrigen Randteile gleichfalls mehr verändert waren, als die zentralen".

In einem zweiten Falle von totaler Atrophie hat Leber nur die Retina und den Optikus untersucht. Von einer Abnahme der Degeneration in den proximalen Teilen des Nerven ist aber auch diesem Falle keine Rede.

In dem dritten Falle, der nach meiner Auffassung als arteriosklerotische Atrophie aufzufassen ist, betont Leber ausdrücklich, dass zwar die atrophischen Partien in verschiedenen Stellen eine verschiedene Lage hatten, dass aber „im allgemeinen der Grad der Atrophie und ihre absolute Ausdehnung an den verschiedenen Stellen des Verlaufes nicht wesentlich verschieden war".

Wenn trotz dieser durchaus eindeutigen Angaben die Leber'schen Befunde von Elschnig, Popow und Uhthoff in dem Sinne gedeutet werden, dass sie für eine aszendierende Atrophie sprächen, so handelt es sich um einen Irrtum; und dieser Irrtum ist wohl im wesentlichen auf den verschiedenen Gebrauch des Wortes „peripher" zurückzuführen. Das Wort „peripher" wird meist in zweierlei Bedeutung angewandt. Einmal soll es an Querschnitten die nach aussen liegenden Teile des Nerven und zweitens an Längsschnitten die gegen das Auge gerichteten Teile bedeuten.

Um solche Irrtümer zu vermeiden, wäre es wohl am besten, das Wort peripher nur für die an Querschnitten nach aussen liegenden Teile zu gebrauchen, dagegen für die dem Auge näher liegenden Teile tets die Bezeichnung distal anzuwenden.

Als zweiten Autor, der pathologisch-anatomisch den aszendierenden Charakter des Sehnervenschwundes nachgewiesen haben soll, erwähnt Uhthoff Popow.

Popow hat in seiner Arbeit in der Tat dem distalen Beginn der Atrophie sehr energisch das Wort geredet. Er sagt geradezu: „Je näher dem Auge, desto mehr nehmen an den Schnitten die Myelinfasern ab, um in der unmittelbaren Nähe des Auges zu verschwinden". Popow sagt nichts darüber, ob er den distalen Teil des Sehnerven auf Quer- oder Längsschnitten untersucht hat. Er gibt auch keinerlei Abbildungen vom orbitalen Optikus, während er einige stark und unnatürlich schematisierte Zeichnungen vom Chiasma und dem dicht vor dem Chiasma liegenden Optikusabschnitt abbildet. Aus der Beschreibung des Falles und den Abbildungen lässt sich nun meines Erachtens nur der Schluss ziehen, dass die von Popow angewandte Pal'sche Methode irgend wie versagt hat, und dass es sich bei der Angabe, dass in unmittelbarer Nähe des Auges keine Myelinfasern mehr zu finden waren, auf einen Fehler in der Technik zurückzuführen ist. In dem Popow'schen Falle handelte es sich um einen Patienten, bei dem der Visus seit vielen Jahren abgenommen hatte und bei dem bereits völlige Erblindung vorlag. Nun bildet Popow in den unteren Partien des intrakraniellen Optikus noch eine grosse Zahl von Markfasern ab. Auch ich habe bei totaler Amaurose noch eine ganze Anzahl von markhaltigen

Fasern im Optikus gefunden (Fall 7, 8 und 18), ich habe aber auch in diesen Fällen keinerlei Unterschiede in der Zahl der Fasern in den distalen und proximalen Teilen des Optikus gefunden und da ich meine Befunde stets mit der Bielschowski'schen Fibrillenmethode kontrolliert habe, so glaube ich, sie als durchaus zuverlässig ansprechen zu können.

Wenn nun wirklich in dem Popow'schen Falle noch so zahlreiche Fasern im intrakraniellen Optikus vorhanden waren, wie es nach der Popow'schen schematisierten Zeichnung scheint, so ist es nach meinen Befunden gänzlich ausgeschlossen, dass in den distalen Teilen überhaupt keine Fasern mehr vorhanden waren. Es muss hier ein Fehler in der Technik vorliegen und dieser ist leicht zu erklären. Bei der Pal'schen Methode kommt es sehr leicht vor, wenn nur noch wenige Markfasern im Nerven vorhanden sind, dass man zu stark entfärbt. Das ist daraus zu erklären, dass die wenigen noch vorhandenen Fasern makroskopisch nicht mehr wahrzunehmen sind, und dass wir infolgedessen keinen Anhaltspunkt mehr haben, wie weit wir in der Entfärbung gehen müssen. So lange diese Fehlerquelle nicht ganz besonders berücksichtigt ist, — und Popow erwähnt nichts davon — lässt sich aus ihr mit Leichtigkeit erklären, warum Popow in den distalen Teilen des Optikus keine Fasern gefunden hat. Einen Beweis für den distalen Beginn kann man in dem Popow'schen Falle jedenfalls nicht sehen.

Von Wagenmann, der auch von Uhthoff zitiert wird, liegen meines Wissens keine pathologisch-anatomischen Befunde über eine stärkere Degeneration in den distalen Teilen des Optikus vor, ebenso wenig von Leyden und Goldscheider. Ob Coppez, auf den Uhthoff sich beruft, über eigene Befunde verfügt, vermag ich nicht zu entscheiden, da mir seine Arbeit nicht zugänglich ist.

v. Grosz tritt sehr für die distale Entstehung der Optikusatrophie ein. „Meine sämtlichen (3) Fälle“, schreibt er, „unterstützen die Annahme, dass die Degeneration vom Bulbus gegen das Gehirn fortschreitet. Obschon die deszendierende Richtung auf den ersten Blick leichter verständlich erscheint, so müssen wir doch diese Voraussetzung fallen lassen. In meinem ersten Falle nämlich nimmt der atrophische Teil gegen das Chiasma zu ab und ist im Traktus nicht mehr aufzufinden. Analoge Verhältnisse weisen die Fälle Leber's, Popow's und zumal Uhthoff's auf.“

Im Anhang zu derselben Arbeit erwähnt v. Grosz, dass er noch 6 weitere Fälle von ausgesprochener Atrophie untersucht hat. In 2 Fällen waren $^2/_3$—$^3/_4$ des Querschnitts atrophiert, in 4 Fällen zeigte sich ein atrophisches dreieckiges Bündel im Querschnitt — „sämtliche Fälle jedoch zeigten, dass die Atrophie nach aufwärts abnahm.“

Ich kann in den v. Grosz'schen Fällen keinerlei Beweis für die distale Entstehung der Sehnervenatrophie finden. Denn aus der Tatsache, dass atrophische Fasern im Chiasma und in den Traktus schwerer aufzufinden sind, als im Sehnerven, können wir nicht den Schluss ziehen, dass dort weniger degenerierte Fasern liegen. Ausfälle sind an diesen Stellen aus rein anatomischen Gründen schwerer nachzuweisen, speziell, wenn nur die Markscheidenmethode angewandt wird. Auch im proximalen Teile des intrakraniellen Optikus ist der Faserausfall nie so deutlich, wie im distalen Teile. Auch hier sind lediglich anatomische Verhältnisse Schuld daran, insofern durch die Abnahme der Septen in den proximalen Teilen des Sehnerven der Faserausfall in kleineren Bezirken nicht so ausgesprochen erscheint.

Dieselbe Beobachtung hat jedenfalls auch Uhthoff gemacht, wenn er schreibt, dass in dem Traktus und im Chiasma „wenigstens in den früheren Perioden des Prozesses Veränderungen fehlen können, und wenn sie sich später finden, so sind sie in der Regel weniger ausgesprochen, als in den peripheren Abschnitten der optischen Leitungsbahnen und gehen nur bis zu den primären Optikusganglien (Corpus geniculatum externum, Thalamus opticus und vorderen Vierhügel), darüber hinaus ist eine atrophische Degeneration nicht nachzuweisen". Dass degenerierte Fasern auch in den v. Grosz'schen Fällen in dem Traktus vorhanden waren, wenn sie auch nicht nachgewiesen wurden, ergibt sich schon aus der Tatsache, dass es sich, wenigstens in einem Teile seiner Fälle, um recht alte Prozesse handelte. Das ist ohne weiteres auch aus der Abbildung zum Fall 1 zu erkennen, wo im Optikus schon eine starke Gliaschrumpfung mit sekundärer Septenschrumpfung zu sehen ist.

Die v. Grosz'schen Fälle würden nur dann für die Theorie des distalen Beginns des Sehnervenschwundes zu verwerten sein, wenn sich inbezug auf die Ausdehnung der Atrophie Unterschiede zwischen dem orbitalen und dem intrakraniellen Optikus hätten nachweisen lassen. Davon erwähnt aber v. Grosz, wie ich ausdrücklich betonen möchte, nichts.

Uhthoff hat in seinem 1886 veröffentlichten Falle auch keinerlei Abnahme der degenerativen Veränderungen in den proximalen Teilen der Sehbahn gefunden. Eine dahingehende Angabe (cf. vorige Seite) von v. Grosz ist irrig. Uhthoff gibt eine etwas schematisierte Uebersicht über den Grad der Degeneration in einem Falle von Quadrantenatrophie. Aus seinen Abbildungen ergibt sich zwar, dass das atrophische Bündel seine Form während seines Verlaufes vom Bulbus bis zum Chiasma ändert, aber eine Zu- oder Abnahme der Degeneration nicht erkennen lässt. Nur in den hinteren Teilen des Chiasma und dem Traktus hat Uhthoff die atrophischen Fasern mit seiner Methode nicht mehr nachweisen können. Das hat aber, wie schon bemerkt, seinen Grund in anatomischen Verhältnissen.

Der Gliksmann'sche Fall ist für die Frage nicht zu verwerten, da nur der Bulbus mit einem Stück Sehnerven zur Untersuchung zur Verfügung stand.

Von Wichtigkeit für die Frage sind aber noch die Beobachtungen Elschnig's. Elschnig hatte in einem Falle von Tabes, in dem schon 4 Jahre vor dem Tode vollkommene Erblindung eingetreten war, völliges Fehlen der Nervenfaser- und Ganglienzellenschicht beobachtet. „Die Nervenfärbungen ergaben, dass der unmittelbar retrobulbäre Anteil der Sehnerven in den verschmächtigten, recht dichten Bündeln nur Marktröpfchen enthält. 2 mm circa retrolaminar beginnen markhaltige Nervenfasern nahezu gleichmässig in allen Bündeln, meist sehr dünn, die Markscheide sowohl, wie der Achsenzylinder. Je weiter zurück, um so zahlreichere markhaltige Nervenfasern sind nachweisbar und auch im kanalikulären und angrenzenden basalen Teile enthalten alle Nervenfaserbündel die oberflächlichen meist etwas reichlicher markhaltige Nervenfasern."

Ich weiss nicht, ob die von Elschnig angewandte Methode ganz einwandsfreie Resultate gegeben hat. Es ist ja bekannt und von Spielmeyer in den letzten Jahren ganz besonders betont worden, wie schwer es ist, alle markhaltigen Fasern in einem Schnitte, z. B. der Hirnrinde, darzustellen. Diese Schwierigkeiten treffen nun auch für den Optikus zu. Bei dem Fehlen näherer Angaben möchte ich jedenfalls glauben, dass die Elschnig'sche Methode nicht ganz zuverlässig gewesen ist. Denn wenn nach 4jähriger totaler Amaurose der Sehnervenschwund noch nicht in allen Fasern bis zum Chiasma fortgeschritten sein soll, so steht das doch in einem unerklärlichen Gegensatz zu der Tatsache, dass beim totalen Sehnervenschwunde auch die Traktus total degenerieren.

Dass die Methode in dem Elschnig'schen Falle irgendwie versagt hat, das möchte ich auch aus dem Falle schliessen, den Elschnig in derselben Arbeit veröffentlicht hat. In diesem Falle war infolge eines Tumors an der Hirnbasis 3 Jahre vor dem Tode Erblindung eingetreten. Es fand sich „fast vollständiger Schwund der Nervenfaser- und Ganglienzellenschicht" und trotzdem waren „im intraokularen Sehnervenstücke die Nervenfaserbündel noch deutlich nachweisbar, im unmittelbar retrolaminaren Teile enthielten sie reichlich markhaltige Nervenfasern, und je näher der Kompressionsstelle, um so spärlicher wurden sie." Elschnig betont, dass in den beiden Fällen — Tabes und deszendierende Atrophie nach Hirntumor — die Veränderungen in der Netzhaut gleichartig waren.

Dass bei gleichartigem Netzhautbefunde die Sehnerven in den beiden Fällen so verschiedene Bilder geboten haben, erscheint mir recht unwahrscheinlich; noch weniger ist es aber zu verstehen, dass in dem zweiten Falle „bei fast vollständigem Schwunde der Nervenfaser- und Ganglienzellenschicht“ die Nervenfaserbündel im intraokularen Sehnervenstück noch deutlich nachweisbar waren, dass im unmittelbar retrolaminaren Teile noch reichlich markhaltige Nervenfasern vorhanden waren, dass diese Fasern aber nach der Kompressionsstelle an Zahl abnahmen. Ich kann mir diesen Befund nur durch ein Versagen der angewandten Technik erklären. Leider ist über die Technik, die an den einzelnen Stellen der Sehnerven angewandt worden war, nichts Genaueres gesagt. Jedenfalls lässt sich in dem Elschnig'schen Falle ein Beweis für den distalen Beginn des Sehnervenschwundes schwerlich sehen.

Aus dem Gesagten ergibt sich, dass einwandsfreie histopathologische Untersuchungen, aus denen hervorgeht, dass beim tabischen Sehnervenschwunde die degenerativen Veränderungen in den distalen Teilen der Sehbahn stärker sind, als in den proximalen, nicht vorliegen. In den Fällen, die als Beweise herangezogen werden, handelt es sich zum Teil um eine missverständliche Heranziehung, zum Teil um nicht genügende Berücksichtigung der Tatsache, dass bei partiellen einseitigen Atrophien, die degenerierten Fasern im Traktus schwerer nachweisbar sind, weil sie nicht mehr isolierte Bündel bilden, und zum Teil offenbar um ein Versagen der angewandten Methoden.

Als dritter „Beweis“ für den distalen Beginn des Sehnervenschwundes wird der frühzeitige Schwund zufällig in der Retina vorhandener markhaltiger Nervenfasern angesehen, Das Beweismaterial besteht lediglich aus 2 Fällen von Wagenmann und v. Grosz.

Es erscheint mir nötig, vor allem auf den Fall von Wagenmann etwas näher einzugehen, weil er nicht immer richtig gedeutet ist (v. Grosz, Haab, Moxter, Uhthoff) und sogar ganz falsche Schlüsse aus ihm gezogen sind (Elschnig). Elschnig sagt gradezu: „Zum ersten Male ist durch den Wagenmann'schen Fall der strikte Nachweis geliefert, dass die Atrophie der Nervenfasern im Auge bei tabischer Atrophie keine deszendierende ist.“ Und Uhthoff schreibt (Seite 205): „Das erste ophthalmoskopische und auch regelmässig zuerst auftretende Merkmal ist die atrophische Verfärbung der Papille; es sei denn, dass, wie in dem Falle Wagenmann's, wo markhaltige Nervenfasern in der Netzhaut vorhanden waren, sich Gelegenheit bietet, bei Beginn der

Sehnervenatrophie den Schwund der Markscheiden in der Retina zu beobachten." Daraus kann der falsche Schluss gezogen werden, dass in dem Wagenmann'schen Falle zuerst die Markscheiden schwanden und erst dann sich Veränderungen an der Papille zeigten. Das ist aber in Wirklichkeit durchaus nicht der Fall gewesen.

Als der Wagenmann'sche Patient sich zum ersten Male vorstellte, bestanden schon mehrere Monate lang Sehstörungen. Auf dem rechten Auge fand sich schon eine ausgesprochene atrophische Verfärbung der Papille, die Sehschärfe war auf Fingerzählen in 5 Meter gesunken, es bestand Rot-Grünblindheit in allen Teilen des Gesichtsfeldes und im Zentrum ein Skotom für Blau. Auf dem linken Auge, auf dem nach unten und temporalwärts neben der Papille ein Sektor markhaltiger Nervenfasern vorhanden war, war die Papille „deutlich abgeblasst, doch erkannte man noch, besonders auf der inneren Hälfte, einen rötlichen Farbenton". Die Sehschärfe betrug auf diesem Auge noch $^{2}/_{5}$—$^{1}/_{2}$, das Gesichtsfeld war frei, Rot und Grün wurden aber nicht mehr erkannt. Zirka 3 Monate später war das Gesichtsfeld links noch „ziemlich frei". Nach weiteren 8 Monaten war links die Sehschärfe auf $^{1}/_{10}$ gesunken und das Gesichtsfeld „nach innen undeutlich, aber nicht stark eingeengt". Der Sektor markhaltiger Fasern war jetzt verschwunden, die Papille im nasalen Teile noch immer schwach rötlich gefärbt, im übrigen graulich verfärbt, die Arterien stark verengt. Nach weiteren 3 Monaten hatte sich eine hochgradige Gesichtsfeldeinengung nach innen und innen oben ausgebildet, also entsprechend der Stelle, wo früher die markhaltigen Nervenfasern gelegen hatten.

In dem Wagenmann'schen Falle hat es sich also zur Zeit, als die Markscheiden schwanden, keineswegs, wie heute noch vielfach angenommen wird, um eine „beginnende Sehnervenatrophie" gehandelt. Vielmehr bestand damals schon vollkommene Rot- Grünblindheit, Herabsetzung der zentralen Sehschärfe und „deutliche Abblassung der Papille".

Es ist also der Schwund der Markscheiden nicht den Veränderungen an der Papille vorausgegangen.

Was mir nun aber besonders beachtenswert erscheint und was bisher von keiner Seite betont worden ist, das ist die Tatsache, dass zu der Zeit, als die markhaltigen Nervenfasern in der Retina noch vorhanden waren, schon vollkommene Rot- und Grünblindheit bestand, und zwar auch in den Teilen des Gesichtsfeldes, die von den markhaltigen Fasern versorgt wurden. Diese Tatsache beweist geradezu, dass die Nervenfasern, deren einen Abschnitt die markhaltigen Nervenfasern in der Netzhaut bildeten, nicht mehr normal leiteten, dass sie schon an irgend einer Stelle geschädigt waren. Und diese Schädigung kann doch nur retrobulbär eingewirkt haben. Es spricht demnach der Wagenmann'sche Fall nicht für, sondern gerade gegen den Beginn in der Netzhaut.

Daran kann auch der Umstand nichts ändern, dass zu der Zeit, als die markhaltigen Nervenfasern schon geschwunden waren, das Gesichtsfeld für Weiss nur undeutlich eingeengt war und dass erst bei einer 3 Monate später vorgenommenen Untersuchung sich eine hochgradige Einengung auch für Weiss entsprechend der Stelle, wo früher die markhaltigen Fasern gelegen hatten, zeigte. Denn aus der klinischen Beobachtung allein können wir nicht feststellen, welcher Teil des Gesichtsfeldes den markhaltigen Fasern zugehört, da wir ja nicht in der Lage sind, mit dem Augenspiegel festzustellen, ob sämtliche Nervenfasern an der betreffenden Stelle der Nervenfaserschicht markhaltig sind oder nur eine dünne Schicht.

In ähnlichem Sinne, wie der Wagenmann sche Fall, wird auch ein Fall v. Grosz verwertet. v. Grosz sagt darüber Folgendes: „Vieles spricht sogar dafür, dass der Ausgangspunkt der Affektion in der Ganglienzellschicht der Netzhaut zu suchen ist. Hierüber spricht ein dem Falle Wagenmann's analoger Kasus, bei welchem zunächst die als zufällige Komplikation vorhandenen Fibrae medullares binnen $1^1/_2$ Jahren zerfielen, so dass der Sehnervenkopf das charakteristische Bild der Atrophie bot und erst später eine Einschränkung des Gesichtsfeldes und Verschlechterung des Sehvermögens auftrat."

Bei dem Mangel weiterer Angaben, speziell über den Farbensinn, können wir diesem Falle schwerlich irgendwelche Beweiskraft beimessen. Es ist sehr wohl möglich, dass zur Zeit des Schwundes der Markscheiden in der Retina schon eine hochgradige Farbensinnstörung. wenigstens in dem von den markhaltigen Nervenfasern versorgten Bezirk bestand. Die v. Grosz'schen Angaben enthalten aber auch einen inneren Widerspruch. Wenn nach v. Grosz zuerst die Ganglienzellen der Netzhaut erkrankten und dann aszendierend die markhaltigen Fasern in der Netzhaut schwinden, dann müssen Gesichtsfeldstörungen dem Schwunde der markhaltigen Fasern vorausgehen und es können die Gesichtsfeldstörungen nicht erst „später", wenn die Papille schon atrophisch ist, auftreten.

Es ist nach dem Gesagten für die Frage der Entstehung des Sehnervenschwundes der v. Grosz'sche Fall überhaupt nicht zu verwerten, der Wagenmann'sche Fall aber spricht entgegen der bisherigen Auffassung für einen retrobulbären Beginn des Sehnervenschwundes.

Als 4. „Beweis" für die „periphere" Entstehung der Optikusatrophie wird das Verhalten des Gesichtsfeldes angesehen.

Ehe ich auf die Bedeutung des Gesichtsfeldes für die Pathologie des tabischen und paralytischen Sehnervenschwundes eingehe, halte ich es für zweckmässig, einmal einen Ueberblick über die Formen der Gesichtsfeldstörungen zu gewinnen, die dabei überhaupt vorkommen. Auf die mannigfachen Formen, die das Gesichtsfeld bei Tabes aufweisen kann, hat schon Gowers 1883 aufmerksam gemacht. „I suspect, that a careful examination of the mode of failure would show, that it presents many variations, just as does the loss of sensation in the legs." Diese Auffassung war jedenfalls richtiger, als die von verschiedenen Seiten vertretene Ansicht, dass es bestimmte Typen des Gesichtsfeldverfalls bei der tabischen Atrophie gibt. Wenn auch über den Wert, die Häufigkeit und die Deutung mancher Gesichtsfeldformen bei Tabes noch keine Einigkeit herrscht, so will ich sie hier mit den gegen ihre Verwertbarkeit erhobenen Bedenken kurz anführen. Wir finden bei Tabes folgende Gesichtsfeldformen:

1. Periphere Einengung sowohl für Weiss, wie für Farben unter gleichzeitigem Verfall der Funktionen in den übrigen Gesichtsfeldteilen. Unter fortschreitender peripherer Einengung verfällt die zentrale Sehschärfe und schwindet gleichzeitig das Unterscheidungsvermögen für Grün und Rot und schliesslich für Blau und Gelb.

2. Periphere Einengung für Weiss und Farben bei gut erhaltener Funktion im Gesichtsfeldrest.

3. Einengung für Farben an der Peripherie, während die Aussengrenzen für Weiss vollkommen normal sind. Bei dieser Form kann entweder die zentrale Sehschärfe normal sein oder frühzeitig sinken (Gowers).

Für alle Formen der Gesichtsfeldstörung, die mit einer Einengung von der Peripherie aus beginnen, hat man früher geglaubt, bestimmte Gesetze aufstellen zu können. Einige Autoren waren der Ansicht, dass die Einengung immer an der temporalen Seite (Schweigger, Wagenmann) beginne, andere, dass sie stets nasal (v. Gräfe), wieder andere, dass sie unten, und wieder andere, dass sie oben aussen beginne (Förster). Langenbeck hat kürzlich diese Frage an 130 Fällen der Breslauer Klinik geprüft und gefunden, dass die Einengung 81 mal gleichzeitig an der ganzen Peripherie. 37 mal nasal, 3 mal temporal, 25 mal oben, 7 mal unten, 18 mal im Zentrum und 2 mal von 2 Seiten gleichzeitig begann. „Eine bestimmte Regel liess sich demnach nicht aufstellen. Der Beginn ist durchaus verschieden, unberechenbar."

Bei der peripheren Einengung kann sich unter anderem eine Gesichtsfeldform finden, auf die Rönne ein besonderes Gewicht legt. Diese

Gesichtsfeldform ist dadurch charakterisiert, dass die Gesichtsfeldgrenze eine Strecke lang dem nasalen Horizontalmeridian folgt und so eine Figur bildet, die Rönne den „nasalen Gesichtsfeldsprung" nennt. Dieser Gesichtsfeldsprung entspricht der Raphe der Retina, die aus den Nervenfasern gebildet wird, die sich im temporalen Horizontalmeridian in der Retina treffen, nachdem sie den Fixationspunkt in grösserem oder kleinerem Bogen umkreist haben. Nach Rönne gehört auch ein von Uhthoff (1886) abgebildeter Fall hierher.

4. Partielle (zum Teil sektorenförmige) Ausfälle mit mehr oder weniger gut erhaltenen Funktionen im Gesichtsfeldrest.

5. Bei freier Peripherie ein Sinken der Sehschärfe und des zentralen Farbensinnes (Gowers). „I have seen several cases, in which, when roughly tested with a small object no peripheral limitation of the field could be found, although acuity and colour vision were considerably impaired." Diese Form bildet den Uebergang zu 6.

6. Zentralskotome. Uhthoff (Gräfe-Saemisch, Handbuch, S. 201) gibt an, Zentralskotome nur in 2 pCt. seiner Fälle gefunden zu haben. Nach Fuchs ist das Zentralskotom bei Tabes nicht so selten. Er hat 30 Fälle in seiner Praxis beobachtet. Langenbeck hat unter den 130 Fällen der Breslauer Klinik 14 Fälle mit Zentralskotom gefunden. In 10 von diesen Fällen war das zentrale Skotom einseitig, während das Gesichtsfeld des zweiten Auges entweder schon schwere Störungen in grosser Ausdehnung oder doch wenigstens periphere Defekte bzw. Farbeneinschränkung zeigte. Langenbeck lehnt die Auffassung von Sänger, Babinski und Chaillous ab, die jedes Zentralskotom bei einem Tabiker durch zufällige Komplikation mit retrobulbärer Neuritis bzw. Intoxikationsamblyopie erklären wollen. Er betont ausdrücklich, dass in den von ihm erwähnten 14 Fällen „irgendwelche Anhaltspunkte für eine Komplikation mit retrobulbärer Neuritis nicht gegeben waren" und dass demnach „zweifellos rein tabische Atrophien vorkommen, die Zentralskotome aufweisen".

7. Hemianopische Defekte. Leber hat im Jahre 1877 über die Hemianopsie sich folgendermassen geäussert. Finden sich hemianopische Bilder bei der tabischen Sehnervenatrophie, so sind sie entweder durch ein zufälliges symmetrisches Ergriffensein beider Optici oder durch eine basale Komplikation bedingt. Auch Uhthoff lehnt die Möglichkeit, dass bei der unkomplizierten Tabes hemianopische Gesichtsfelddefekte vorkommen, ab. Demgegenüber ist doch zu beachten, dass Bogatsch allein unter 300 in der Literatur beschriebenen Fällen von bitemporaler Hemianopsie 12 Fälle bei Tabes fand, dass Gowers 1 Fall von partieller nasaler Hemianopsie beschrieben hat und dass Fuchs (Wien)

kürzlich über 5 von ihm beobachtete Fälle von Hemianopsie bei Tabes berichtet hat. Auch der Fall von Rönne mit einseitiger nasaler Hemianopsie scheint mir bemerkenswert.

Bedenken wir nun weiter, dass bei allen den beschriebenen Formen noch alle nur möglichen Varietäten vorkommen, bedenken wir ferner, dass es alle möglichen Uebergänge zwischen den einzelnen Formen gibt, so erkennen wir, dass von einer Gesetzmässigkeit in der Störung des Gesichtsfeldes bei der Tabes keine Rede sein kann. Im Gegenteil zeichnet sich gerade die Tabes dadurch aus, dass die Gesichtsfeldstörungen ohne jede Regel auftreten, ja man kann sogar sagen, dass sie in jedem Falle in einer anderen Form auftreten und verlaufen.

Der Eindruck des Regellosen wird nun noch dadurch erhöht, dass die Erkrankung auf den beiden Augen in den meisten Fällen verschieden verläuft. Es kommen zwar seltene Fälle vor, in denen sich eine gewisse Symmetrie zeigt, im allgemeinen ist aber das Bild auf den beiden Seiten verschieden, ja es gibt sogar einzelne Fälle, in denen das eine Auge mehr oder weniger schwer erkrankt, während das andere Auge vollkommen frei bleibt.

Inwiefern lassen sich nun diese Gesichtsfeldbefunde durch die bisherige Theorie erklären? Man hat bisher die tabische und paralytische Sehnervenatrophie auf die Wirkung eines Toxins zurückgeführt, das zuerst die Ganglienzellen der Netzhaut angreifen und dann zu einer aszendierenden Atrophie führen soll. Es ist merkwürdig genug, dass nicht schon allein auf Grund der Gesichtsfeldbefunde die schwersten Bedenken gegen diese Auffassung geäussert worden sind.

Ein Toxin, das bald die temporalen, bald die nasalen, bald die oberen, bald die unteren Teile der Retina resp. des Sehnerven schädigt, das einmal die zentralen Teile des Sehnerven lange verschont, ein andermal sie zuerst ergreift, das in manchen Fällen den einen Sehnerven resp. die eine Netzhaut in der schwersten Weise schädigt, und den anderen vollkommen frei lässt, ein solches Toxin findet nirgends ein Analogon.

Wir kennen kein einziges Gift, das in einer derartigen gesetzlosen und regellosen Weise auf das Auge oder die Sehbahn einwirkt.

Manchem mögen ja auch Bedenken gekommen sein. Von einigen Seiten sind sie ja auch in schüchterner Weise geäussert worden (z. B. Rönne).

Im allgemeinen hat man aber die zurzeit herrschende Hypothese als Tatsache betrachtet und alles, was zu dieser Hypothese nicht passte, wegleugnen wollen. Besonders unbequem waren die hemianopischen Defekte und das Zentralskotom.

Das Zentralskotom ist von vielen Autoren als tabisches Symptom überhaupt geleugnet worden (Sänger). Man hat es damit abtun wollen, dass man von einer Komplikation der Tabes mit retrobulbärer Neuritis bzw. Intoxikationsamblyopie sprach.

Wenn nun aber ein so hervorragender Beobachter wie Fuchs-Wien angibt, es 30 mal unter seinen Fällen von tabischer Atrophie gefunden zu haben, und wenn es in der Breslauer Klinik in 14 Fällen nachgewiesen wurde, ohne dass Anhaltspunkte für eine Komplikation vorhanden waren, so lässt es sich doch nicht einfach wegleugnen.

Noch unbequemer für die heute herrschende Auffassung von der Entstehung der tabischen Atrophien sind die hemianopischen Defekte. Uhthoff schreibt darüber (Seite 201): „Das typische Bild dieser Gesichtsfeldanomalie gehört nicht zum Krankheitsbild der eigentlich tabischen Optikuserkrankung. Die letztere ist eine von der Peripherie beginnende und von der Netzhaut aufsteigende Erkrankung und dementsprechend kann es nicht zu einer isolierten Erkrankung der sich kreuzenden oder nicht kreuzenden Bündel kommen und ebenso nicht zu einer isolierten Traktuserkrankung und damit auch nicht zu dem typischen Bilde der Hemianopsie."

Es ist hier klar ausgesprochen, dass mit der „Tatsache", dass die Optikusatrophie bei der Tabes distal beginnt, das Auftreten von Hemianopsien logisch nicht zu vereinen ist.

Die Uhthoff'sche Auffassung wird heute wohl von der Mehrzahl der Autoren geteilt (Leber, Nonne, Oppenheim, Langenbeck u.a.).

Nun lässt sich aber nicht leugnen, dass bei der Tabes Gesichtsfelder mit hemianopischen Defekten vorkommen. Man musste also eine Erklärung finden, und man hat in der Tat eine Erklärung gefunden, die vielen zu genügen scheint. Die hemianopischen Defekte sollten das einemal bedingt sein, durch „zufällige" symmetrische Defekte, ein andermal durch „Komplikationen mit zerebralen und basalen Erkrankungen."

Langenbeck schreibt geradezu: „Finden sich hemianopische Bilder bei der tabischen Sehnervenatrophie, so sind sie entweder durch ein zufälliges symmetrisches Ergriffensein beider Optici oder durch eine basale Komplikation bedingt. Diese Anschauung wurde durch alle späteren histologischen Untersuchungen bestätigt."

Wo sind denn nun aber die histologischen Untersuchungen Langenbeck's? Uhthoff schreibt wenigstens vorsichtig, dass der Beweis, dass es sich um zerebrale oder basale Komplikationen gehandelt habe, intra vitam „aus den begleitenden Erscheinungen oft nicht schwer zu führen ist", und dass er selbst „über mehrere derartige Beobachtungen verfüge, deren Deutung gar nicht zweifelhaft sein konnte." Von Sektionsbefunden schreibt Uhthoff nichts (S. 202). Die Möglichkeit hemianopischer Defekte bei reiner Tabes wird also abgelehnt auf Grund der heute herrschenden Auffassung von der Entstehung der tabischen Atrophie und auf Grund theoretischer Ueberlegungen, Weil nun aber bei „Lues“ Hemianopsien besonders von Uhthoff häufig gefunden worden sind und auch bei der Sektion ihre Erklärung fanden und weil ja bei der Tabes und der Paralyse, wenn auch in sehr seltenen Fällen Komplikationen mit gummösen Prozessen vorkommen, so nimmt man ohne weiteres solche gummösen Prozesse als Komplikation der Tabes an, wenn sich hemianopische Defekte finden. Es ist ja gewiss zuzugeben, dass solche Komplikationen mit gummösen Prozessen gelegentlich einmal vorkommen können, ebenso wie mit Gefässerkrankungen, aber es erscheint mir doch viel zu weit gegangen, einfach aus der klinisch festgestellten Tatsache eines hemianopischen Defektes allein auf solche Komplikationen zu schliessen.

Ich habe nun bei der Tabes und Paralyse nicht nur solche Befunde erheben können, durch die die gewöhnlichen Formen der Gesichtsfeldstörung eine Erklärung finden, sondern ich verfüge auch über pathologisch-anatomische Befunde, die das Auftreten von Zentralskotomen und Hemianopsien erklären. Da, wie wir gesehen haben, der Ort, wo die Sehbahn geschädigt wird, durch das Auftreten exsudativer Prozesse gekennzeichnet wird, so müssen wir auch aus der Lage und Ausdehnung der exsudativen Prozesse alle bei der tabischen und paralytischen Atrophie vorkommenden Gesichtsfeldformen erklären können. Und das ist in der Tat der Fall.

Mit der Infiltration der Pialscheide der Sehnerven und des Chiasmas steht die periphere Einengung des Gesichtsfeldes in engem Zusammenhange. Wir können den Schwund der Nervenfasern an der Peripherie direkt in Parallele setzen zu dem Tuczek'schen Schwunde der Tangentialfasern in der Hirnrinde bei der progressiven Paralyse. Dringt dann die Infiltration längs der Septen in den adventitiellen Lymphräumen weiter in den Optikus vor, so kommt es zu einer Schädigung der neben den infiltrierten Septen liegenden Nervenfasern. Dringt die Infiltration von allen Seiten gleichmässig in das Innere der Optici vor, so schreitet die Gesichtsfeldeinengung konzentrisch von der Peripherie gegen das Zentrum vor. Aus einem ungleichmässigen Fortschreiten der Infiltration auf der einen oder anderen Seite erklären sich die stärkeren Einengungen, die bald temporal, bald nasal, bald an anderen Stellen beobachtet werden. Dringt die Infiltration längs eines oder weniger Septen tief in das Innere ein, während die anderen Teile der Sehnerven mehr oder weniger frei bleiben, so kommt es zu sektorenförmigen Gesichtsfeldausfällen.

Aus dem selbständigen und verschiedenen Verlauf der exsudativen Prozesse in den beiden Sehnerven erklärt sich ganz ungezwungen auch die so häufige Verschiedenartigkeit der Gesichtsfeldstörungen auf beiden Seiten. Handelt es sich um eine mehr diffuse Infiltration der beiden Optici und des Chiasmas, so kommt es zu gleicher Zeit zu Störungen des Gesichtsfeldes in den verschiedensten Teilen. Auf diese Weise sind die Fälle zu erklären, in denen von vornherein neben konzentrischer Einengung auch Störungen in den zentralen Gesichtsfeldteilen bestehen. Der mit dem langsamen Fortschreiten der Infiltration in Zusammenhang stehende allmähliche Nervenfaserzerfall erklärt auch die Tatsache, dass dem Auftreten absoluter Defekte im Gesichtsfelde zunächst Störungen im Farbensehen vorausgehen.

Auch die Zentralskotome und die hemianopischen Gesichtsfelddefekte finden jetzt eine zwanglose Erklärung.

Was zunächst die hemianopischen Defekte betrifft, so können sie m. E. auf verschiedene Weise entstehen. In meinem Falle 5 fand sich in der ganzen Sehbahn von der Retina bis zu den primären Optikusganglien nur das linke Corpus geniculatum externum erkrankt. Die pathologisch-anatomischen Veränderungen an dieser Stelle entsprachen in allen Punkten denen in der Hirnrinde bei der progressiven Paralyse.

Von „luetischen“ also gummösen Prozessen war keine Rede. Eine Gesichtsfeldaufnahme hatte in diesem Falle nicht stattfinden können. Sie hätte aber bei der Intaktheit des anderen Corpus geniculatum und der beiderseitigen Sehbahn zweifellos einen, wenn auch nur relativen homonymen hemianopischen Defekt ergeben.

Es zeigt dieser Fall, dass Hemianopsien bei Tabes und Paralyse durch einseitige Erkrankung des Corpus geniculatum bedingt sein können.

Im Falle 12 war ein Teil des einen Traktus vollkommen degeneriert und zwar der Teil, der unmittelbar an das zentrale Grau angrenzt. In dem unmittelbar daneben liegenden zentralen Grau fanden sich schwere Veränderungen. Die Ganglienzellen waren bis auf Reste zerstört, die Nervenfasern vollkommen verschwunden und die ganze Gegend durch eine dichte Gliamasse eingenommen. Auch hier müssen exsudative Prozesse den Anstoss zu der schweren Veränderung im Grau und dem daneben liegenden Traktus gegeben haben. Das liess sich noch aus dem Vorhandensein von Plasmazellen und Lymphozyten in der Umgebung der Gefässe schliessen. Die Veränderungen selbst stimmten durchaus überein mit den Veränderungen, die wir bei der Paralyse nicht selten in schon längere Zeit erkrankten Hirnrindenteilen zu sehen gewohnt sind.

Es ergibt sich jedenfalls aus Fall 12, dass homonyme Hemianopsien bei Tabes und Paralyse auch durch Uebergreifen schwerer Prozesse vom zentralen Grau auf den benachbarten Traktus bedingt sein können.

Daraus, dass sich die exsudativen Prozesse bei der Tabes und der Paralyse nur selten in der Gegend der Traktus und Corpora geniculata lokalisieren, erklärt sich ohne weiteres die Seltenheit hemianopischer Defekte. Weil ferner der exsudative Prozess nicht allein auf die Traktus und die Corpora geniculata beschränkt zu sein braucht, sondern gleichzeitig auch Chiasma und Optici in mehr oder weniger hochgradiger Weise ergriffen sein können, wie das auch in Fall 12 der Fall war, werden neben dem hemianopischen Defekt auch noch Störungen in den anderen Gesichtsfeldhälften auftreten.

Die bitemporalen (Gowers und Fuchs) und binasalen, resp. einseitigen nasalen Defekte (Rönne) lassen sich zwanglos durch exsudative Prozesse im Chiasma erklären. Dass solche Prozesse nicht „zufällige“ sein können, hat schon Fuchs betont, wenn er auch eine Erklärung nicht angeben konnte.

Wenn nun nach allem auch zugegeben werden kann, dass die hemianopischen Defekte bei der Tabes gelegentlich durch „zufällige symmetrische Defekte beider Gesichtsfeldhälften“ bedingt sein können, so ergibt sich doch, dass durch Erkrankungen in den äusseren Kniehöckern, den Traktus und dem Chiasma auch echte Hemianopsien bedingt sein können.

Das Zentralskotom kann auf zweierlei Weise zu Stande kommen. Entweder durch exsudative Prozesse im Optikus und zwar vor dem Foramen Nervi optici, wie im Falle 19, wo eine ausgesprochene Infiltration sich um ein zentral im Optikus von vorn nach hinten verlaufendes Gefäss lokalisiert hatte, oder wie ich vermute, auch durch exsudative Prozesse am distalen Teile des orbitalen Optikus, d. h. an solchen Stellen, wo das papillo-makulare Bündel schon peripher liegt. Für die letztere Möglichkeit spricht ein Befund, den Fuchs (Wien) vor kurzem veröffentlicht hat. In dem Bericht über den in der Amerikanischen Ophthalmologischen Gesellschaft gehaltenen Vortrag heisst es:

„In den tabischen Fällen mit Skotom kann der ophthalmoskopische Befund derselbe sein, wie bei der gewöhnlichen tabischen Atrophie — aber auch verschieden. Im letzteren Falle ist der Optikus blass, zeigt aber an Stelle des gewöhnlich bläulich weissen Tones eine gelbliche Färbung. Die Lamina cribrosa ist nicht sichtbar, die Papillengrenzen sind nicht scharf, die Retinalgefässe sind leicht verengt. Man kann also sagen, dass die Papille in diesen Fällen einen leicht postneuritischen Eindruck macht.“

Dieser Befund von Fuchs erscheint mir besonders bemerkenswert, weil er zeigt, dass der für die tabische Optikusatrophie charakteristische exsudative Prozess auch einmal bis zur Papille sich herunter erstrecken kann. Dass die entzündlichen Erscheinungen im Augenspiegelbilde nicht erheblicher sind, entspricht durchaus dem Verhalten der exsudativen Prozesse an den proximal liegenden Teilen des Optikus resp. des Chiasma. Auch hier sind die entzündlichen Erscheinungen so gering, dass sie im allgemeinen nur mikroskopisch nachweisbar sind.

Es ist durchaus möglich, dass auch frühere Beobachtungen von Neuritis optica bei Tabes hierher gehören (Bernhard, Pick, Rendu und Schuster und Mendel, zit. von Wilbrand und Sänger Bd. III, S. 531).

Besondere Formen von Gesichtsfeldstörungen könnten nun auch noch durch sogenannte „aberrierende Bündel" bedingt werden. Einen solchen Fall hat Schlagenhaufer beobachtet, und zwar einen Fall, der ein sehr bemerkenswertes Beweismaterial gegen die herrschende Auffassung liefert. In dem Schlagenhaufer'schen Falle handelte es sich klinisch um eine beiderseitige totale Atrophie beider Optici, des Chiasma und der Traktus. Die Netzhäute einschliesslich der Ganglienzellen sollen normal gewesen sein, eine Angabe, die zweifellos auf einen Irrtum zurückzuführen ist, da sie allen bisher bekannten Befunden bei totaler Sehnervenatrophie widerspricht. Die Ganglienzellen der Corpora geniculata waren „etwas pigmentreicher?", als normal. Als besondere Seltenheit fand sich nun ein „ungekreuztes, aberrierendes Bündel", das aus dem äusseren Kniehöcker entsprang und fast in seinem ganzen Verlaufe isoliert neben dem Traktus, dem Chiasma und dem Optikus verlief, gewissermassen wie ein zum Sehnerven nicht gehörender aber ihn begleitender Nerv. Erst in der Orbita und zwar 7 mm distal vom Foramen Nervi optici ging es in den Sehnerven über, um dann bis zur Papille als „halbmondförmiges Segment" an der unteren Peripherie des Optikus zu verlaufen. Dieses Bündel, das in seinem intrakraniellen Teile eine Breite von 1,1 und in seinem orbitalen Teile eine solche von 0,6 mm zeigte, war nur durch Pia von dem Traktus, dem Chiasma und dem Optikus getrennt und hatte eine auffallend dicke Nervenscheide, die den dritten Teil des Gesamtquerschnitts des Nervenbündels einnahm.

Dieses Bündel zeigte nun keine Spur von Degeneration seiner Fasern, es liess sich vielmehr auf der einen Seite bis zur Lamina cribrosa und auf der anderen bis in das Corpus geniculatum externum verfolgen.

Schlagenhaufer hat die Tatsache, dass dieses Bündel im Gegensatz zu den beiden Optici, dem Chiasma und den Traktus vollkommen normal war, dadurch zu erklären gesucht, dass die übrigen Teile der Sehbahn in der Gegend des Foramen Nervi optici geschädigt wären und zwar sollte diese Schädigung „durch eine Einschnürung des Sehnerven an dieser Stelle infolge einer Periostitis syphilitica (?), einer Pachymeningitis specifica (?)“ bedingt sein.

Mit Recht nimmt Schlagenhaufer an, dass in seinem Falle weder die Retina, noch der distale Optikus, noch der äussere Kniehöcker die Ursprungsstelle der Atrophie sein kann. Aber er hat meines Erachtens nicht Recht, wenn er als Ursprungsstelle allein das Foramen opticum ansieht. Vielmehr kommt die ganze Strecke der Sehbahn von der Stelle, wo sich das aberrierende Bündel in den Optikus senkte also 7 mm distal vom Foramen Nervi optici bis zu den Corpora geniculata externa in Betracht.

Nach der bisherigen Auffassung ist der Schlagenhaufer'sche Fall jedenfalls nicht zu erklären. Vor allem spricht er durchaus gegen den Beginn in den Netzhautganglienzellen. Zu erklären ist der Schlagenhaufer'sche Fall dagegen ohne weiteres durch die von mir nachgewiesenen exsudativen Prozesse am Optikus und Chiasma. Dass das aberrierende Bündel nicht mit ergriffen wurde, erklärt sich leicht durch die anatomischen Verhältnisse, speziell durch die abnorm dicke bindegewebige Scheide.

Der Sehnervenschwund als „toxische“ Erkrankung.

Nachdem wir gesehen haben, dass von den sogenannten Beweisen für den distalen Beginn des Sehnervenschwundes bei Tabes und Paralyse nicht einer aufrecht zu erhalten ist, dass im Gegenteil bei genauerer Betrachtung manche dieser sogenannten Beweise direkt gegen die Möglichkeit eines distalen Beginnes sprechen, ist nunmehr die Frage zu erörtern, ob der Sehnervenschwund überhaupt, wie man bisher allgemein annimmt, die Folge der Einwirkung eines im Blute kreisenden Toxins sein kann.

Ich will hier ganz unerörtert lassen, welcher Art dieses Toxin sein müsste, und ob es sich um das von Strümpell, von Möbius oder von Kräpelin angenommene Toxin handeln kann, sondern ich will hier nur untersuchen, ob es überhaupt ein Toxin gibt, das das klinische und histo-pathologische Bild des tabischen resp. paralytischen Sehnervenschwundes zu erzeugen imstande ist. Von manchen Seiten wird ja ohne weiteres angenommen, dass es ein solches Toxin gibt, und zwar stützt man sich dabei auf Vergleiche mit allen möglichen Toxinen. Es scheint mir aber doch zweckmässig, einmal die Frage zu untersuchen, ob wir zu solchen Vergleichen berechtigt sind. Zum Vergleich herangezogen werden gewöhnlich Intoxikationen mit Blei, Filix mas (v. Grosz), aber auch Alkohol, Nikotin und anderen Giften.

Die Intoxikationen, bei denen regelmässig nur das Zentrum des Gesichtsfeldes befallen wird, in denen also ein Zentralskotom auftritt, mag es nun absolut oder relativ sein, scheiden von vornherein für einen Vergleich mit der tabischen Atrophie aus. Es sind das alle Intoxikationen mit Alkohol, Tabak, Schwefelkohlenstoff, Jodoform, Arsen, Anilin und Thyreoidin (Uhthoff und Birch-Hirschfeld und Köster). In allen diesen Fällen handelt es sich um eine Degeneration des papillomakulären Bündels und der dazu gehörigen Netzhautganglienzellen. Bei all diesen Intoxikationen zeigt sich ein ganz gesetzmässiger Verlauf, die Störungen entwickeln sich gleichzeitig und symmetrisch auf beiden Augen und laufen in gleicher Weise ab. Nur selten finden sich Intensitätsschwankungen zwischen beiden Seiten und ebenso selten finden sich zeitliche Unterschiede beim Eintritt oder Verschwinden der Störungen. Sind aber wirklich solche Differenzen vorhanden, so sind sie äusserst gering. Zwischen diesen Intoxikationen und der tabischen Atrophie bestehen also fundamentale Unterschiede. Ich kann v. Grosz nicht beipflichten, wenn er meint, dass bei der Tabes ebenso gesetzmässig die peripheren Fasern des Optikus erkranken wie bei der Alkoholintoxikation die Fasern des papillo-makulären Bündels. Das ist in Wirklichkeit durchaus nicht der Fall. Es kann, wie ich an anderer Stelle betont habe, von einer Gesetzmässigkeit bei dem Sehnervenschwunde bei Tabes und Paralyse überhaupt nicht gesprochen werden. Es zeichnet sich gerade der Sehnervenschwund bei Tabes und Paralyse dadurch aus, dass die Atrophie in jedem Falle an einer anderen Stelle beginnt, dass der Verlauf in jedem Falle ein anderer ist und dass auch sehr erhebliche Differenzen zwischen den beiden Augen vorkommen.

Während also die mit Zentralskotom einhergehenden Intoxikationen zu Vergleichen nicht herangezogen werden können, gibt es doch eine Reihe von Giften, die einen solchen Vergleich eher zu gestatten scheinen, so vor allem der Methylalkohol, Blei, Filix mas und Atoxyl.

Der Methylalkohol hat eine geradezu spezifische Wirkung auf das Sehorgan. Bei Intoxikationen treten unter schweren Allgemeinerscheinungen schwere Sehstörungen und bald Amaurose auf. Die Amaurose kann zwar nach kürzerer oder längerer Zeit wieder verschwinden, aber es bleiben doch stets erhebliche Sehstörungen zurück (Uhthoff, S. 4), und ophthalmoskopisch bietet sich das Bild der einfachen Sehnervenatrophie mit ausgesprochener Verengerung der Gefässe dar.

Pick und Bielschowski haben in 3 Fällen von Methylalkoholvergiftung (gelegentlich der Massenvergiftung in Berlin im Jahre 1912) die Netzhäute und die Sehbahn untersucht. Einer der Patienten war moribund in das Krankenhaus eingeliefert worden, bei zweien war der ganze Vergiftungsverlauf beobachtet worden. Bei diesen beiden Patienten war erst einige Stunden nach Eintritt der Amaurose der Exitus erfolgt. Bei allen fanden sich in den Ganglienzellen der Netzhaut bei Nissl-körper- und Fibrillenfärbung ausgedehnte Chromatolyse und Auflösung der fibrillären Substanz, gleichmässig verbreitet über alle Gebiete der Netzhaut, ferner fleckweiser, besonders zirkumvaskulärer Zerfall der Optikusfasern. Doch waren die Veränderungen im Optikus relativ geringfügig im Verhältnis zu den Veränderungen in der Retina. Sowohl die Ganglienzellveränderungen in der Retina wie die Veränderungen im Sehnerven sind als primäre aufzufassen, da zur Entstehung sekundärer Degenerationen die Zeit zu kurz war.

Die Befunde stimmen durchaus mit den von Birch-Hirschfeld bei Tierexperimenten gemachten Beobachtungen überein. Auch in den Ganglienzellen des Zentralnervensystems wurden Veränderungen gefunden, die aber qualitativ und quantitativ weit hinter denen in der Netzhaut zurückstanden.

Die Methylalkoholvergiftung liefert vor allem deswegen, weil die Ganglienzellen in der ganzen Retina erkranken, ein pathologisch-anatomisches Bild, das von dem der tabischen und paralytischen Atrophie wesentlich abweicht.

Was dann das Blei betrifft, das zu Vergleichen vielfach herangezogen wird, so scheint es mir durchaus notwendig, von solchen Vergleichen vorläufig vollkommen abzusehen, weil wir über die Wirkung des Bleis auf den Sehnerven und das Auge so gut wie gar nichts wissen. Die bisher veröffentlichten Fälle geben ein pathologisch-anatomisches Bild, das nichts weniger als klar ist, und bedürfen dringend der Nachprüfung und Ergänzung. Pflüger (zit. von Uhthoff, S. 66) hat Wucherung des interstitiellen Gewebes und Verdickung der Sehnervenscheiden gefunden, Oeller hyaline Degeneration der Gefässe. Beide Untersuchungen stammen aus einer Zeit (1881 und 1883), in der die Methoden zur Untersuchung der Veränderungen des Nervensystems noch recht primitive waren. In dem von Bihler beschriebenen Falle wird nur erwähnt, dass „die anatomische Untersuchung, welche im pathologischen Institute (Freiburg) vorgenommen wurde, bei bedeutendem Bleigehalte des Gehirns eine diffuse Myelitis und Neuritis opticorum mit massenhafter Anhäufung von Körnchenzellen ergab, und dass stärkere Atrophie der Nervenfasern nicht vorlag.“ Eine Neuritis optica mit „massenhafter Anhäufung von Körnchenzellen“ ohne stärkeren Schwund der Nervenfasern ist schlechterdings unmöglich. Ein derartig unklar beschriebener Fall wie der Bihler'sche ist jedenfalls nicht verwertbar. Ausser diesen wenig brauchbaren Beschreibungen Pflüger's, Oeller's und Bihler's ist über die Wirkung des Bleis auf die Sehnerven des Menschen nichts bekannt. Da nun auch Sehstörungen bei Tieren durch Bleivergiftung nicht hervorzurufen sind, so müssen wir zugeben, dass wir über die Wirkung des Bleis auf das Auge und die Sehbahn so gut wie gar nichts wissen. Bei diesem Stande unserer Kenntnisse ist es nicht angängig, irgendwelche Vergleiche mit der tabischen Atrophie der Sehnerven zu ziehen.

Ganz analog steht es mit den Vergiftungen durch Filix mas. Ein Sektionsbefund, der über die Sehstörungen beim Menschen Aufschluss geben könnte, existiert bisher nicht. Wir wissen nur ganz allgemein, dass bei Filix mas-Vergiftungen im Zentralnervensystem keine exsudativen Prozesse und speziell keine Plasmazellen vorkommen. Es war das zwar von Mahaim behauptet worden. Seine Angaben sind aber schon vor Jahren von Nissl widerlegt worden. Dadurch, dass bei Filix mas-Vergiftungen keine exsudativen Prozesse am Zentralnervensystem vorkommen, unterscheidet sich diese Intoxikation schon prinzipiell von der Tabes und Paralyse, und wir haben keinen Grund zu der Annahme, dass das, was bei der Filix mas-Vergiftung für das Zentralnervensystem im allgemeinen gilt, nicht auch für die Sehbahn gilt.

Prinzipielle Unterschiede finden sich auch zwischen den Augenbefunden bei den experimentellen Filix mas-Vergiftungen und den Augenbefunden bei der tabischen und paralytischen Sehnervenatrophie. Bei der experimentellen Filix mas-Vergiftung (Birch-Hirschfeld) sind alle Ganglienzellen der Netzhaut verändert, sie zeigen Verklumpung und Schwund der Nisslkörper und Kernschrumpfung und Kernzerfall. Ausserdem aber finden sich zum Unterschiede von der tabischen Atrophie auch an allen Inneren Körnern Zerfallserscheinungen in Form von feinkörnigem Zerfall und hyperchromatischer Schrumpfung. Und ferner finden sich Veränderungen an den äusseren Körnern, die bei Tabes und Paralyse stets frei bleiben. Sehr bemerkenswert ist auch die Tatsache, dass die Veränderungen in der Ganglienzellenschicht sich entweder an allen Ganglienzellen fanden oder, wenn kleinere Dosen angewandt wurden, ganz fehlten.

Ueber die Veränderungen bei der Atoxylintoxikation wissen wir Genaueres durch die Untersuchungen von Igersheimer und Birch-Hirschfeld und Köster

Wie Igersheimer gezeigt hat, kommt als schädliche Substanz das im Blute kreisende Atoxyl bezw. sein noch giftigeres Reduktionsprodukt in Betracht, dagegen handelt es sich nicht um eine Arsen- oder Anilinvergiftung. Schon klinisch unterscheidet sich die Atoxylintoxikation von den sonst bekannten Formen der Intoxikationsamblyopie und, wie das Birch-Hirschfeld und Köster betonen, auch von den Fällen von Atrophie aus anderen Ursachen, wie Tabes, multipler Sklerose usw. So findet sich bei schon völliger Amaurose noch gute Lichtreaktion der Pupillen; ferner verfällt das Sehvermögen in der Weise, dass zuerst die Peripherie des Gesichtsfeldes sich einengt, dagegen selbst bei höchstgradiger peripherer Einengung das zentrale Sehen und der zentrale Farbensinn noch lange Zeit normal bleiben.

Auch mikroskopisch finden sich ausgesprochene Differenzen gegenüber dem Verhalten der Netzhaut bei der tabischen Atrophie. So fanden Birch-Hirschfeld und Köster beim Menschen zwar auch hochgradige Degeneration der Nervenfaser- und Ganglienzellenschicht, aber auch Veränderungen an den inneren Körnern, die sie als Schrumpfung mit Chromatinverklumpung auffassen, und, was vor allem bemerkenswert ist, Veränderungen an den äusseren Körnern. Diese Veränderungen an den äusseren Körnern waren nun aber nicht gleichmässig an allen Körnern vorhanden, sondern nur an den Stäbchenkörnern nachweisbar. Sie bestanden in „Kernschrumpfung“ und „Klumpung der Chromatinschollen“.

Entzündliche Veränderungen haben Birch-Hirschfeld und Köster nirgends gefunden.

Die Tierexperimente haben in allen wesentlichen Punkten ein mit den Erscheinungen beim Menschen übereinstimmendes Resultat gegeben.

Birch-Hirschfeld und Köster glauben, dass es sich bei der Atoxylatrophie des Sehnerven um eine deszendierende Atrophie handelt, weil die Sehnervenatrophie erst so spät nach Beginn der Sehstörungen mit dem Augenspiegel nachweisbar ist.

Jedenfalls zeigt sich aus dem bisher vorliegenden Material, dass auch die Atoxylatrophie in wesentlichen Punkten von der tabischen Atrophie abweicht.

Auch mit der Chininvergiftung sind Vergleiche nicht gestattet. Nach den experimentellen Untersuchungen Birch-Hirschfeld's zeigen bei der Chininvergiftung von Kaninchen und Hunden nicht nur sämtliche Ganglienzellen der Netzhaut schwere Degenerationserscheinungen, sondern es finden sich auch Degenerationserscheinungen an allen inneren Körnern, bestehend in feinkörnigem Zerfall und Veränderung der äusseren Form, ferner Veränderungen an den äusseren Körnern und Zerfall der Stäbchen und Zapfen. Besonders bemerkenswert ist auch, dass die Ganglienzellen schon zu einer Zeit ergriffen sind, wo noch keine Spur von Degeneration am Sehnerven nachweisbar ist. Beim Hunde sind selbst 3 Wochen nach der Intoxikation noch keinerlei degenerative Veränderungen mit der Marchimethode am Sehnerven nachweisbar.

v. Grosz hat schliesslich die Sehnervenatrophie beim Diabetes zum Vergleich mit der tabischen Atrophie herangezogen. Es liegt zu einem solchen Vergleich ja eine gewisse Berechtigung vor, weil man ja daran denken könnte, dass die Veränderungen der Sehbahn beim Diabetes die Folgen einer gewissen Autointoxikation sein könnten. Ein besonderes Interesse verdient dieser Vergleich auch deswegen, weil ja auch Kräpelin einen Vergleich zwischen gewissen Stoffwechstelstörungen, unter denen er den Diabetes erwähnt, und der Paralyse für berechtigt hält. Für die Sehbahn erledigt sich diese Frage aber doch wohl dadurch, dass man beim Diabetes bisher nur Blutungen und Gefässveränderungen gefunden hat (Grönouw).

Ich glaube, dass diese kurze Uebersicht deutlich genug zeigt, dass wir keine einzige Vergiftung kennen, die am Auge bezw. der Sehbahn ein Bild erzeugt, das mit der tabischen und paralytischen Atrophie in eine Reihe gestellt werden kann.

Bei keiner einzigen Vergiftung werden die einzelnen Teile der Sehnerven, bezw. der Netzhäute in so regelloser Weise ergriffen, wie es bei der Tabes und der Paralyse der Fall ist.

Bei keiner einzigen Intoxikation kommen derartige Unterschiede im Verlaufe des Sehnervenschwundes auf beiden Seiten vor, wie bei der Tabes und der Paralyse.

Bei keiner einzigen Intoxikation ist jemals eine einseitige Optikusatrophie beobachtet werden, wie es bei der Tabes der Fall ist (Uhthoff).

Bei keiner einzigen Vergiftung, die zu Sehnervenschwund führt, sind jemals exsudative Prozesse an der Sehbahn beobachtet worden.

Der Vergleich der Sehnervenatrophie bei Tabes und Paralyse mit der Atrophie bei Intoxikationen kann uns nur zu der Erkenntnis führen, dass zwischen beiden ein fundamentaler Unterschied besteht. Gerade dieser Vergleich zeigt uns, dass es sich bei der tabischen Atrophie nicht um die Wirkung eines im Blute kreisenden Toxins handeln kann, wie man bisher fast allgemein angenommen hat, sondern dass hier ganz andere Ursachen in Betracht kommen müssen.

Der Sehnervenschwund bei Tabes und Paralyse als Folge der direkten Einwirkung von Krankheitskeimen (Spirochäten) auf die Sehbahn.

Nachdem ich somit festgestellt habe, dass die Sehnervenatrophie bei Tabes und Paralyse nicht die Folge einer Toxinwirkung sein kann, will ich versuchen, zu zeigen, dass wir auch ohne die Annahme der doch rein hypothetischen Toxine auskommen. Nach meiner Auffassung ist für das Verständnis des Sehnervenschwundes bei Tabes und Paralyse das Vorhandensein der exsudativen Prozesse das Entscheidende. Man hat ja bisher dem Vorkommen dieser Prozesse bei der tabischen Sehnervenatrophie nur geringe Bedeutung beigemessen.

Verfolgen wir aber genauer die Zeit ihres Auftretens, ihre Ausdehnung und Lokalisation, so kommen wir doch zu der Erkenntnis, dass sie eine grosse Bedeutung für die Entstehung des Sehnervenschwundes haben müssen.

Ich habe schon gezeigt, in welcher Weise der Schwund der einzelnen Sehnervenfasern und Bündel bei der tabischen Atrophie von der Lokalisation und Ausbreitung der exsudativen Prozesse abhängig ist. Ich habe gezeigt, dass nirgends Fasern zu Grunde gehen, wenn sich nicht an irgend einer Stelle im Verlauf der Faser exsudative Prozesse finden.

Von der grössten Bedeutung für die Aetiologie des Sehnervenschwundes ist nun die Frage, ob und in welcher Weise die degenerativen und die exsudativen Prozesse von einander abhängen.

Es sind drei Möglichkeiten denkbar:

1. können durch den Untergang der Nervenfasern die exsudativen Prozesse bedingt sein,
2. können umgekehrt die degenerativen Prozesse durch die exsudativen Prozesse bedingt sein und
3. können beide Prozesse von einander unabhängig sein.

Was die erste Möglichkeit betrifft, so ergeben meine Untersuchungen, dass die exsudativen Prozesse nicht von den degenerativen Prozessen abhängen. Denn erstens sind die exsudativen Prozesse stets das Primäre. Zweitens sind die exsudativen Prozesse niemals im ganzen Verlaufe der degenerierenden Sehbahn zu finden. Im Gegenteil bleiben manche Abschnitte der atrophierenden Sehbahn in den meisten Fällen dauernd von exsudativen Prozessen frei. Es gilt das ja besonders für den distalen Teil des orbitalen Sehnerven, ferner für die Traktus und die Corpora geniculata externa. Drittens führen rein degenerative Prozesse an der Sehbahn niemals zu irgend welchen exsudativen Prozessen. Das ergibt sich mit Sicherheit aus der Beobachtung von Fällen, in denen der Sehnerv durch Druck, z. B. durch die arteriosklerotische Carotis interna zum Schwunde gebracht wird. Ich habe einen solchen Fall untersucht und habe trotz weit fortgeschrittener Atrophie nirgends auf dem ganzen Verlaufe der Sehbahn eine einzige Plasmazelle oder Lymphozyten gefunden. Genau so steht es in den Fällen, in denen der Sehnerv aszendierend in Folge einer Erkrankung des Augapfels atrophiert. In einem solchen Falle von Sehnervenschwund nach Phthisis bulbi habe ich ebenfalls in der ganzen Sehbahn vom Auge bis zum äusseren Kniehöcker nicht eine Plasmazelle nachweisen können.

Aus diesen Beobachtungen bei nicht tabischen deszendierenden oder aszendierenden Atrophien ergibt sich auch, dass die exsudativen Prozesse nichts mit der Aufnahme und der Fortschaffung der Abbauprodukte der Sehnervenfasern zu tun haben. Diese Aufgabe fällt, wie wir schon gesehen haben, den gliogenen Abräumzellen zu. Wir dürfen für diese Frage nicht ohne weiteres Vergleiche mit den Verhältnissen an anderen Körperstellen oder bei Tieren anstellen. Wenn z. B. nach J. Schaffer bei der Winterinvolution der Thymusdrüse beim Maulwurf sich massenhaft Plasmazellen ansammeln und die zu Grunde gehenden Zellelemente aufnehmen und verschleppen, so dürfen wir daraus noch nicht den Schluss ziehen, dass die Plasmazelleu ganz allgemein die Aufgabe haben, untergehendes Zellmaterial aufzunehmen und fortzutransportieren. Für das Zentralnervensystem trifft das jedenfalls nirgends zu und die Verhältnisse am Sehnerven liegen durchaus so, wie im übrigen Zentralnervensystem.

Was nun die zweite Möglichkeit betrifft, dass die degenerativen Prozesse durch die exsudativen Prozesse bedingt werden, so möchte ich auf Grund meiner Untersuchungen auch diese Möglichkeit leugnen. Das Vorhandensein der exsudativen Prozesse allein vermag den Sehnervenschwund nicht zu bedingen. Denn weder die Lymphozyten noch die Plasmazellen greifen die Sehnervenfasern direkt an und zerstören sie. Wir dürfen in dieser Beziehung diese Zellen nicht mit den mehrkernigen Leukozyten auf eine Stufe stellen.

Die Anwesenheit von Plasmazellen im Gefässsystem der nervösen Substanz halte ich für ziemlich unschädlich. Sie sind hier wohl nicht gefährlicher, als in anderen Geweben

Wie unschädlich für das Gewebe selbst eine intensive Plasmazellinfiltration aber sein kann, das beweist uns am besten das Verhalten der Hornhaut bei der parenchymatösen Hornhautentzündung. Eine mit Plasmazellen infiltrierte Hornhaut kann wieder vollkommen klar werden, da die einzelnen Lamellen der Hornhaut nicht durch sie geschädigt zu werden brauchen. Eine eitrige Infiltration der Hornhaut hinterlässt stets Trübungen, da durch die Eiterkörperchen das Hornhautgewebe zerstört wird und jeder Substanzverlust durch mehr oder weniger undurchsichtiges Narbengewebe ersetzt wird.

Es bleibt demnach nur noch die dritte Möglichkeit, dass die exsudativen Prozesse und die degenerativen Prozesse von einander unabhängig sind. Ich glaube in der Tat, dass nur diese Möglichkeit zutrifft. Ich glaube aber nicht, dass die Unabhängigkeit der beiden Prozesse von einander so weit geht, dass wir es mit einem zufälligen Zusammentreffen zu tun haben. Das scheint mir im Gegenteil durchaus nicht der Fall zu sein, wie schon die Parallelität zwischen den exsudativen und den degenerativen Prozessen beweist.

Die beiden Prozesse sind zwar unabhängig von einander, aber sie sind auf ein und dieselbe Ursache zurückzuführen.

Ich komme also in Bezug auf die Sehbahn zu demselben Schlusse, wie Alzheimer in Bezug auf die Hirnrinde bei der progressiven Paralyse.

Welches ist nun aber diese Ursache, auf die sowohl die Schädigung der nervösen Substanz, als die Ansammlung der Plasmazellen zurückzuführen ist?

Ein Toxin im Blute oder im Liquor cerebrospinalis kann hier nicht in Frage kommen. Dagegen spricht ja schon allein das Vorhandensein exsudativer Prozesse, ferner die in jedem Falle verschiedene Lokalisation der exsudativen Prozesse, und schliesslich auch die Regellosigkeit, mit der die einzelnen Bündel der Sehnerven befallen werden.

Es muss vielmehr eine „Noxe“ vorhanden sein, die bald an dieser Stelle, bald an jener Stelle der Pia einwirkt und in verschiedenster Weise von der Pia in das Innere des Chiasma und der Optici eindringt. Es kann sich da meines Erachtens nur um ein organisiertes Virus handeln, d. h. es können nur Krankheitskeime in Frage kommen, die zuerst in der Pia sich ansiedeln und dann allmählich auch in das Innere des Chiasma und der Optici eindringen. Diese Krankheitskeime gehen natürlich in jedem Falle einen anderen Weg. Sie dringen längst der Gefässe bald hier, bald da in das Innere des Chiasma und der Optici ein. Gleichzeitig können sie sich natürlich auch in den dem Chiasma benachbarten Hirnteilen verbreiten und umgekehrt können sie sich auch zuerst in der Umgebung des Chiasma ansiedeln und von hier längs der Pia in das Chiasma und die Sehnerven weiter wandern.

Krankheitskeime sind es also, die nach meiner Ansicht sowohl die Schädigung der Nervensubstanz, wie die Entstehung der exsudativen Prozesse bedingen. Für diese meine Auffassung spricht nun eine ganze Reihe von Tatsachen. In erster Linie kommt da die Art und Ausbreitung der exsudativen Prozesse in Betracht. Ueber Sitz und Ausdehnung der exsudativen Prozesse habe ich mich schon S. 890 ausführlich geäussert. Was dann die Art der exsudativen Prozesse betrifft, so haben wir es beim tabischen und paralytischen Sehnervenschwunde mit Exsudaten zu tun, die neben Plasmazellen nur noch Lymphozyten in geringen Mengen aufweisen. Dass diese beiden Zellarten in sehr engen Beziehungen zu einander stehen, wird ja heute fast allgemein angenommen. Die meisten Autoren stehen heute auf dem Standpunkte, dass die Plasmazellen Abkömmlinge der Lymphozyten sind. Nissl hat Plasmazellen nach Einspritzung von Tuberkulin in die Blutbahn auch im Blute gefunden und Rancke hat bei der tuberkulösen Meningitis in den Gefässen sowohl Plasmazellen, wie auch Uebergangsformen von Lymphozyten zu Plasmazellen und schliesslich auch regressive Formen von Plasmazellen gefunden. Durch diese Beobachtungen wird die Auffassung von der hämatogenen Herkunft der Plasmazellen noch weiter gestützt. Wir hätten es also bei den Plasmazellen mit Fortentwicklungsstadien von Lymphozyten zu tun (J. Schaffer). Die Fortentwicklung beruht im wesentlichen in einer Zunahme des Protoplasmas. Diese Zunahme soll nach Porcile teils durch Quellungsvorgänge, teils durch Aufnahme von Blut und Lymphbestandteilen zu Stande kommen.

Die Plasmazellen zeigen ähnlich, wie die mehrkernigen Blutkörperchen ein ausgesprochenes Wanderungsvermögen. Bei ihren Wanderungen folgen sie bestimmten „Reizen". Wenn es nun auch richtig ist, dass alle möglichen Reize zu einer Ansammlung von Plasmazellen führen können — daher Plasmazellen = „Reizzellen" — so ist doch nicht zu verkennen, dass es ganz besonders Krankheitskeime sind, die die Plasmazellen anlocken. So hat Nissl festgestellt, dass sie sich in grossen Mengen um Tuberkelbazillen ansammeln. Für die Haut hat Unna ausserordentlich verdienstreiche Untersuchuugen über das Vorkommen der Plasmazellen bei den verschiedensten Hautkrankheiten angestellt. Aus seinen Untersuchungen ergibt sich, dass bei der Lues, der Tuberkulose und der Lepra die Plasmazellen die grösste Zahl der Infiltrationszellen ausmachen. Sie finden sich in grossen Mengen aber auch bei Pocken, Akne, Trichophytie, Favus, Aktinomykose, Ulcus molle, Rhinosklerom und anderen Erkrankungen, für die wir ebenso wie für die ebengenannten bestimmte Krankheitskeime als Erreger kennen, oder wenigstens annehmen müssen.

Aehnlich wie in der Haut liegen die Verhältnisse am Auge. Hier kommen noch die durch Invasion durch Demodexmilben bedingten Plasmazellinfiltrate (Herzog) in Betracht, ferner das Trachom und die sympathische Ophthalmie, die ja auch nach unseren heutigen Anschauungen ihre Entstehung Krankheitskeimen verdanken, wenn wir diese Krankheitskeime auch noch nicht kennen.

Im Zentralnervensystem ist das Vorkommen der Plasmazellen auf wenige Erkrankungen beschränkt. Es liegt das daran, dass von den Krankheitskeimen, die in der Haut und anderen Körperteilen sich ansiedeln, eine ganze Reihe nie in das Zentralnervensystem und seine

Häute gelangen. Wir finden Plasmazellen im Zentralnervensystem nur bei der Tuberkulose und der Hirnlues, ferner bci der Schlafkrankheit, der Lyssa (Achúcarro), der Borna'schen Krankheit der Pferde (Joest), bei der Poliomyelitis der Affen (Landsteiner und Prasek) schliesslich bei der multiplen Sklerose, der Paralyse und der Tabes.

Von den erwähnten Krankeiten sind die Lues und die Tuberkulose, die Schlafkrankheit, die Lyssa, die Borna'sche Krankheit und die Poliomyelitis der Affen sicher durch bestimmte Krankheitskeime bedingt. In bezug auf die multiple Sklerose sind die Auffassungen noch sehr geteilt, eine ganze Reihe von Autoren ist aber der Meinung, dass es sich um eine durch einen spezifischen Krankheitserreger hervorgerufene Erkrankung handelt.

Schon die Tatsache, dass es ausser der Paralyse und der Tabes — die multiple Sklerose müssen wir wohl vorläufig aus unseren Betrachtungen fortlassen, da wir ihre Aetiologie nicht kennen, — nur Infektionskrankheiten sind, bei denen sich Plasmazellen im Zentralnervensystem finden, muss den Gedanken nahe legen, dass wir es auch bei der Paralyse und Tabes mit der direkten Einwirkung von Krankheitskeimen zu tun haben.

Die Bedeutung der exsudativen Prozesse und speziell der Plasmazellen damit abtun zu wollen, wie das heute bisweilen geschieht, dass man sagt: „Plasmazellen können überall vorkommen, sie haben nichts zu bedeuten!" ist ein gänzlich verfehlter Standpunkt und widerspricht allen pathologisch-anatomischen Erfahrungen bei den oben erwähnten Infektionskrankheiten. Es ist das auch genau dasselbe, als wenn man den Eiterkörperchen jede Bedeutung absprechen wollte, weil sie ja auch überall vorkommen. Haben wir doch in jeder normalen Hornhaut des Auges „Wanderzellen", — und zwar in nicht geringer Zahl — die nichts weiter sind, als polynukleäre Leukozyten.

Es ist ja auch zu bedenken, dass es nicht nur Plasmazelleu sind, die die Exsudate bei der progressiven Paralyse und bei der Tabes bilden, sondern dass auch stets Lymphozyten, wenn auch nur in geringerer Zahl, vorhanden sind.

Was speziell die Sehbahn betrifft, so ist auch an dieser Stelle zu betonen, dass Plasmazellen bei den aszendierenden Atrophien nach Bulbuserkrankungen und bei den deszendierenden Atrophien nach Abquetschung der Sehnerven durch die arteriosklerotische Carotis interna sich nicht nachweisen lassen. Es ist ferner zu betonen, dass wir bei Intoxikationen weder an der Sehbahn, noch im Gehirn irgendwo Plasmazellen finden. Die Angabe von Mahaim, dass sich bei Filix und Vergiftungen Plasmazellen nachweisen lassen, beruht jedenfalls auf einem Irrtum, sie ist auch von Nissl schon genügend zurückgewiesen worden.

Ich meine, dass allein die Tatsache, dass im Zentralnervenssytem nur bei Erkrankungen, die durch Krankheitskeime hervorgerufen werden, sich exsudative Prozesse finden, schon längst zu der Auffassung hätte führen müssen, dass wir es auch bei der Tabes und der progressiven Paralyse mit der direkten Einwirkung von Krankeitskeimen zu tun haben. Die ungeheuren Mengen von Plasmazellen, die sich bei diesen Erkrankungen finden, müssen doch eine Bedeutung haben. Da sie mit dem Untergang und dem Abbau der nervösen Substanz nichts zu tun haben, bleibt doch nur noch eine Annahme übrig, dass sie zur Bekämpfung eines in den Hirnhäuten und den Gefässscheiden des Hirns und Rückenmarks resp. in der nervösen Substanz selbst sitzenden Erregers gebildet werden, eine Aufgabe, die den Plasmasmazellen ja auch, wie wir gesehen haben, an anderen Körperstellen zukommt.

Die Bedeutung der Plasmazellen erscheint aber nun noch in einem ganz besonderen Lichte, wenn wir die vergleichende Pathologie genauer berücksichtigen. Die der progressiveu Paralyse am nächsten stehende Erkrankung ist die Schlafkrankheit und dieser stehen wieder die bei Tieren vorkommenden Trypanosomenkrankheiten sehr nahe. Bei trypanosomenkranken Tieren hat es sich nun gezeigt, dass überall, wo sich Trypanosomen ausserhalb der Blutgefässe im Gewebe ansiedeln, es sehr schnell auch zu einer Ansammlung von Lymphozyten und vor allem von Plasmazellen kommt.

Es lässt sich das am schönsten am Auge beobachten. Wenn wir bei Tse-Tse-Hunden, bei denen sich gerade eine Hornhauttrübung zu bilden beginnt, indem sich, wie wir das ja auch bei der menschlichen Keratitis parenchymatosa luetica sehen, zungenförmig von einem Rande der Hornhaut aus eine grau-weisse Trübung gegen das Zentrum der Hornhaut vorschiebt, das Auge enukleieren und auf Trypanosomen färben, so finden wir, dass in der Hornhaut Trypanosomen bereits bis zum Zentrum und darüber hinaus vorgedrungen sind und dass ihnen vom Rande der Hornhaut aus eine im wesentlichen aus Plasmazellen bestehende Infiltration folgt. Wir können dieses Bild doch nur so deuten, dass aus einem noch unbekannten Grunde die Trypanosomen die Blutbahn verlassen haben und sich in die Hornhaut begeben, dass ihre Anwesenheit in der Hornhaut aber sofort zu einer Abwehrreaktion des Körpers führt. Diese Abwehrreaktion besteht aber im wesentlichen in einer Ansammlung von Plasmazellen.

Besonders interessant ist die Aehnlichkeit mit den Verhältnissen bei der parenchymatösen Keratitis des Menschen. Auch hier dringen, wie ich das schon auf Grund meiner Untersuchungen über Trypanosomenkrankheiten (1906) vermutet und postuliert habe, Spirochäten in die klare

Hornhaut ein, und führen zu einer reichlichen Ansammlung von Plasmazellen (Kondo). Die parenchymatöse Keratitis luetica ist nicht, wie man das früher angenommen hatte, eine toxische metasyphilitische Erkrankung der Hornhaut, sondern sie wird durch die Anwesenheit der Spirochäte selbst hervorgerufen, wie das Igersheimer jetzt auch nachgewiesen hat.

Was nun das Verhalten der Plasmazellen zu den Trypanosomen betrifft, so liegen die Verhältnisse nicht nur in der Hornhaut so, wie ich sie eben geschildert habe, sondern es finden sich genau dieselben Vorgänge in den übrigen Teilen des Auges z. B. in der Bindehaut, wo die Ansammlung von Trypanosomen direkt zu einer endogenen Konjunktivitis führt (Stargardt), und in anderen Organen, wie Leber, Herzmuskel usw. Ich habe auf Grund meiner bisherigen Untersuchungen die Tatsache feststellen können, dass jede Plasmazellanhäufung im Auge trypanosomenkranker Tiere durch die Anwesenheit von Trypanosomen an der Stelle der Plasmazellanhäufung bedingt ist.

Das muss aber meines Erachtens nicht nur für die Trypanosomenkrankheiten der Tiere, sondern auch für die menschliche Trypanosomiasis, die Schlafkrankheit, gelten. Die grossen Ansammlungen von Plasmazellen in der Pia und den adventitiellen Lymphräumen der Gefässe (Mott, Spielmeyer) können nur den einen Zweck haben, hier vorhandene Trypanosomen unschädlich zu machen.

Mott hat sich alle erdenkliche Mühe gegeben, bei der Schlafkrankheit im Gewebe Erreger nachzuweisen. Die Versuche Mott's sind jedoch negativ ausgefallen. Er hält es zwar für wahrscheinlich, dass manche von den Chromatinpartikelchen, die man in den Geweben Schlafkranker findet, Zerfallsprodukte von Trypanosomen oder Modifikationen derselben sind. Auch Spielmeyer hat keine Trypanosomen gefunden, aber auch er hält es für möglich, dass die nicht seltenen feinen Chromatinpünktchen dem Nukleolus und Blepharoplasten zerfallener Trypanosomen entsprechen. Es ist aber weder von Mott noch von Spielmeyer genügend betont worden, dass trotz des negativen Trypanosomenbefundes schon das pathologisch-anatomische Bild, speziell die Plasmazellanhäufungen in der Pia und den adventitiellen Lymphräumen der Gefässe gradezu zu der Annahme zwingen, dass hier an Ort und Stelle die Erreger eingewirkt haben. Dafür spricht ja ausser dem pathologisch-anatomischen Befunde auch der Nachweis von Trypanosomen in der Lumbalflüssigkeit.

Meine Ansicht, die sich ja im wesentlichen auf Beobachtungen am Auge stützt, hat nun in letzter Zeit eine Bestätigung vor allem durch die Arbeit von Wolbach und Binger gefunden, die festgestellt haben und zwar auch durch Schnittfärbungen, dass die Trypanosomen in das Gewebe aller Organe, selbst in die Hirnsubstanz einzudringen vermögen. Sie stellen ausdrücklich fest: „The lesions of trypanosomiasis are due to the presence of the trypanosomes in the tissues". Es handelt sich also nicht um eine Toxinwirkung, ausgehend von Trypanosomen im Blute, oder an einer Stelle, die von dem Orte der Erkrankung weit entfernt liegt.

Auch Wolbach und Binger haben gefunden, dass es keine besonderen Formen sind, die in das Gewebe eindringen, sondern dieselbe Flagellatenformen, die man auch im Blute findet. Besonders bemerkenswert ist die Tatsache, dass bei 2 Affen, die intra vitam Erscheinungen zeigten, die mit denen der menschlichen Schlafkrankheit durchaus übereinstimmten, in den perivaskulären Räumen und selbst in der Hirnsubstanz, einmal sogar in einer Ganglienzelle Trypanosomen nachweisbar waren. Allerdings waren zu diesem Nachweise besondere Färbemethoden (die Giemsa'sche Schnittfärbung) und vor allem Fixation der Organe sofort post mortem erforderlich. Die Resultate von Wolbach und Binger zeigen, dass der negative Ausfall der Mott'schen und Spielmeyer'schen Untersuchungen bei der menschlichen Schlafkrankheit durchaus nicht gegen die Anwesenheit der Trypanosomen im Gewebe bei der Schlafkrankheit sprechen. Da an Schlafkrankheit Gestorbene nie sofort post mortem zur Sektion kommen, können wir uns den negativen Ausfall der Mott'schen und Spielmeyer'schen Untersuchungen zwanglos dadurch erklären, dass die sehr labilen Trypanosomen bereits zerfallen waren.

Während wir also zum Nachweis der Trypanosomen im Schnitte die Gewebe sofort post mortem fixieren müssen, können wir doch auch noch an älterem Materiale erkennen, ob und wo Trypanosomen vorhanden gewesen sind, und zwar weisen uns darauf die Plasmazellansammlungen hin.

Der Zweck der Plasmazellansammlungen bei der Schlafkrankheit kann meines Erachtens nur der sein, die in der Pia und den adventitiellen Räumen, resp. in der Hirnsubstanz selbst sitzenden Trypanosomen irgendwie unschädlich zu machen

Ob nun aber die Plasmazellen im Sinne Metschnikoff's als Phagozyten tätig sind, oder ob sie nur in der Weise auf die Krankheitskeime einwirken, dass sie bestimmte, die Krankheitskeime schädigende Stoffe produzieren, oder ob sie nur die Aufgabe haben, die abgestorbenen Trypanosomen aufzunehmen, das, glaube ich, kann man heute noch nicht entscheiden. Laveran und Mesnil vertreten die Auffassung, dass bei

Trypanosomenkrankheiten die Vernichtung der Trypanosomen im Körper fast lediglich von mononukleären Leukozyten ausgeführt wird. Die lebenden Trypanosomen werden nach Laveran und Mesnil von einkernigen Lymphozyten aufgenommen und auf diese Weise schnell vernichtet.

Aehnlich scheinen nun auch die Verhältnisse bei der Lues zu liegen. So hat schon Schaudinn bei sekundären Papeln Spirochäten in grossen einkernigen Blutkörperchen nachgewiesen.

Mir scheint die Frage, ob die Erreger selbst im Gewebe an Ort und Stelle der Läsion vorhanden sind, von grösster Bedeutung für die ganze Frage der Entstehung der Erkrankungen des Zentralnervensystems, nicht nur bei der Schlafkrankheit, sondern auch bei der progressiven Paralyse und der Tabes zu sein.

Denn mit dem Nachweis der Erreger an Ort und Stelle der Läsion wird endlich einmal all den unfruchtbaren und mystischen Hypothesen über „Toxinwirkung" ein Ende gemacht.

Für die Trypanosomenkrankheiten und speziell die Schlafkrankheit kann es meines Erachtens schon heute keinem Zweifel unterliegen, dass die Trypanosomen selbst an Ort und Stelle der Läsion sitzen und direkt zu Schädigungen des Nervensystems führen.

Wie steht es aber bei der Tabes und der Paralyse. Hirschl hat schon im Jahre 1896 die Ansicht ausgesprochen, dass die Paralyse durch den Syphiliserreger selbst hervorgerufen wird. Nach ihm „scheint es keinem Zweifel zu unterliegen, dass die progressive Paralyse nichts anderes ist, als eine Spätform der Syphilis, eine Encephalitis syphilitica der Rindensubstanz mit schliesslichem Ausgange in Atrophia cerebri syphilitica". Hirschl nimmt, auf Ansichten Lang's über die Entstehung tertiärer syphilitischer Affektionen sich stützend, an, dass die „Syphilismikroorganismen" in die Meningen der Hirnrinde schon in frühen Stadien der Lues verschleppt werden, dass sie hier zu vorübergehenden „irritativen Zuständen" führen, dann aber ihre „Aktionsfähigkeit" verlieren, ruhig liegen bleiben und erst nach Jahren durch nicht immer festzustellende Einflüsse zu neuer Tätigkeit gereizt werden können. Hirschl nimmt weiter an, dass sie jetzt nur noch eine lokale Wirkung auszuüben imstande sind, zu Impfungen aber nicht mehr geeignet sind. Er betont übrigens auch die Möglichkeit, dass die Keime auch an anderen Stellen des Körpers, speziell in den Lymphdrüsen, sich Jahre lang halten können, um dann gelegentlich auf dem Blutwege in die Meningen zu gelangen.

Diese an sich durchaus klare Anschauung hat keinen Anklang gefunden, vor allem deswegen nicht, weil man sich immer darauf versteifte, dass die tertiäre Lues nur als „gummöse“ auftreten könnte (Wollenberg und Ziehen) und weil die Paralyse auf die gewöhnliche antiluetische Behandlung nicht reagierte.

Was die Tabes betrifft, so hat Nageotte im Jahre 1894 entzündliche Veränderungen an den hinteren Wurzeln beschrieben, die er als echte syphilitische aufgefasst hat. Diese entzündlichen Veränderungen sollten auf den „nerf radiculaire“ beschränkt sein, d. h. auf denjenigen Teil der hinteren Wurzeln, der schon mit den vorderen Wurzeln vereinigt ist. Die Wurzelneuritis hat Nageotte in 11 von ihm untersuchten Fällen von Tabes stets gefunden. Er hat auch betont, dass in den weit vorgeschrittenen Fällen die entzündlichen Veränderungen sehr gering und durch narbige Veränderungen abgelöst sein können.

Die Tabes ist also nach Nageotte das Resultat einer lokalen Erkrankung in der Form einer Wurzelneuritis. Diese Wurzelneuritis könnte nach Erb auch in befriedigender Weise das anatomische wie das klinische Bild der Tabes erklären.

Die Nageotte'schen Befunde sind, soweit sie die entzündlichen Veränderungen betreffen, vor allem von Obersteiner und Schaffer bestritten worden. Schaffer (S. 1011) betont ausdrücklich, dass er Plasmazellen, „die histologischen Spuren einer Entzündung“, nicht gefunden hat, sondern nur eine Vermehrung der Bindegewebszellen.

Im allgemeinen herrscht heute die Auffassung vor, dass wir es bei der Tabes mit der Wirkung eines metasyphilitischen Toxins zu tun haben, das auf die hinteren Wurzeln eine elektive Wirkung ausübt.

Ich möchte glauben, dass man den Nageotte'schen Befunden doch zu wenig Beachtung geschenkt hat. In 3 Fällen von Tabes, die ich selbst untersuchen konnte, darunter Fall 18 und Fall 24, habe ich die Nageotte'sche Wurzelneuritis in ausgesprochener Weise konstatieren können. In beiden Fällen fand sich ein exsudativer Prozess, der durchaus den entzündlichen Prozessen am Sehnerven und in der Hirnrinde bei der Paralyse entsprach, d. h. die grösste Zahl der Infiltrationszellen waren Plasmazellen, und zwar durchaus charakteristische Plasmazellen, über deren Natur gar kein Zweifel bestehen konnte. In einem Falle konnte ich die Plasmazellen bis in die Spinalganglien hinein verfolgen. Das ist beim Menschen meinem Wissen nach bisher nicht gelungen, während Spielmeyer bei der experimentellen Dourine (Taf. II, Fig. 9) vereinzelte Plasmazellen auch um Spinalganglienzellen abgebildet hat. In meinem Falle waren allerdings die Plasmazellen in dem Spinalganglion viel zahlreicher, als sie Spielmeyer abgebildet hat. In einem meiner Fälle (Fall 11) konnte ich eine Wurzelneuritis nicht nachweisen

— ich habe allerdings auch nur eine beschränkte Zahl von Wurzeln untersucht —, ich fand aber Plasmazellherde im Rückenmark selbst, und zwar in der grauen und in der weissen Substanz. Es kommt auch diesen Plasmazellansammlungen vielleicht noch eine grössere Bedeutung zu, als man ihnen bisher beimisst.

Schröder, der diese Plasmazellansammlungen im Rückenmark bei der Tabes zuerst beschrieben hat, hat sich über ihre Bedeutung nicht weiter ausgesprochen. Dass sie eine ähnliche Bedeutung haben, wie die Plasmazellen beim tabischen und paralytischen Sehnervenschwunde erscheint mir zweifellos. Und ich bin überzeugt, dass man bei genaueren Untersuchungen über Sitz und Ausdehnung der exsudativen Prozesse im Rückenmark und in den Wurzeln zu demselben Resultat kommen wird, zu dem ich bei meinen Untersuchungen der Sehbahn gekommen bin, d. h. dass auch im Rückenmark keine Faser degeneriert, wenn sich nicht an irgend einer Stelle ihres Verlaufes ein exsudativer Prozess abspielt und dass auch bei der Tabes irgend eine Gesetzmässigkeit in der Lokalisation und Ausbreitung der exsudativen Prozesse nicht besteht.

Wenn nun, wie wir gesehen haben, die exsudativen Prozesse bei den Trypanosomenerkrankungen durch die Anwesenheit von Trypanosomen selbst bedingt werden, so drängt sich von selbst die Frage auf, ob nicht auch bei den den Trypanosomenkrankheiten so nahe stehenden sogenannten metasyphilitischen Erkrankungen, speziell der Tabes und der Paralyse Krankheitskeime, also Spirochäten, dieselbe Rolle spielen.

Untersuchungen sind in dieser Richtung schon angestellt worden, aber sie sind alle erfolglos gewesen. Marinesco hat bei Tabes vergeblich nach Spirochäten gesucht. Catola und Rodolfo Stanziale haben mit der Levaditi-Methode bei Paralysen nicht nur das Gehirn, das Rückenmark und die Meningen, sondern auch das Gefässsystem und die inneren Organe untersucht, ohne ein positives Resultat.

Siemerling hat auf Veranlassung des Preussischen Kultusministeriums sofort nach der Entdeckung der Spirochaeta pallida mit Hilfe der Bielschowski'schen Silberimprägnation und der Levaditi-Methode das Zentralnervensystem auf das Vorkommen von Spirochäten hin untersucht. Er hat positive Befunde aber nur bei einzelnen hereditär luetischen Foeten erhalten. Bei Paralyse hat er nie Spirochäten oder ähnliche Gebilde gesehen (mündliche Mitteilung). Negative Resultate mit der Levaditi'schen Methode bei Tabes und Paralyse haben auch Marie und Levaditi und Quérat und Feuillée (cit. von Mühlens) erhalten. Es ist möglich, dass auch noch andere Autoren nach Spirochäten gesucht haben, aber bei dem negativen Resultate ihre Untersuchungen nicht veröffentlicht haben.

Da die bisherigen Untersuchungen immer erst viele Stunden nach dem Exitus ausgeführt waren, so war es möglich, dass die Spirochäten zur Zeit der Sektion schon zerfallen waren. Dass manche Krankheitskeime schnell zerfallen und dann nicht mehr nachweisbar sind, weiss jeder, der mit Trypanosomen gearbeitet hat. Bei diesen zerfällt zuerst das zarte Protoplasma und es bleibt dann nur noch der Kern als kleiner „Ring“ und der schwer nachweisbare Blepharoplast übrig. Aber auch diese Teile halten sich nicht lange und wenn wir die zu untersuchenden Gewebe erst einige Stunden nach dem Tode in die Fixierungsflüssigkeit einlegen, ist der Nachweis von Erregern nicht mehr möglich. Aehnlich könnten ja die Verhältnisse bei der noch viel zarteren Spirochaeta pallida liegen. Ich habe deswegen in einem Falle von progressiver Paralyse sofort post exitum den Schädel öffnen lassen und Teile des Gehirns und der Meningen herausgenommen und nach Levaditi bearbeitet (langsame Methode). Trotzdem habe ich ein negatives Resultat erhalten. In demselben und noch in zwei weiteren Fällen, die nicht ganz so früh zur Sektion gekommen waren, habe ich ferner von der Subarachnoidealflüssigkeit etwas in Kapillaren aufgesaugt und diese sofort in den Brutschrank gebracht. Das so erhaltene Material wurde dann möglichst schnell mit der Dunkelfeldbeleuchtung und in Ausstrichen nach dem Burri'schen Tuschverfahren durchuntersucht. Auch hier war das Resultat ein negatives.

Weiter habe ich in 2 Fällen von Sehnervenschwund Stücke der Sehnerven und des Chiasmas nach Levaditi behandelt, ohne Spirochäten nachweisen zu können. Ich halte es aber für gänzlich unberechtigt aus meinen negativen Resultaten den Schluss zu ziehen, dass Krankheitskeime bei der Paralyse und dem Sehnervenschwunde nicht vorhanden sind. Dazu sind meine Untersuchungen viel zu gering an Zahl.

Im Gegenteil kann auch das negative Resultat aller bisherigen Untersuchungen meine Auffassung, dass die Paralyse, die Tabes und der Sehnervenschwund direkt durch Krankheitskeime bedingt werden, nicht erschüttern.

Wir müssen uns immer klar sein, dass es eine ganze Reihe von Möglichkeiten gibt, weshalb die Spirochäten nicht nachweisbar sind, oder richtiger bisher nicht nachweisbar waren. Sie können ausserordentlich spärlich sein, wie das ja bei allen Späterkrankungen der Fall zu sein scheint, und zwar nicht nur bei den tertiären gummösen (Tomascewski), sondern auch bei den tertiären nichtgummösen Prozessen (z. B. bei der Aortitis, Reuter und Schmorl). Sie können in ihrer chemischen Zusammensetzung so verändert sein, dass sie sich mit Silber nicht mehr imprägnieren lassen, und sie können unter Formen auftreten, die mit der Spirochätenform nur noch ganz geringe Aehnlichkeit haben. So haben ja Doutrelepont und Groven in Gummen Formen gefunden — Ketten von feinen imprägnierten Körnern und vollständig deformierte Gebilde —, die alle Charakteristika der Spirochäten eingebüsst haben. Ich habe schon an anderer Stelle (1912) betont, dass wir solche Gebilde mit einer gewissen Berechtigung als Spirochätenreste oder rudimentäre Formen ansprechen können, wenn wir neben ihnen noch typische Spirochäten finden. Aber aus diesen atypischen Gebilden allein den Schluss auf das Vorhandensein von Spirochäten zu ziehen, scheint mir zurzeit doch noch nicht berechtigt zu sein.

Besonders, glaube ich, müssen wir bei Untersuchungen des Zentralnervensystems mit der Deutung solcher Befunde vorsichtig sein. Hier können Gliafasern, vor allem die über die Oberfläche gewucherten, ferner Nervenfibrillen gar zu leicht Veranlassung zu Verwechselungen geben. Dann hat Schaudinn schon darauf aufmerksam gemacht, dass die Spirochäten unter gewissen Bedingungen ihre Form ändern können. Er hat beobachtet, wie sie sich unter der Einwirkung von Glyzerin zuerst strecken und dann auf ein kurzes spindelförmiges Gebilde zusammenschrumpfen. v. Provacek hat „Aufrollungen" bis zur Unkenntlichkeit beobachtet, ebenso verknotete und Schlingen bildende Formen, die er als „Depressionsstadien" bezeichnet. Ferner ist festgestellt, dass die Spirochäten sich beim Absterben ausstrecken und ihre frühere Form gänzlich verlieren.

Körnchenformen hat schon Herxheimer 1905 beschrieben und diese Formen gewinnen durch neuere Untersuchungen ein besonderes Interesse.

Es gibt ja eine ganze Reihe von Autoren, die der Auffassung sind, dass die Spirochäten zu den Bakterien gehören. Von diesen Autoren sind nun in der letzten Zeit über den Bau der Spirochäten Ansichten geäussert worden, die auch für uns von Interesse sind. So hat Gross, der die Spirochaeta pallida und die Spirochäte des Rückfallfiebers mit den Cristispiren und den Saprospiren in eine Gruppe, die der Spironemaceen zusammenfasst, die Behauptung aufgestellt, dass der Körper aller dieser Spironemaceen in eine Reihe hintereinander liegender Kammern gegliedert ist, die wahrscheinlich als einzelne Zellen anzusehen sind. Die Spironemaceen sollen also nicht einzellige, sondern mehrzellige Lebewesen sein und infolgedessen den Algen nahestehen. Für das Vorhandensein von Kammern bei der Spirochaeta pallida sprechen nach Hoffmann die kugeligen Anschwellungen, die man am Ende der Spirochäten bei Dunkelfeldbeleuchtung sieht, ferner die Tatsache, dass man in alten Spirochätenkulturen keine Spirochäten mehr, dagegen zahllose Körnchen, vom Durchmesser der Spirochäten findet. Diese Körnchen sollen nach Hoffmann nichts weiter sein, als die Einzelteile, aus denen sich die Spirochäte zusammensetzt. Solche Körnchen hat Hoffmann auch stets zwischen den Spirochäten im Dunkelfeld gefunden. Auf die Anwesenheit von „Körnchen" führt er auch die Tatsache zurück, dass man mit dem Blute von Syphilitikern, in dem sich keine Spirochäten nachweisen lassen, Kaninchen infizieren kann. Nach den Untersuchungen von Gross und Hoffmann müssen wir also auch die Möglichkeit noch gelten lassen, dass die Spirochäte bei der Paralyse und der Tabes in der Körnchenform auftritt.

Den Anhängern der Auffassung, dass die Spirochäte zu den Bakterien gehört, stehen allerdings eine ganze Anzahl von Autoren gegenüber, die für ihre Protozoennatur eintreten, vor allem E. Hoffmann und P. Mühlens. Mühlens führt eine ganze Reihe von Gründen für seine Auffassung an: das Fehlen einer starren Membran, die Längsteilung bzw. Querteiluug mit Bildung eines Zwischenfadens, wie wir ihn bei Bakterien nicht kennen, das Verhalten gegen chemische Stoffe, was vor allem dadurch charakterisiert ist, dass die Spirochaeta pallida ebenso wie andere Spirochäten und wie Trypanosomen von taurocholsaurem Natrium gelöst wird, während Bakterien nicht aufgelöst werden, ferner das spezifische Verhalten gegen chemotherapeutische Mittel und das Verhalten in bezug auf die Immunität, die ähnlich wie bei den Trypanosomen vorkommende Agglomeration und die Art und das Auftreten von periodischen Nachschüben und Rezidiven. Ich möchte zu diesen Gründen noch hinzufügen die Aehnlichkeit verschiedener Krankheitsbilder bei Lues und Trypanosomiasis. Die Keratitis parenchymatosa hereditär luetischer Kinder findet nur ein Analogon in der parenchymatösen Keratitis trypanosomenkranker Tiere. Das Bild der Paralyse gleicht fast völlig dem Bilde der durch Trypanosomen hervorgerufenen Schlafkrankheit, speziell was die exsudativen Prozesse betrifft. Und bei der experimentellen Tsetse-Infektion der Hunde finden sich Erscheinungen, die mit denen bei der Tabes durchaus übereinstimmen (Spielmeyer).

Wie wenig der negative Ausfall aller bisherigen Untersuchungen auf Spirochäten zu bedeuten hat, ergibt sich am klarsten aus der Tatsache, dass es auch bei Hirnlues bisher nur in einem einzigen Falle gelungen ist, Spirochäten nachzuweisen (Strassmann). Ja auch bei hereditärer Lues sind nur in einem Teile der Fälle Spirochäten im Zentralnervensystem gefunden worden (Siemerling cfr. S. 945 und Rancke). Auch hier sind die Gründe, warum sie in den anderen Fällen nicht nachweisbar waren, nicht bekannt. Und doch liegen, wie es scheint, die Verhältnisse bei der hereditären Lues besonders günstig, weil sich hier in den Organen auch noch nach 24 Stunden Spirochäten nachweisen lassen (Lavaditi), was in den Organen Erwachsener jedenfalls durchaus nicht immer der Fall ist. Nach alledem gibt es eine ganze Anzahl von Gründen dafür, warum der Nachweis der Spirochäten mit unseren heutigen Methoden noch nicht gelungen ist.

Eine Möglichkeit möchte ich aber hier auch noch erwähnen, die mir nicht gänzlich indiskutabel erscheint. Es könnte sich ja auch um einen noch gänzlich unbekannten Erreger handeln. Das pathologisch-anatomische Bild spricht jedenfalls nicht dagegen, ebenso nicht die Pleozytose und das chemische Verhalten der Lumbalflüssigkeit. Auch der positive Ausfall der Wassermann'schen Reaktion würde kein Gegenbeweis sein. Denn wir wissen ja, dass die Wassermann'sche Reaktion auch bei Trypanosomenkrankheiten und anderen Erkrankungen positiv sein kann. Schliesslich würde auch die anamnestisch nachgewiesene Lues nicht dagegen sprechen, da Personen, die sich einer luetischen Infektion aussetzen, sich auch noch mit einem anderen Erreger infizieren könnten. Die Frage des Virus nerveux würde damit in ein ganz neues Licht rücken. Wenn ich demnach auch die Möglichkeit, dass wir es hier mit einem ganz neuen, noch unbekannten Erreger zu tun haben, nicht ganz von der Hand weisen will, glaube ich doch, dass wir auch ohne eine solche Annahme durchaus auskommen.

Trotz des negativen Spirochätenbefundes bei der Paralyse, der Tabes und dem tabischen, resp. paralytischen Sehnervenschwunde halte ich an meiner seit 2 Jahren (cf. Literatur) vertretenen Auffassung fest, dass alle diese Affektionen direkt durch Krankheitskeime hervorgerufen werden.

Was den Sehnervenschwund betrifft, so habe ich schon gezeigt, dass allein die Annahme von Krankheitskeimen an Ort und Stelle der Läsion eine befriedigende Erklärung für alle pathologisch-anatomischen und klinischen Erscheinungen ermöglicht. Was aber für den Sehnervenschwund bei der Tabes und der Paralyse gilt, das muss auch für die Paralyse und die Tabes selbst gelten.

In Bezug auf die Paralyse wird heute fast allgemein die Ansicht vertreten, dass wir es bei ihr mit zwei von einander unabhängigen Krankheitserscheinungen zu tun haben, nämlich mit den Degenerationserscheinungen an der nervösen Substanz auf der einen und den exsudativen Prozessen in der Pia und dem Gefässapparat des Gehirns auf der anderen Seite. Dieser Standpunkt erfährt eine gewisse Stütze durch einen Fall Alzheimer's und einen ebensolchen Spielmeyer's, in denen Degenerationserscheinungen in sehr ausgedehntem Masse nachweisbar waren, während die entzündlichen Erscheinungen sich auf sehr kleine Bezirke beschränkten.

Ich gebe zu, dass wir es hier mit Fällen zu tun haben, die der Erklärung bedürfen, ich glaube aber nicht, dass wir aus diesen beiden Ausnahmefällen — der Alzheimer'sche Fall stellt den einzigen unter 300 von ihm beobachteten Fällen von Paralyse dar — den

Schluss ziehen dürfen, dass bei der Paralyse ein im Körper kreisendes Toxin die Ursache der degenerativen Veränderungen ist. Vielmehr glaube ich, dass auch im Gehirn degenerative und exsudative Prozesse im allgemeinen in einem engeren Zusammenhange stehen und zwar in ähnlicher Weise, wie ich das für die Sehbahn nachgewiesen habe. Die Fälle von Alzheimer und Spielmeyer lassen sich auch durch die Annahme von Krankheitskeimen im Gehirn in befriedigender Weise erklären. Es ist sehr gut möglich, dass die Krankheitskeime sich unter gewissen Umständen sehr schnell vermehren und dass infolge dessen schwere degenerative Veränderungen eintreten, ehe es zu ausgedehnteren und ausgesprochenen exsudativen Prozessen kommt. Für diese Auffassung spricht in Spielmeyer's Fall auch der ausserordentlich schnelle Verlauf der ganzen Erkrankung.

Dass die paralytischen Veränderungen am Gehirn in letzter Linie syphilogenen Ursprunges sind, wird wohl heute fast allgemein angenommen. Den Ausschlag in dieser Frage haben wohl die Erfahrungen mit der Wassermann'schen Reaktion gegeben. Plaut und andere haben ja geradezu die Ansicht ausgesprochen, dass die Paralytiker noch „Spirochätenträger“ sind. Da man sich aber noch immer nicht von der alten Idee, dass die Veränderungen im Gehirn auf Toxine zurückzuführen sind, freimachen kann, so nimmt man an, dass die Spirochäten an einem noch unbekannten Orte im Körper sitzen und hier die hypothetischen Toxine bilden, die nun am Gehirn und seinen Häuten ihre Wirksamkeit antfalten.

Mir scheint es ganz gleichgültig, ob man das Strümpell'sche, das Möbius'sche oder das Kräpelin'sche „Toxin“ annimmt, oder sonst ein Toxin, das fern vom Gehirn von Spirochäten gebildet wird, immer handelt es sich um ein völlig hypothetisches Toxin und immer handelt es sich um eine noch hypothetischere Wirkung dieses Toxins auf das Zentralnervensystem. Mit der Toxintheorie kann man meines Erachtens die pathologisch-anatomischen Befunde bei der Paralyse ebensowenig erklären, wie beim tabischen und paralytischen Sehnervenschwunde. Die exsudativen Prozesse in der Pia und am Gefässsystem der Hirnrinde können durch ein im Blute kreisendes Toxin nicht hervorgerufen werden. Ohne die Annahme von Krankheitskeimen an Ort und Stelle der exsudativen Prozesse sind sie nicht zu erklären.

Weiter spricht gegen die Toxintheorie die Lokalisation der exsudativen und degenerativen Prozesse. Alzheimer hat ja vor allem darauf hingewiesen, dass die verschiedenen Teile des Gehirns in ganz verschiedener Weise erkranken. Die Lokalisation der Krankheitsprozesse hängt aber nicht von der funktionellen Bedeutung der einzelnen Teile des Gehirns ab. Im Gegenteil sind alle Versuche, die paralytische Erkrankung als „Systemerkrankung“ zu charakterisieren (Schaffer), als vollkommen missglückt anzusehen. Alzheimer hat schon mit Recht darauf hingewiesen, dass zwar in dem grösseren Teil der Fälle das Stirnhirn am stärksten befallen ist, dass es aber auch ganz anders sein kann.

Dass in dieser Beziehung eine völlige Regellosigkeit besteht, das habe ich auch in meinen Fällen von Paralyse (cf. die angeführten Krankengeschichten) feststellen können.

In manchen Fällen kann die Paralyse auf bestimmte Rindenbezirke beschränkt bleiben (Lissauer) und diese Bezirke können bald hier, bald da liegen.

Wie alle die bei der Paralyse beobachteten verschiedenen Lokalisationen durch ein im Blute kreisendes Toxin bedingt sein sollen, ist mir nicht recht erklärlich.

Weiter spricht auch gegen eine Toxineinwirkung die Beobachtung, dass bisweilen dicht neben ganz normalen Rindenteilen schwer veränderte liegen (Alzheimer, Spielmeyer). Auch das Auftreten von Degenerationsherden (Siemerling) spricht für die direkte Einwirkung von Krankheitskeimen. Auf diese herdförmigen Degenerationen hat in neuester Zeit wieder Spielmeyer besonders die Aufmerksamkeit gelenkt. Ich kann nach eigenen Untersuchungen seine Befunde über herdförmigen Markfaserausfall nur bestätigen. Wenn wir aber solche Ausfälle, wie die von Spielmeyer als „Mottenfrass“ bezeichneten in der Markstrahlung betrachten, dann drängt sich doch geradezu der Gedanke auf, dass diese Läsionen der Ansiedlung von Krankheitskeimen ihre Entstehung verdanken.

Einen Fall mit ganz besonderer Lokalisation der entzündlichen und degenerativen Erscheinungen habe ich selbst beobachtet, Hier waren die entzündlichen Prozesse nicht auf die Hirnrinde lokalisiert, sondern spielten sich an den langen von der Hirnbasis kommenden Gefässen im Stabkranz ab. Nirgends waren gummöse Prozesse nachweisbar. Es handelt sich durchaus um Veränderungen, wie wir sie als typisch für Paralyse am Gefässapparat der Hirnrinde kennen. Nur in einem Punkte wich das Bild ab. Infolge des auffallend reichlichen Unterganges markhaltiger Fasern hatten sich zahlreiche Körnchenzellen gebildet, die nun zwischen den Plasmazellen in den adventitiellen perivaskulären Lymphräumen der Gefässe lagen. Auch dieser Fall ist ohne die Annahme von Krankheitskeimen gar nicht zu erklären.

Aehnlich, wie bei der Paralyse, liegen die Verhältnisse bei der Tabes. Auch hier gibt die bisherige Toxintheorie keine befriedigende

Erklärung für alle pathologisch-anatomischen und klinischen Erscheinungen. Vor allem vermag sie die entzündlichen Veränderungen (Nageotte) nicht zu erklären. Wenn diese entzündlichen Veränderungen auch bisher noch nicht von allen Autoren nachgewiesen sind, so glaube ich doch auf Grund meiner eigenen Befunde, dass sie eine grosse Rolle spielen. Auch die Ansammlungen von Plasmazellen im Rückenmark selbst, die zuerst Schröder beschrieben hat und die ich ebenfalls in einem Falle von Tabes (Fall 11) gefunden habe, ist durch die „Toxintheorie" nicht zu erklären.

Es sind ja schwerwiegende Gründe gewesen, die seinerzeit zur Aufstellung der bisherigen Toxintheorien geführt haben, aber diese Gründe sind heute doch nicht mehr gültig. Im wesentlichen lagen zwei Tatsachen den bisherigen Toxintheorien zu Grunde, erstens, dass solche Veränderungen, wie sie früher in der Tertiärperiode der Lues allein als syphilitische anerkannt wurden, nämlich gummöse Prozesse nicht nachweisbar waren und zweitens, dass die gewöhnliche antiluetische Therapie keinerlei Einfluss auf den Krankheitsprozess zu haben schien.

Was zunächst den zweiten Grund betrifft, so können wir ihn schon deswegen heute nicht mehr gelten lassen, weil wir ja auch gummöse Prozesse am Gehirn kennen, die jeglicher antiluetischen Therapie trotzen. Gerade die schlechte Beeinflussbarkeit mancher luetischer Prozesse hat ja zu sehr energischen therapeutischen Versuchen geführt. Ich brauche da nur an die von Horsley vorgeschlagene Trepanation und Durchspülung mit Sublimatlösung zu erinnern. Ferner haben wir in den letzten Jahren die Tatsache kennen gelernt, dass gewisse Krankheitskeime gegen chemotherapeutische Versuche „fest" werden können. Bekannt ist das ja von Trypanosomen, die gegen Arsen unempfindlich werden. Da nun die Spirochäten vermutlich den Trypanosomen sehr nahe stehen, so können wir auch bei ihnen sehr wohl eine solche Giftfestigkeit vor allem gegen Hg annehmen.

Der andere Grund, der für die Toxintheorie angeführt wurde, war das Fehlen „echter" syphilitischer Prozesse. Auch dieser Grund ist heute nicht mehr haltbar. Denn wir wissen heute, dass es auch zweifellos syphilitische Prozesse in der Spätperiode der Syphilis gibt, die nicht gummös sind. Das gilt in erster Linie von der Aortitis luetica.

Obwohl Döhle schon im Jahre 1885 eine durchaus zutreffende und auch heute noch nicht übertroffene Schilderung des pathologisch-anatomischen Bildes gegeben hat und obwohl er und Heller in einer Reihe von Publikationen immer wieder auf die Lues als Ursache hingewiesen haben, hat man sie immer wieder mit der Arteriosklerose zusammengeworfen. Und doch sind die Veränderungen in den meisten Fällen so charakteristische, dass man sie gar nicht übersehen kann. Man sieht schon makroskopisch „zahlreiche, grössere und kleinere, unregelmässig zackig begrenzte, flache Vertiefungen, die den Eindruck machen, „als habe man unter einer Presse mit einem mit unregelmässig geformten Vorsprüngen versehenen Stempel die Figuren hineingepresst" (Döhle).

Dieses Bild bietet sich allerdings nur in den vorgeschrittenen Fällen. Wir dürfen aus dem makroskopisch normalen Verhalten der Aorta aber nicht schliessen, dass die Aorta normal ist. Ich habe eine ganze Reihe von Aorten von Paralytikern mikroskopisch untersucht und habe in zwei Fällen, in denen makroskopisch keine Veränderungen nachweisbar waren, noch mikroskopisch Veränderungen gefunden, die zweifellos luetisch waren. Es handelte sich in diesen beiden Fällen im wesentlichen um Plasmazellinfiltrate in der Adventitia. Nur an einzelnen Stellen drangen die Plasmazellen längs der kleinen Vasa vasorum in die Media vor. Bemerken möchte ich übrigens, dass man bei der Aortitis an den Vasa vasorum der Aorta genau dieselben Veränderungen finden kann, die Alzheimer als charakteristisch für die Paralyse des Gehirns beschrieben hat, vor allem Wucherung der Endothelien mit Neubildung von elastischen Membranen. Nach meiner Auffassung handelt es sich bei diesen Veränderungen in den Vasa vasorum der Aorta, ebenso wie in den kleinen Hirngefässen um nichts weiter als um rudimentäre Formen der Endarteriitis obliterans, wie das ja auch schon von anderer Seite ausgesprochen ist (cf. bei Alzheimer). Die Aortitis luetica ist übrigens bei Paralyse viel häufiger als man früher geglaubt hat. Alzheimer erwähnt unter seinen 170 Fällen nur Arteriosklerosen. In der Kieler Psychiatrischen Klinik sind in den letzten 10 Jahren 143 Fälle von Tabes, Tabo-Paralyse und Paralyse zur Sektion gekommen. Von diesen Fällen waren 4 Tabes, 12 Tabo-Paralysen und die übrigen Paralysen, Bei 10 Fällen ist die Brustsektion nicht gemacht worden, und bei 19 Fällen ist über den Aortenbefund nichts erwähnt. Unter den übrig bleibenden 114 Fällen fand sich 43 mal das typische Bild der Döhle-Hellerschen Aortitis mit den charakteristischen Runzelungen und Ausstanzungen. In zwei von diesen Fällen bestand eine ausgesprochene aneurysmatische Erweiterung der Aorta und in einem Falle fand sich ein umschriebenes taubeneigrosses Aneurysma. Neben den luetischen Fällen fanden sich noch in allen Fällen mehr oder weniger erhebliche arteriosklerotische Veränderungen. In 9 Fällen ist aus dem Sektionsprotokoll nicht zu ersehen, ob es sich um luetische oder arteriosklerotische Veränderungen gehandelt hat. In 53 Fällen bestand ausgesprochene Arteriosklerose ohne luetische Veränderungen und in 9 Fällen ist ausdrücklich angegeben, dass die Aorta normal war.

Wir haben demnach in Kiel in wenigstens 38 pCt. aller Fälle von Tabes und Paralyse luetische Aortenerkrankungen. Diese Zahl würde vermutlich eine noch höhere sein, wenn alle Fälle auch bei normalem makroskopischen Befunde mikroskopisch untersucht würden. Meine beiden oben erwähnten Fälle beweisen jedenfalls, dass die Veränderungen in den Anfangsstadien so unbedeutend sein können, dass sie makroskopisch nicht erkannt werden können.

Von besonderem Interesse ist nun die nicht gummöse luetische Aortitis deswegen, weil bei ihr durch Reuter, Schmorl u. A. Spirochäten nachgewiesen sind und weil dadurch ihre so lange bestrittene syphilitische Natur einwandsfrei festgestellt ist.

Mit dem Nachweise von Spirochäten bei der luetischen Aortitis ist nun auch ein für allemal der Auffassung ein Ende gemacht, dass es in der Spätperiode der Lues nur gummöse Prozesse gibt. Wir müssen im Gegenteil in der Spätperiode der Lues zwei Formen unterscheiden, die gummöse und die nichtgummöse Form. Mir scheint die nichtgummöse Lues nach dem Kieler Material bei weitem häufiger zu sein. Die gummöse Form scheint nur unter bestimmten Bedingungen aufzutreten. Welches allerdings diese Bedingungen sind, das vermögen wir nicht zu sagen. Die gummösen und die nichtgummösen Prozesse verhalten sich meines Erachtens nach ganz ähnlich, wie gewisse tuberkulöse Prozesse. So kennen wir am Auge zwei Formen, unter denen die Tuberkulose auftreten kann. Die eine Form ist die des Solitärtuberkels oder die mit Knötchenbildung einhergehende Form. Diese Form wurde früher für die alleinige Form gehalten, unter der die Tuberkulose am Auge auftreten könne. Die zweite Form ist erst in den letzten Jahren anerkannt worden, es ist das eine viel chronischer verlaufende und niemals „Knoten" bildende Form, die in der Aderhaut als Chorioiditis disseminata, in der Iris als diffuse chronische Iritis auftritt. Beide Formen werden durch Tuberkelbazillen bedingt und doch bieten sie nicht nur klinisch, sondern auch pathologisch-anatomisch ein durchaus verschiedenes Bild. Warum durch dieselben Bazillen bald die eine Form, bald die andere erzeugt wird, das wissen wir nicht.

Ganz analog liegt es nun meinem Erachten nach bei der Lues. Auch hier können in der Spätperiode die Krankheitsprozesse sich in verschiedenen Formen äussern, der gummösen und der nichtgummösen Form. Die nichtgummöse Form wird am Zentralnervensystem repräsentiert durch die Paralyse, die Tabes und den Sehnervenschwund bei Tabes und Paralyse. Und in ganz ähnlicher Weise kommen nichtgummöse Erkrankungen auch an anderen Organen vor. Im Auge haben wir vor allem chronische Aderhautentzündungen (cf. Fall 20), in der Leber eine interstitielle Hepatitis, die ohne Gummenbildung verlaufen kann (Kaufmann), in der Niere ganz analoge interstitielle Veränderungen (Döhle). An der Aorta haben wir die Döhle-Heller'sche Aortitis, an den Gelenken die Arthropathien, die, wie ich 1912 zeigen konnte, durchaus in die Gruppe der syphilitischen nichtgummösen Prozesse gehören. Für meine Auffassung bezüglich der Gelenkaffektionen spricht auch die Tatsache, dass Marinesco in 2 Fällen von tabischer Arthropathie in dem Punktat positive Wassermann'sche Reaktion nachweisen konnte. Ferner gehört wahrscheinlich in diese Gruppe das Malum perforans. Auch die von Steiner jüngst beschriebenen Plasmazellinfiltrate an den peripheren Nerven möchte ich hierher rechnen. Und schliesslich halte ich es für möglich, dass auch die von Lesser zur quartären Lues gerechneten Prozesse, die glatte Zungenatrophie und die Orchitis fibrosa, hierher gehören.

Bei manchen von diesen Prozessen kann es zu einer Kombination mit gummösen Prozessen kommen. So hat Döhle in etwa 2 pCt. der Fälle von Aortitis luetica neben den nichtgummösen Prozessen auch echte Gummen gesehen (mündliche Mitteilung) und Sträussler hat unter 130 Fällen von Paralyse neben den typischen paralytischen Veränderungen auch 4mal Gummenbildung beobachtet.

Dass alle die erwähnten nichtgummösen Prozesse durch Krankheitskeime bedingt werden, und zwar durch Krankheitskeime, die in dem kranken Gewebe selbst ihren Sitz haben, das erscheint mir zweifellos, nachdem bei einer dieser Formen, der Aortitis luetica, der Nachweis der Spirochäten gelungen ist.

Alle die nichtgummösen Prozesse gehören nun meines Erachtens nach eng zusammen. Das ergibt sich daraus, dass sie nicht nur in ihrem pathologisch-anatomischen Bilde übereinstimmen, sondern auch daraus, dass sie gleichzeitig bei einem und demselben Kranken vorkommen können. So finden wir gleichzeitig mit den charakteristischen Veränderungen am Gehirn bei der Paralyse die Döhle-Heller'sche Aortitis, finden wir Gelenkerkrankungen unter dem Bilde der Arthropathien, finden wir Plasmazellinfiltrate an den peripheren Nerven (Steiner), ferner in der Leber, der Niere und, wie ich einmal beobachten konnte, in der Aderhaut des Auges.

Andererseits können wir aus der Tatsache, dass jede dieser Affektionen allein auftreten kann, den Schluss ziehen, dass wir es nicht mit einem im Blute kreisenden Toxin als Ursache zu tun haben. Es wäre auch, abgesehen von allen anderen Gründen, die dagegen sprechen, ganz unverständlich, warum das eine Mal das Gehirn frei bleibt, das andere Mal nur das Gehirn befallen wird, das dritte Mal nur das Rückenmark erkrankt und alle die tatsächlich vorkommenden Variationen und Kombinationen vorkommen.

Wenn es sich nun sowohl bei den gummösen Prozessen, wie bei den nicht gummösen Prozessen um die Wirkung der Spirochäten handelt, dann müssen doch auch gewisse Uebereinstimmungen zwischen den beiden Prozessen sich finden lassen. Und das ist in der Tat, wie die Verhältnisse an der Sehbahn zeigen, der Fall.

Erstens ist die Lokalisation der gummösen Prozesse dieselbe, wie die den nicht gummösen Prozessen bei der tabischen Atrophie. So beginnt nach Uhthoff auch die gummöse Lues entweder am Chiasma oder an den intrakraniellen Optici. Zweitens werden auch bei der gummösen Erkrankung der Sehbahn die Traktus nur in geringem Grade durch Fortleitung des Prozesses vom Chiasma aus affiziert, was Uhthoff auf die geschützte Lage der Traktus zurückführt. Weiterhin kann auch bei der gummösen Erkrankung der orbitale Sehnerv vollkommen frei bleiben, auch wenn schwere gummöse Veränderungen das Chiasma und die intrakraniellen Teile der Optici ergriffen haben. Es kann andererseits in gewissen Fällen auch der gummöse Prozess auf die orbitalen Optici übergreifen, doch lässt sich auch in diesen Fällen eine deutliche Abnahme der Intensität der Krankheitserscheinungen gegen die Peripherie hin feststellen. Vor allem kommen am orbitalen Optikus nicht die mächtigen Schwellungen vor, wie am intrakraniellen Optikus. Die Erscheinungen, die wir am intrakraniellen Teile des Sehnerven bei der gummösen Erkrankung finden, bestehen im wesentlichen in einer Perineuritis und interstitiellen Neuritis und eventuell dadurch bedingter Atrophie. Greifen die entzündlichen Erscheinungen auf den orbitalen Optikus über, so gibt es zwei Möglichkeiten, sie können sich entweder ebenso wie im Allgemeinen bei der Tabes und der Paralyse auf den hinteren Abschnitt beschränken und dann an der Papille nur das Bild der einfachen Atrophie hervorrufen, sie können sich aber auch ohne Unterbrechung vom Chiasma bis zur Papille herunterstrecken und hier zu mehr oder weniger schweren entzündlichen Erscheinungen führen (Uhthoff S. 1057) die entweder unter dem Bilde der Neuritis optica oder dem der Stauungspapille in Erscheinung treten.

Wir sehen also, dass zwischen der gummösen Erkrankung der Sehbahn und der nicht gummösen bei der Tabes und der Paralyse auffallende Uebereinstimmungen inbezug auf die Ausbreitung des Krankheitsprozesses bestehen.

Nur die Ausdehnung der entzündlichen Veränderungen bis zur Papille scheint bei der nicht gummösen Form seltener vorzukommen. Jedenfalls habe ich sie unter meinen Fällen nicht beobachtet und für ihr Vorkommen spricht nur der Fuchs'sche Fall und vielleicht noch einige seltene Beobachtungen von Bernhardt, Pick, Schuster und Mendel (cit. von Wilbrand und Sänger V S. 531).

Fassen wir nun die progressive Paralyse, die Tabes und den Sehnervenschwund als die Folge einer direkten Ansiedelung von Krankheitskeimen auf, so gewinnen auch unsere Ansichten von der Bedeutung der Disposition und der sogenannten „akzidentellen Schädlichkeiten" ein ganz anderes Aussehen. Man hat bisher immer angenommen, dass das Nervensystem wenig widerstandsfähig oder durch irgend welche Einwirkungen geschädigt sein müsse, damit es zu paralytischen oder tabischen Erkrankungen kommt.

Ich möchte glauben, dass in dieser Frage ein ganz anderer Standpunkt der richtige ist. Ich meine, dass es ganz gleichgiltig ist, ob wir ein sehr widerstandsfähiges oder ein schwaches Nervensystem vor uns haben. Wenn sich Spirochäten in der Pia, den adventitiellen Lymphräumen oder in der nervösen Substanz selbst ansiedeln, dann entstehen gummöse oder nicht gummöse Erkrankungen und bei den letzteren, je nach dem Sitze, paralytische oder tabische Erkrankungen. Meines Erachtens hält auch das beste Nervensystem den Einwirkungen der Spirochäten nicht stand. Ob wir nun den Sehnerven, die Hirnrinde, das Rückenmark oder die hinteren Wurzeln nehmen, in jedem Falle werden die Krankheitskeime an der Stelle, wo sie sich niedergelassen haben, die nervöse Substanz schädigen und bei genügend langer Einwirkung zum Schwunde bringen, genau so, wie sie die Aortenwand, das Leber- und Nierengewebe, die Gelenke und andere Teile des Körpers schädigen und zum Schwunde bringen können. Um eine Giftwirkung handelt es sich natürlich auch bei allen diesen Vorgängen, aber es handelt sich um die Wirkung eines Giftes, das die Krankheitskeime direkt am Ort der Gewebsläsion erzeugen, nicht, wie man das bisher fast allgemein angenommen hat, um die Einwirkung eines im Blute kreisenden Toxins.

Man könnte nun glauben, dass ich jede Disposition leugnen wollte. Das ist aber durchaus nicht der Fall. Aber ich fasse die Disposition in einem ganz anderen Sinne auf, als das bisher geschehen ist. Bisher hat man immer angenommen, dass durch alle akzidentellen Schädigungen das Nervensystem direkt geschädigt und nun gegen das im Blute kreisende metasyphilitische Gift weniger widerstandsfähig gemacht wird. Ich glaube dagegen, dass in erster Linie nicht das Nervensystem, sondern die natürlichen Abwehrkräfte des Körpers geschädigt werden.

Wir können uns heute doch nur auf den Standpunkt der Immunitätsforschung stellen. Gegen die Spirochäten hat der Körper zwei Formen von Abwehrkräften zur Verfügung, Schutzstoffe, die im Blute kreisen, und zellige Elemente, von denen im wesentlichen die einzelligen Blutzellen und ihre Abkömmlinge, die Plasmazellen, in Betracht kommen. Ob grade bei der Tabes und der Paralyse und dem bei ihnen vorkommenden Sehnervenschwunde den Schutzstoffen im Blute eine grosse Rolle zugeschrieben werden muss, möchte ich noch dahingestellt sein lassen. Ich glaube jedenfalls, dass ihre Bedeutung keine allzu grosse ist.

Es scheint mir deswegen auch ziemlich überflüssig, Erwägungen darüber anzustellen, ob hier mehr die Leukine (Schneider), die Plakine (Putaki und Gruber), die Opsonine (Whrigt) oder andere Stoffe in Betracht kommen. Die Hauptrolle scheinen mir, wie bei allen luetischen Prozessen die zelligen Elemente zu spielen und als solche kommen ja im wesentlichen bei der Paralyse die Plasmazellen in Betracht.

Es ist nun wohl ganz zweifellos, dass die natürlichen Schutzkräfte des Körpers gegen die Krankheitskeime auf der einen Seite verstärkt, auf der anderen abgeschwächt werden können.

Eine Erhöhung der Schutzkräfte hat man bei der Paralyse und der Tabes auf verschiedene Weise versucht. Auf der Beobachtung fussend, dass Infektionskrankheiten, wie Erysipel, einen günstigen Verlauf auf die Paralyse ausübten, hat man geglaubt, durch künstliche Temperaturerhöhungen ebenfalls günstig einwirken zu können. Um solche Temperatursteigerungen zu erzielen, hat man Tuberkulineinspritzungen (Pilcz) gemacht und Nukleinsäure (Donath) gegeben.

Es ist wohl möglich, dass auf diese Weise eine günstige Einwirkung auf die natürlichen Schutzkräfte des Körpers ausgeübt werden kann.

Auf der anderen Seite kann nun die natürliche Resistenz des Körpers gegen die Infektion — denn als eine solche sehe ich den paralytischen und tabischen Prozess an — auch geschädigt werden. Es ist experimentell einwandsfrei nachgewiesen, dass man bei Tieren die Widerstandsfähigkeit gegen bestimmte Infektionen herabsetzen kann. Tauben werden durch längeres Hungern empfänglich für Milzbrandinfektion. Durch Dürsten, Uebermüdung infolge Gehenlassens in der Tretmühle, ferner durch eingreifende und gewaltsame Aenderungen der Körpertemperatur lassen sich auch bei anderen Tieren Resistenzverminderung gegen Infektionen erzielen (Dieudonné).

Auch die Erkältung, die ja nach Leyden bei der Entstehung der Tabes eine grosse Rolle spielt, kann bei Tieren zur Verminderung der natürlichen Resistenz führen. So erliegen entfiederte Hühner und geschorene Ratten einer für Kontrolltiere unwirksamen Milzbrandinfektion, besonders wenn die Tiere der abkühlenden Wirkung eines starken Luftstromes ausgesetzt werden (Lode).

Auch Blutentziehungen, Alkohol, künstlicher Diabetes vermindern die natürliche Resistenz. Von besonderem Interesse, gerade für die Tabes und die Paralyse, scheint mir auch eine Beobachtung zu sein, die man bei Tieren gemacht hat, die mit Dourinetrypanosomen infiziert waren. Besonders bei Eseln und Maultieren, die sich vor längerer Zeit infiziert hatten, dann aber scheinbar vollkommen gesund waren, hat man nach grossen körperlichen Anstrengungen ziemlich plötzlich schwere Krankheitserscheinungen vor allem Lähmungen auftreten sehen. Es kann dabei wohl keinem Zweifel unterliegen, dass die in den Tieren vorhandenen Trypanosomen infolge einer Verminderung der Resistenz der Tiere sich plötzlich vermehrt hatten, und nun zu Krankheitserscheinungen in den verschiedensten Stellen des Körpers geführt haben.

Nach allem werden wir uns die Einwirkungen der sogenannten akzidentellen Schädlichkeiten nicht in dem Sinne vorstellen können, dass dadurch die Widerstandsfähigkeit des Nervensystems gegen ein im Körper kreisendes Toxin herabgesetzt wird, sondern so, dass die Unschädlichmachung der Krankheitskeime, die seit der Infektion im Körper noch vorhanden sind, gehemmt oder ganz aufgehoben wird. Alhohol, Exzesse in venere, körperliche Anstrengungen, Erkältungen und andere Schädlichkeiten setzen auf alle Fälle die Resistenz des Körpers gegen die vorhandenen Krankheitskeime herab. Infolge der herabgesetzten Resistenz kommt es dann zu einer Vermehrung der Krankheitskeime und zu einer Ansiedelung in den verschiedensten Organen. Im Gegensatz dazu ist es durchaus möglich, dass unter günstigen äusseren Verhältnissen Spirochätenherde selbst im Rückenmark und in den Sehnerven nud im Gehirn in Schach gehalten und selbst unschädlich gemacht werden können. Das zeigen uns die Fälle rudimentärer Tabes (Strümpell) und die zwar seltenen, aber doch einwandsfrei festgestellten Fälle von stationär bleibender tabischer Sehnervenatrophie (Uhthoff).

Für unsere therapeutischen Massnahmen ist es natürlich von grosser Wichtigkeit, dass festgestellt wird, ob der Sehnervenschwund, die Paralyse und die Tabes auf ein metasyphilitisches Gift zurückzuführen sind, oder ob es sich um eine direkte Wirkung von Spirochäten handelt. Nach den pathologisch-anatomischen Untersuchungen kann in diesem Punkte meines Erachtens nach kein Zweifel mehr herrschen. Wir werden also auch in Zukunft mit allen uns zu Gebote stehenden Mitteln gegen die Krankheitskeime vorgehen müssen. In welcher Weise das am wirksamsten geschehen kann, darüber wird sich erst dann etwas Sicheres sagen lassen, wenn wir über die Wirksamkeit des Salvarsans, vor allem im Verein mit Quecksilber ein einigermassen sicheres Urteil fällen können. Eine Schwierigkeit wird sich aber gerade auch bei der Behandlung des Sehnervenschwundes sehr unangenehm bemerkbar machen, dass wir nämlich mit all unseren chemischen Mitteln nicht genügend an die im Nervengewebe sitzenden Spirochäten herankommen können. Ob es da nicht zweckmässig sein wird, in verzweifelten Fällen zu versuchen, einen direkteren Einfluss auf die erkrankten Teile des Zentralnervensystems auszuüben, ähnlich wie das Horsley für die gummösen Prozesse vorgeschlagen hat, scheint mir der Erwägung wert.

Nachtrag bei der Korrektur: Schneller, als ich erwartet hatte, ist auch der einzige Einwand, den man gegen meine Auffassung von der Entstehung des tabischen bezw. paralytischen Sehnervenschwundes noch erheben konnte, entkräftet worden, nämlich der Einwand, dass es doch bisher nicht gelungen ist, bei den sogen. „metasyphilitischen" Erkrankungen des Zentralnervensystems Spirochäten nachzuweisen. Ich habe schon darauf hingewiesen, dass die Paralyse und die Tabes und der tabische bezw. paralytische Sehnervenschwund pathologisch-anatomisch durchaus in dieselbe Gruppe gehören, wie die Arthropathien (Stargardt 1912), die Aortitis luica (Doehle-Heller), die spätsyphilitischen Erkrankungen der Aderhaut des Auges, die entzündlichen Erkrankungen der peripheren Nerven (Steiner), gewisse Formen von interstitieller Nephritis und Hepatitis und vielleicht noch andere Erkrankungen. Da nun bei einer dieser Affektionen, nämlich der Aortitis luica, bereits die Spirochäte durch Reuter nachgewiesen war, so war es meines Erachtens nach ganz selbstverständlich, dass man bei den anderen eben erwähnten Affektionen, also auch bei der Tabes und der Paralyse Spirochäten finden musste. Das ist nun in der Tat Noguchi gelungen (Münchener Med. Wochenschr. 1913, Nr. 8 und 14). Noguchi hat im Hirne von Paralytikern und im Rückenmark von Tabischen Spirochäten nachgewiesen. Da nun, wie ich gezeigt habe, beim tabischen resp. paralytischen Sehnervenschwunde sich genau dieselben pathologisch-anatomischen Prozesse in der Sehbahn, speziell den Optici und dem Chiasma abspielen, wie bei der Paralyse in der Hirnrinde und bei der Tabes im Rückenmark und in den Wurzeln, so kann es nunmehr keinem Zweifel mehr unterliegen, dass wir es auch in der Sehbahn mit der direkten Einwirkung von Spirochäten zu tun haben, wie ich das schon auf Grund meiner pathologisch-anatomischen Untersuchungen postuliert habe.

Ich möchte nun aber noch besonders betonen, dass der Nachweis der Spirochäten für die pathologisch-histologische Diagnose der tabischen bezw. paralytischen Sehnervenatrophie nicht erforderlich ist. Das histo-pathologische Bild ist, wie ich gezeigt habe, ein durchaus charakteristisches und typisches, und wird auch in Zukunft allein genügen, um in zweifelhaften Fällen eine einwandsfreie mikroskopische Diagnose zu ermöglichen.

Literaturverzeichnis.

Abelsdorff, Augenhintergrund und peripherische Sehstörungen Handb. d. Neurologie. Allg. Teil II. 1910.

Achúcarro, Zur Kenntnis der pathologischen Histologie des zentralen Nervensystems bei Tollwut. Nissl's histolog. u. histopatholog. Arb. Bd. III. 1909.

Alzheimer, Histologische Studien zur Differentialdiagnose der progressiven Paralyse. Nissl's histolog. u. histopatholog. Arb. über die Grosshirnrinde. Bd. I. Jena 1904.

Alzheimer, Histolog. u. histopatholog. Arb. über die Grosshirnrinde. Bd. III. 1910.

Bach, Die Nervenzellenstruktur der Netzhaut in normalen und pathologischen Zuständen. v. Graefe's Arch. f. Ophthalm. S. 62. 1895.

Bartels, M., Ueber das Verhalten der Achsenzylinder bei der multiplen Sklerose. Deutsche Zeitschrift f. Nervenheilkde. 24. S. 403. 1903.

Barth, Histologische Knochenuntersuchung bei tabischer Arthropathie. Arch. f. klin. Chir. Bd. 69. S. 174. 1903.

Benda, C., Pathologische Anatomie der Hypophyse. Handb. d. patholog. Anat. d. Nervensystems. Bd. II. Berlin 1904.

Berger, Die Sehstörungen bei Tabes dorsalis und Versuch einer einheitlichen Erklärung des Symptomenkomplexes der Tabes. Arch. f. Augenheilkde. Bd. 19. S. 305.

Bethe, Allgemeine Anatomie und Physiologie des Nervensystems. Leipzig 1903.

Bielschowsky, M., Allgemeine Histologie und Histopathologie des Nervensytems. Handb. d. Neurologie. Bd. I. Berlin 1910.

Bihler, W., Ein Fall von Bleiamblyopie. Arch. f. Augenheilkde. Bd. 40. S. 274. 1900.

Birch-Hirschfeld, Beitrag zur Kenntnis der Netzhautganglienzellen unter physiol. u. pathol. Verhältnissen. v. Graefe's Arch. Bd. 50. S. 166. 1900.

Birch-Hirschfeld, Experimentelle Untersuchungen über die Pathogenese der Methylalkoholamblyopie. Arch. f. Ophthalm. Bd. 52. 1901.

Birch-Hirschfeld, Zur Pathogenese der chronischen Nikotinamblyopie. Arch. f. Ophthalm. Bd. 53. S. 1. 1901.

Birch-Hirschfeld, Weiterer Beitrag zur Pathogenese der Alkoholamblyopie. Arch. f. Ophthalm. Bd. 54. S. 1. 1902.

Birch-Hirschfeld u. Inouye, Experimentelle Untersuchungen über die Pathogenese der Thyreoidinamblyopie. Arch. f. Ophthalm. Bd. 61. S. 3. 1905.

Birch-Hirschfeld u. Köster, Zur pathologischen Anatomie der Atoxylvergiftung. Vorl. Mitteil. Fortschr. d. Med. No. 22. 1908.
Birch-Hirschfeld u. Köster, Die Schädigungen des Auges durch Atoxyl. v. Graefe's Arch. f. Ophthalm. Bd. 76. Heft 3.
Bogatsch zitiert bei Langenbeck S. 153.
Borysiekiwicz, Ophthalmoskopische Beobachtungen bei 171 Geisteskranken. Allgem. Wiener med. Zeitung Nr. 44, 45, 46, 48, 51, 52. 1882.
Catola, Ref. Neurolog. Zentralbl. 19. S. 35.
Cerletti, zit. bei J. Schaffer. S. 32.
Cramer, Pathol. Anatomie der Psychosen. Handb. der patholog. Anat. des Nervensystems. 1904. S. 1497 u. 1498.
Dercum, F. X., Tabes associated with trophic changes suggesting acromegaly. Journ. of nerv. and mental dis. Aug. 1908.
Dieudonné, Immunität, Schutzimpfung und Serumtherapie. Leipzig 1908.
Doehle, Ein Fall von eigentümlicher Aortenerkrankung bei einem Syphilitischen. Inaug.-Diss. Kiel 1885.
Doehle, Ueber Aortenerkrankung bei Syphilitischen und deren Beziehung zur Aneurysmenbildung. Deutsches Arch. f. klin. Med. 55. Band.
Doehle, Diskuss. zu meinem Vortrag. Med. Ges. Kiel 16. XI. 11.
Elmiger, Beitrag zur pathologischen Anatomie hochgradiger Miosis mit Pupillenstarre. Arch. f. Psych. Bd. 47. S. 819.
Elschnig, Zur Anatomie der Sehnervenatrophie bei Erkrankungen des Zentralnervensystems. Wiener klin. Wochenschr. 1899. Nr. 11. S. 275.
Evensen, H., Beiträge zu der normalen Anatomie der Hirngefässe. Histolog. u. histopatholog. Arb. über die Grosshirnrinde. Bd. 2. S. 89. 1908.
Fuchs, Tabes und Auge. Wiener klin. Wochenschr. Nr. 14. 1912.
Galezowski, J., Kératite interstitielle et chorioidite hérédo-syphilitiques. Recueil d'ophth. 1910. T. 32. p. 317. Referat Klin. Monatsschr. 1911. Bd. 2. S. 404.
Ginsberg, Grundriss der pathologischen Histologie des Auges. Berlin 1903.
Gliksmann, Ueber Sehnervenatrophie bei Tabes. Inaug.-Diss. Freiburg. 1900.
Goebel, Zur Therapie der tabischen Sehnervenatrophie. Zeitschr. f. Augenheilk. 1911. Bd. 26. S. 206.
Gorbunow, Salvarsan in der Augenpraxis. Zentralbl. f. Augenheilk. März 1912.
Gowers, W. R., Memoranda in eye symptoms in spinal disease. Lancet. 1883. Vol. 1. p. 869.
Gowers, Address on eye symptoms in diseases of the spinal cord. Lancet. 1883. Vol. 1. p. 1031.
Greeff, Die mikroskopische Anatomie des Sehnerven und der Netzhaut. Handb. d. ges. Augenheilk. 1900. Lief. 17. Kap. 5.
Greeff, Bemerkungen über Veränderungen der Neurogliazellen im entzündeten und degenerierten Sehnerven. Arch. f. Augenheilk. 1896. Bd. 33. S. 214.
Greeff, Lehrbuch der speziellen pathologischen Anatomie (Orth). Ergänzungsband. Das Auge. Berlin 1901—1906.

Groenouw, Beziehungen der Allgemeinleiden und Organerkrankungen zu Veränderungen und Krankheiten des Sehorgans. In Graefe-Saemisch, Handb. d. ges. Augenheilk. Leipzig 1904.

Gross, Ueber Systematik, Struktur und Fortpflanzung der Spironemaceen. Zentralbl. f. Bakt. 1912. Bd. 65. Orig. S. 84.

v. Grosz, E., Die Augensymptome der Tabes dorsalis. Ungar. Beiträge zur Augenheilk. (Schulek). Wien u. Leipzig 1900. Bd. 2. S. 89.

v. Grosz, E., Die Atrophie der Optikusnerven bei Tabes dorsalis. Ber. über den 9. internat. Ophth.-Kongr. in Utrecht. Beil. zur Zeitschr. f. Augenheilk. Bd. 2. S. 63.

Haab, Die sekundäre Atrophie des Sehnerven nach Makulaerkrankung. Deutschmann's Beitr. Bd. 5. S. 1093.

Herzog, Ueber die Erkrankung der Lidhaut des Menschen bei Invasion von Demodexmilben usw. v. Graefe's Arch. f. Ophthalm. Bd. 69. S. 492.

Hirschl, Die Aetiologie der progressiven Paralyse. Jahrb. f. Psych. u. Neurol. 1896. Bd. 14. S. 321.

Joest, Untersuchungen über die pathologische Histologie, Pathogenese und postmortale Diagnose der seuchenhaften Gehirn- und Ruckenmarksentzündung (Borna'sche Krankheit) des Pferdes. Deutsche Zeitschr. f. Nervenkeilkde. 1911. Bd. 42. H. 3 u. 4.

Kaufmann, Spezielle pathologische Anatomie. Bd. 3.

Keraval et Raviart, L'état du fond de l'oeil chez les paralytiques généraux et ses lésions initiales. Arch. de neurol. 1902. 2. sér. T. 16. p. 356.

Kondo, zit. von Ishihava, Beitrag zur Kenntnis der Blepharokonjunktivitis. Klin. Monatsbl. f. Augenheilkde. Neue Folge. Bd. 11. H. 2. S. 197.

Krückmann, Ueber die Entwicklung und Ausbildung der Stützsubstanz im Sehnerven und in der Netzhaut. Klin. Monatsblätter. f. Augenheilkde. 1906. Bd. 44. T. 1. S. 162.

Kuhnt u. Wokenius, Die Veränderungen der Netzhautmitte bei Geisteskrankheiten. Zeitschr. f. Augenheilkde. 1903. Bd. 9. H. 2. S. 89.

Langenbeck, Die Gesichtsfeldformen der tabischen Optikusatrophie. III. wissenschaftl. Vers. der Augenärzte Schlesiens und Posens. Breslau, 15. Juni. Wochenschr. f. Ther. u. Hyg. des Auges. 1912. Nr. 37 und Klin. Monatsblätter f. Augenheilkde. 1912. August. S. 148.

Laveran et Mesnil, Trypanosomes et trypanosomiases. Paris 1904.

Leber, Th., Beiträge zur Kenntnis der atrophischen Veränderungen des Sehnerven. v. Graefe's Arch. 1868. Bd. 14. Teil 2. S. 164.

Lissauer, Sehhügelveränderungen bei progressiver Paralyse. Deutsche med. Wochenschr. 1890.

Marinesco, zit. bei Schaffer. S. 967.

Marinesco, La cellule nerveuse. Paris 1909.

Marinesco, Nature de l'arthropathie tabétique et réaction de Wassermann. Referat Zentralbl. f. Bakt. 1912. Referatenteil S. 198.

Maximow, Literatur bei J. Schaffer.

Merzbacher, Nissls histolog. u. histopatholog. Arb. Bd. 3. S. 4. 1910.
v. Michel, Demonstration von Präparaten tabischer Atrophie. Kongress zu Moskau 1897. Ann. d' ocul. Bd. 118. S. 228.
Metschnikoff, Die Lehre von den Phagozyten und deren experimentelle Grundlagen. Handb. d. patholog. Mikroorganismen. Bd. 4. S. 332. 1904.
Mickle, On general Paralysis of the Insane. 1886.
Moxter, Beitrag zur Auffassung der Tabes als Neuronerkrankung. Zeitschr. f. klin. Mediz. Bd. 29. S. 334.
Mühlens, P., Treponema pallidum (Schaudinn) im Handb. der pathogenen Protozoen von S. von Prowazek. 1912.
Nageotte, Tabes et Paralysie. Paris 1893.
Nageotte, Pathogénie du Tabès dors. Paris 1903.
Nageotte, Régéneration collatérale des fibres nerveuses etc., lésions tabétiques des racines médullaires. Nouv. Iconogr. de la Salp. 1906.
Nissl, Ueber die Veränderungen der Ganglienzellen am Fazialiskern des Kaninchens nach Ausreissung des Nerven. Allgem. Zeitschr. f. Psych. 48. 1892.
Nissl, Zur Lehre von der Hirnlues. Neurolog. Zentralbl. 1904. S. 42.
Nonne, Syphilis und Nervensystem. 1909.
Obersteiner und Redlich, Ueber Wesen und Pathologie der tabischen Hinterstrangsdegeneration. Arb. aus d. Inst. Obersteiner. II. Heft. Wien 1894.
Percy Furnivall, zit. von Oppenheim. Lehrbuch der Nervenkrankheiten. V. Auflage. S. 1590.
Pick und Bielschowsky, Ueber histologische Befunde im Auge und im zentralen Nervensystem des Menschen bei akuter tödtlicher Vergiftung mit Methylalkohol. Berliner klin. Wochenschr. 1912. Nr. 19. S. 888.
Popow, Beitrag zur Kenntnis der Sehnervenveränderungen bei Tabes dorsalis. Deutsche Zeitschr. f. Nervenheilkunde. Bd. 4. S. 270. 1893.
Porcile, zit. bei J. Schaffer. S. 38.
Rancke, Beiträge zur Lehre von der Meningitis tuberculosa. Nissl's histolog. und histopatholog. Arb. Bd. 2. S. 253.
Reuter, Ueber Spirochaeta pallida in der Aortenwand bei Heller'scher Aortitis. Münchener med. Wochenschr. 1906. S. 779.
Rönne, H., Rührt die Optikusatrophie durch Tabes von einem Leiden der Ganglienzellen oder der Nervenfasern her. v. Graefe's Arch. f. Ophthalm. Bd. 72. Heft 3. S. 481. 1909.
Saenger, Ueber tabische Sehnervenatrophie. Neurolog. Zentralbl. 1908. S. 1000.
Schaffer, Tabes dorsalis. Handbuch d. Neurologie. Bd. 2. 1910.
Schaffer, J., Die Plasmazellen. Jena 1910.
Schlagenhaufer, Anatomische Beiträge zum Faserverlauf in den Sehnervenbahnen und Beitrag zur tabischen Sehnervenatrophie. Jahrbuch f. Psych. u. Neurol. 1897. Bd. 16.
Schreiber, L., Ueber Degeneration der Netzhaut und des Sehnerven. v. Graefe's Arch. f. Ophthalm. Bd. 64. Heft 2.
Schreiber, Ueber Veränderungen des Augenhintergrundes bei internen Erkrankungen. Deutsches Archiv f. klin. Med. 1878. Bd. 21. S. 33.

Schulte, Ueber die Beziehungen der genuinen Optikusatrophie zur progressiven Paralyse. Inaug.-Diss. Würzburg. 1907.

Schwarz, O., Die Bedeutung der Augenstörungen für die Diagnose der Hirn- und Rückenmarkskrankheiten. Berlin 1898.

Siemerling, Berliner klin. Wochenschr. 1899. Abbild. bei Cramer. (cf. diesen).

Siemerling, Pupillenreaktion und ophthalmoskopische Befunde bei geisteskranken Frauen. Charité-Annalen. 1886. Bd. 11. S. 363.

Spielmeyer, Die progressive Paralyse im Handb. d. Neurologie. 1912. Bd. 3.

Spielmeyer, „Paralyse, Tabes, Schlafkrankheit". Ergebn. der Neurol. u. Psych. Vogt u. Bing. Bd. I. Heft 1 u. 2. S. 217.

Spielmeyer, Die Optikusdegeneration bei der Trypanosomen- (Tse tse) Tabes der Hunde. Klin. Monatsbl. f. Augenheilkde. 1907. Bd. 45. I. S. 545.

Spielmeyer, Die Trypanosomenkrankheiten und ihre Beziehungen zu den syphilogenen Nervenkrankheiten. Jena 1908.

Spielmeyer, Ueber das Verhalten der Neuroglia bei tabischer Optikusatrophie. Klin. Monatsbl. f. Augenheilkde. 44. Jahrg. 1906. Bd. I. S. 97.

Spielmeyer, Klinische und anatomische Untersuchungen uber eine besondere Form von familiärer anmaurotischer Idiotie. Histolog. und histopatholog.

Stanziale, R., La ricerca del „treponema pallido" nella paralisi progressiva. Ann. di Nevrol. XXVI. 1908. Fasc. 5 u. 6.

Arb. über die Grosshirnrinde Nissl's Bd. 2. Jena 1908.

Stargardt, Ueber Protozoen im Auge. Ber. über die 33. Vers. der Heidelberger ophthalmol. Ges. 1906.

Stargardt, Ueber die Ursachen der Sehnervenatrophie bei Tabes und Paralyse und die Beziehungen der Tabes und Paralyse zur Lues. Med. Ges. zu Kiel. 16. 11. 1911. Berliner klin. Wochenschr. 1912. Nr. 2.

Stargardt, Ueber Erkrankungen des Auges bei progressiver Paralyse. Ber. über die 37. Vers. der Heidelberger ophthalmol. Ges. 1911.

Stargardt, Ueber die Aetiologie der tabischen Arthropathien. Arch. f. Psych. 1912. Bd. 49. H. 3.

Stargardt, Zur pathologischen Anatomie des Sehnervenschwundes bei Tabes und progressiver Paralyse. Ber. über die 38. Vers. der Heidelberger ophthalmol. Ges. 1912.

Stargardt, Ueber die Ursachen des Sehnervenschwundes bei Tabes und progressiver Paralyse. Jahresversamml. des deutschen Vereins f. Psychiatrie. Allgem. Zeitschr. f. Psych. und psychisch-gerichtl. Med. 1912. S. 735.

Stargardt, Ueber die Ursachen des Sehnervenschwundes bei Tabes und progressiver Paralyse. Biolog. Abt. des ärztl. Vereins in Hamburg. 26. 11. 1912. Münchener med. Wochenschr. 1913. Nr. 5. S. 269.

Steiner, Unersuchungen am peripheren Nerven bei metaluetischen Erkrankungen. 36. Wandervers. d. Südwestdeutschen Neurologen u. Irrenärzte in Baden-Baden. Monatsschr. f. Psych. und Neurologie. Juli 1911. H. 1. S. 72.

Steiner, Beiträge zur pathologischen Anatomie der peripheren Nerven bei den metasyphilitischen Erkrankungen. Arch. f. Psych. Bd. 49. H. 3. 1912.

Strassmann, Zwei Fälle von Syphilis des Zentralnervensystems mit Fieber, der zweite mit positivem Spirochätenbefund im Gehirn und Rückenmark. Deutsche Zeitschr. f. Nervenheilk. Bd. 40. S. 386 und Arch. für Psych. Bd. 47. S. 979. 1910.

Sträussler, Ueber zwei weitere Fälle von Kombination zerebraler gummöser Lues mit progressiver Paralyse usw. Monatsschr. für Psych. und Neurol. Bd. 27. S. 20. 1910.

v. Strümpell, Spezielle Pathologie und Therapie. 18. Aufl. 2. Bd. S. 673. 1909.

Thomsen, R., Ueber die Bedeutung der progressiven Paralyse für die allgemeine Praxis. Beiheft zur med. Klinik. V. H. 4. 1909.

Uhthoff, W., Untersuchungen über den Einfluss des chronischen Alkoholismus auf das meuschliche Sehorgan. v. Graefe's Arch. Bd. 32. T. 3. S. 95.

Uhthoff, W., Die Augenstörungen bei Vergiftungen, Erkrankungen des Rückenmarkes, der Medulla oblongata usw. v. Graefe-Saemisch, Handb. der ges. Augenheilk. Leipzig 1904—1911.

Ulbrich, Manifestations oculaires primitives provoquées par injection de Trypanosomes dans les vaisseaux de l'oeil. Ann. d'oculistique. T. CXLIII. 1.

Unna, Die Histopathologie der Hautkrankheiten. Berlin 1984.

Virchow, Zur pathologischen Anatomie der Netzhaut und des Sehnerven. Virchows Arch. Bd. 10. S. 170ff.

Wagenmann, Schwund markhaltiger Nervenfasern in der Retina in Folge von genuiner Sehnervenatrophie bei Tabes dorsalis. v. Graefe's Arch. f. Ophth. Bd. 40. S. 256. 1894.

Wilbrand und Saenger, Neurologie des Auges.

Wintersteiner, Die Erkrankungen des Augenhintergrundes bei Psychosen. Zeitschr. f. Augenheilk. H. 1 und 2. 1910.

Wolbach and Binger, A contribution to the Parasitology of Trypanosomiasis. The journ. of med. res. Vol. XXVII. No. 1. Sept. 1912.

Wollenberg, Die Dementia paralytica. Lehrbuch der Psychiatrie von Binswanger-Siemerling. II. Aufl. Jena 1907. S. 308.

Ziegler, K., Zit. bei J. Schaffer. S. 32.

Ziehen, Behandlung der einzelnen Formen des Irreseins. Pentzold-Stintzing, Handb. der ges. Therapie. Bd. 4.

Erklärung der Abbildungen (Tafeln I—IV.)

Tafel I.

Uebersichtsbild über die Ausdehnung der degenerativen Veränderungen im Optikus in den einzelnen Fällen. Gezeichnet ist der Querschnitt des Optikus dicht hinter dem Eintritt in das Auge und zwar in der Ansicht von hinten. Zum Vergleich ist das Schema des Faserverlaufes an dieser Stelle nach Henschen abgebildet. Die schraffierten Stellen bedeuten Atrophie im ersten Beginn, die grau gezeichneten schon ausgesprochene Atrophie. An den schwarz gezeichneten Stellen sind keine oder nur noch ganz vereinzelte Nervenfasern vorhanden.

Mikrophotogramme (mit dem Zeiss'schen Apparat aufgenommen).

Tafel II—IV.

Fig. 1. Schnitt durch die temporale Hälfte der Makulagegend der Netzhaut in einem Falle von partieller Atrophie des Optikus (Fall 19). Die Abbildung zeigt die annähernd normale Zahl der Ganglienzellen in der Ganglienzellschicht. (Thionin.)

Fig. 2. Schnitt durch die nasale Hälfte der Makula in demselben Falle. Die Ganglienzellen fehlen hier fast völlig. (Thionin.)

Fig. 3. Plasmazellinfiltration der Pia am intrakraniellen Optikus (Fall 12). Hämalaun.

Fig. 4. Infiltration der Pia und der kurzen Septen des intrakraniellen Optikus bei beginnender Sehnervenatrophie. Die degenerierten Partien liegen in unmittelbarer Nähe der infiltrierten Pia und der infiltrierten Septen. (Fall 16). Hämalaun.

Fig. 5. Infiltration in einem längeren Septum, in dessen Umgebung ein deutlicher Ausfall von Nervenfasern nachweisbar war. (Fall 4 rechts nasal und oben, intrakranieller Optikus). Hämalaun.

Fig. 6. Eindringen der Plasmazellen längs der adventitiellen Raume in das Innere des Chiama (Fall 18). Thionin.

Fig. 7. Von Plasmazellen umgebenes Gefäss mitten im Chiasma (Fall 18). Thionin.

Fig. 8. Infiltrierte Gefässe im Ependym des Recessus chiasmatis (Fall 9). Hämalaun.

Fig. 9. Wucherung der Randglia, sogenannte „Pinselbildung“ an der vorderen Chiasmakante. Die Pia ist infiltriert. (Fall 18). Rancke'sche Methode.

Fig. 10. Fettkörnchenzellen im Chiasma bei fast totaler Sehnervenatrophie (Fall 18). Sudanfärbung.

Fig. 11. Gliawucherung im mittleren Teile des Chiasma in einem Falle von fast totaler Sehnervenatrophie (Fall 18). Die neugebildeten Fasern verlaufen in der Richtung der untergegangenen Nervenfasern. Rancke'sche Methode.

Fig. 12. Gliawucherung in der Gegend des Strohmattengeflechtes. Derselbe Fall. Die Gliafasern verlaufen auch hier in der Richtung der untergegangenen Nervenfasern und bilden deswegen ganz ähnliche Durchflechtungen, wie die normalerweise an dieser Stelle vorhandenen Nervenfasern.

Fig. 13. Schwerer Zerstörungsprozess (primär) im unteren und medialen Teile des rechten Traktus (Fall 12). Die neben liegenden Teile des zentralen Grau sind schwer verändert. Das Bild zeigt die sekundäre Gliawucherung an den zerstörten Stellen. Rancke'sche Methode.

Fig. 14. Plasmazellinfiltrat um ein Gefäss im Corpus geniculatum externum. (Fall 12). Thionin.

Fig. 15. Traktus und Teil des Corpus geniculatum externum in einem Falle von fast totaler Atrophie (Fall 18). Fibrillenbild nach der Bielschowsky-schen Methode.

Fig. 16. Dieselbe Stelle. Gliabild nach der Rancke'schen Methode.

Fig. 17. Monstregliazelle aus dem zentralen Grau (Fall 12). Rancke'sche Methode.

Fig. 18. Plasmazellinfiltrat im Okulomotorius (Fall 22 rechts).

Druck von L. Schumacher in Berlin N. 4.

Taf. I

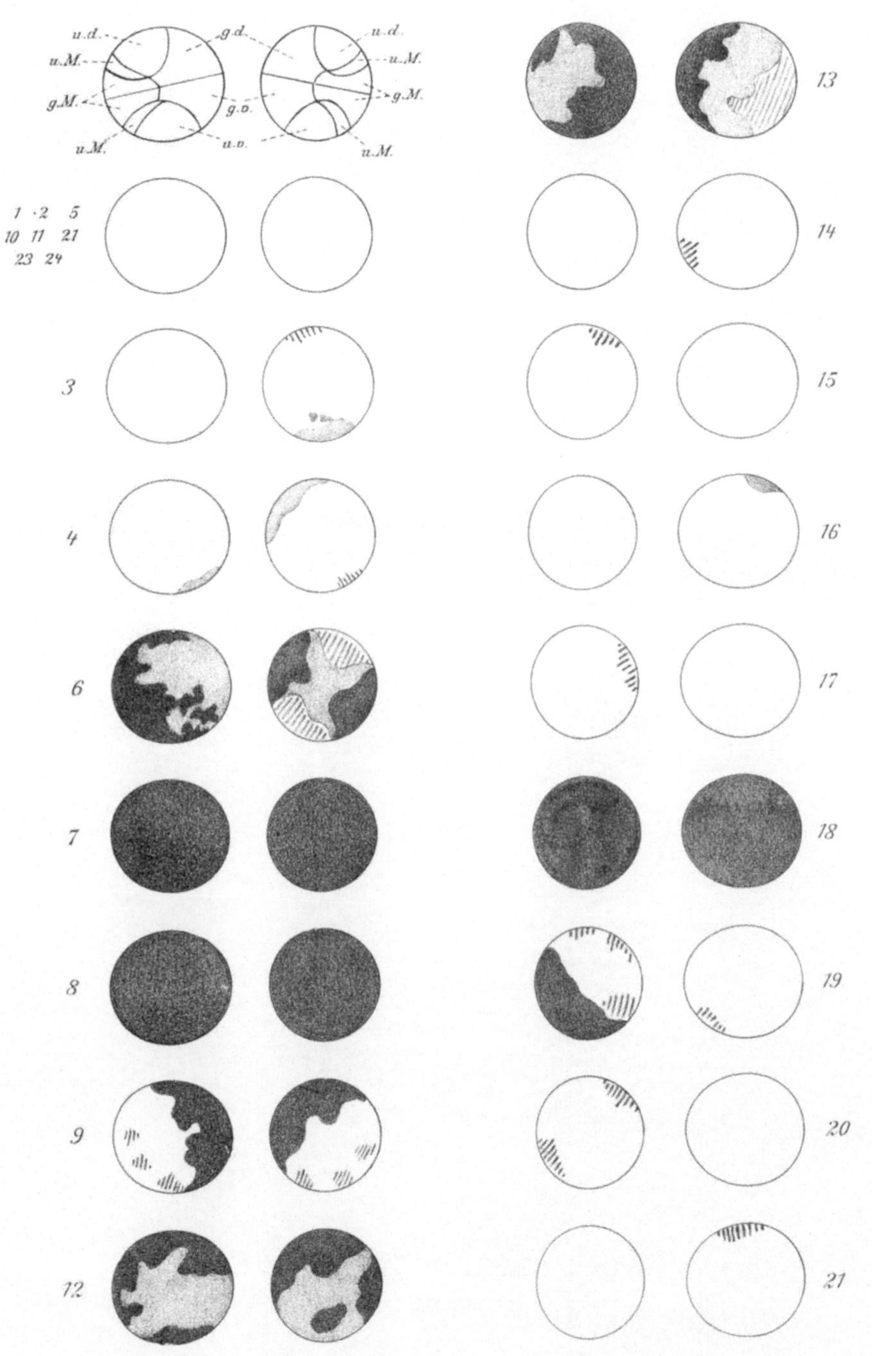

E. Laue, Lith. Inst. Berlin

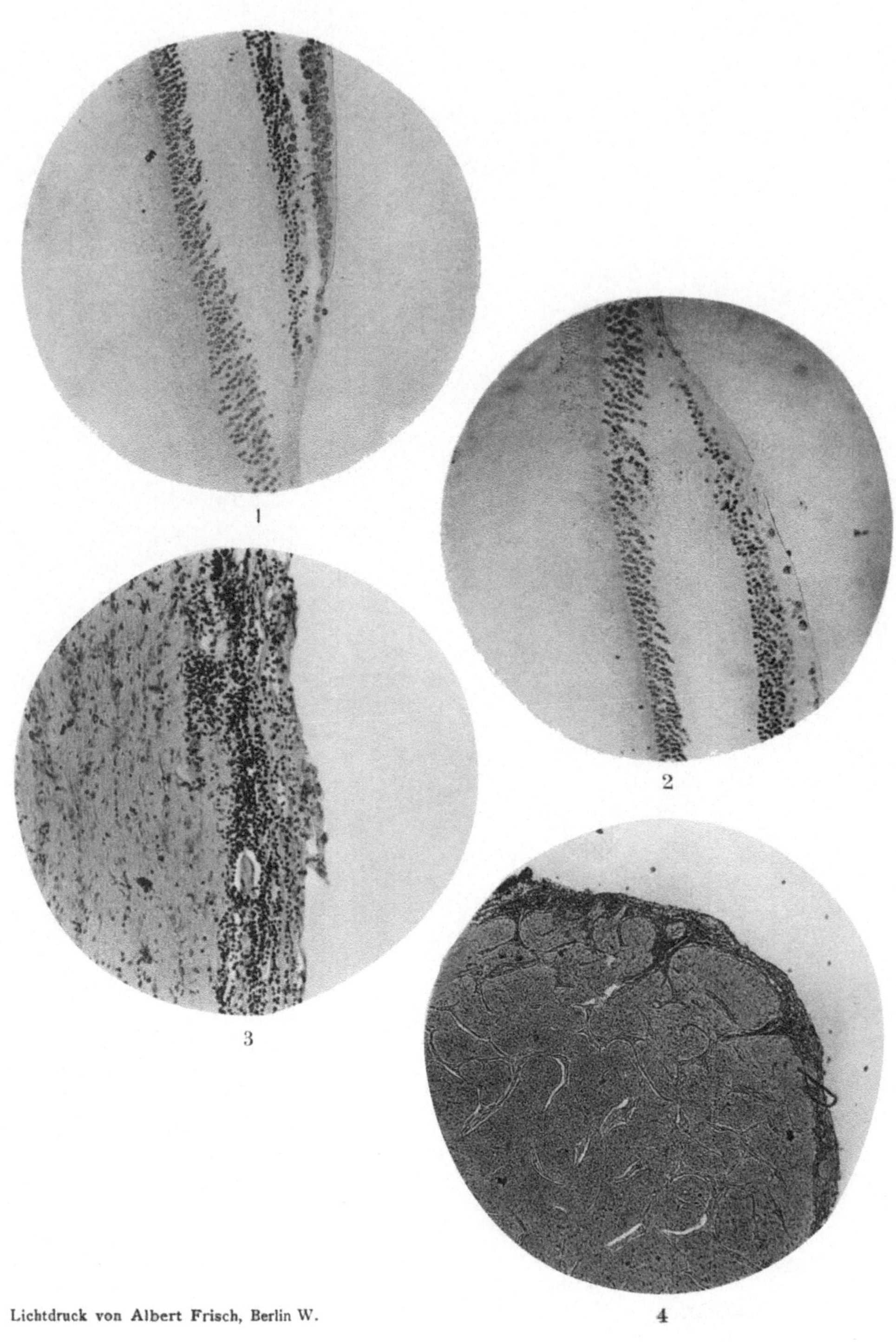

Lichtdruck von Albert Frisch, Berlin W.

Taf. II.

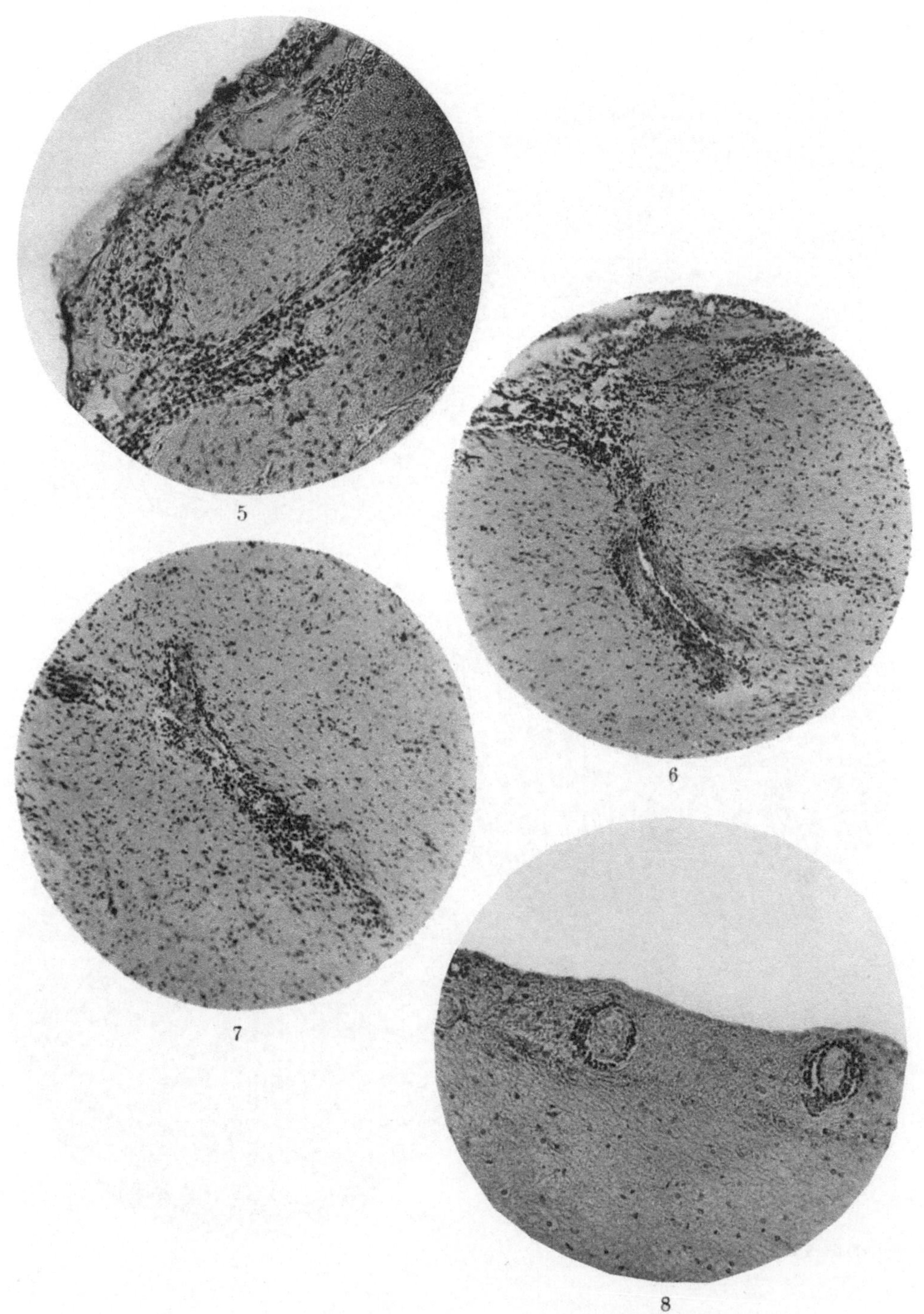

5

6

7

8

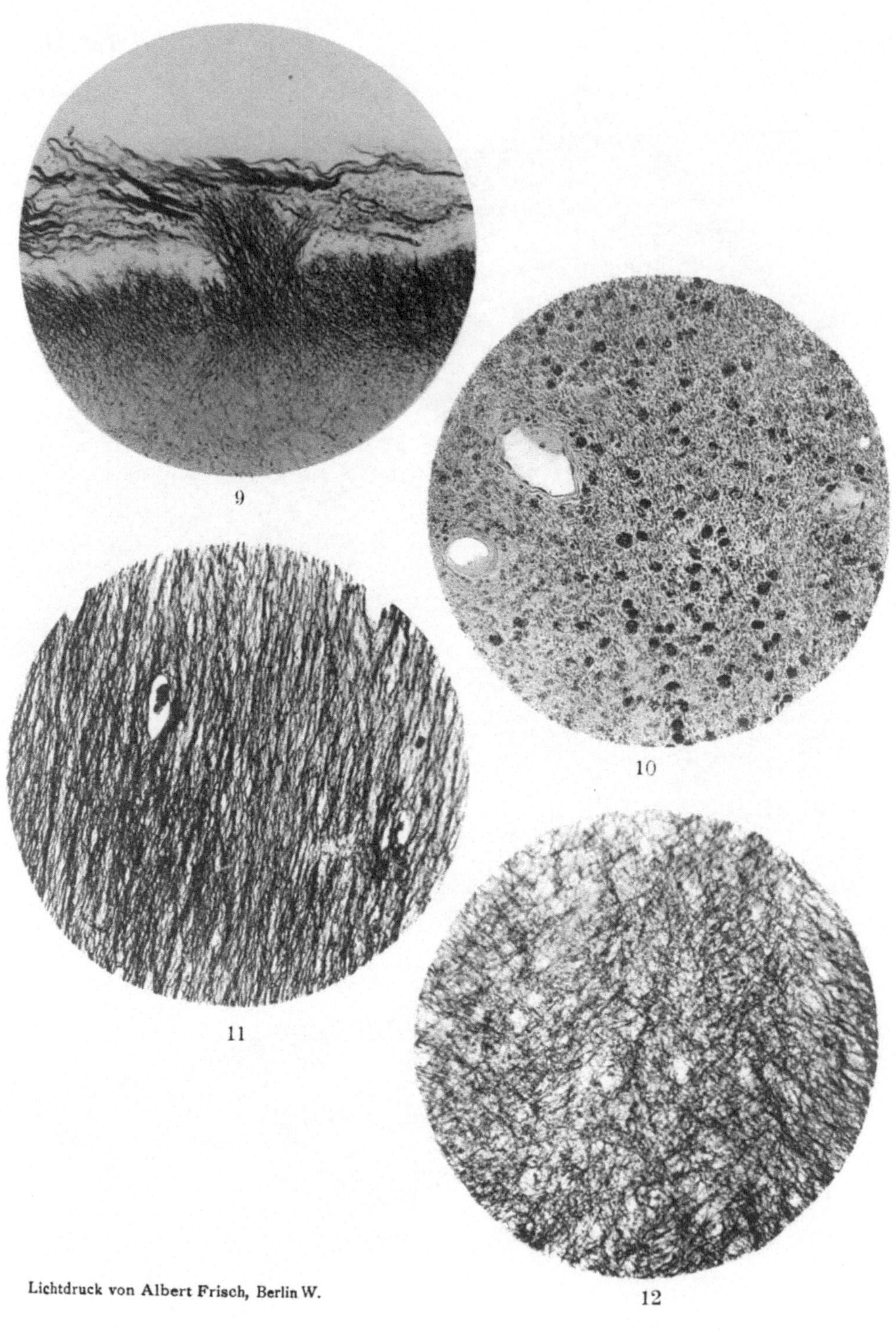

9

10

11

12

Lichtdruck von Albert Frisch, Berlin W.

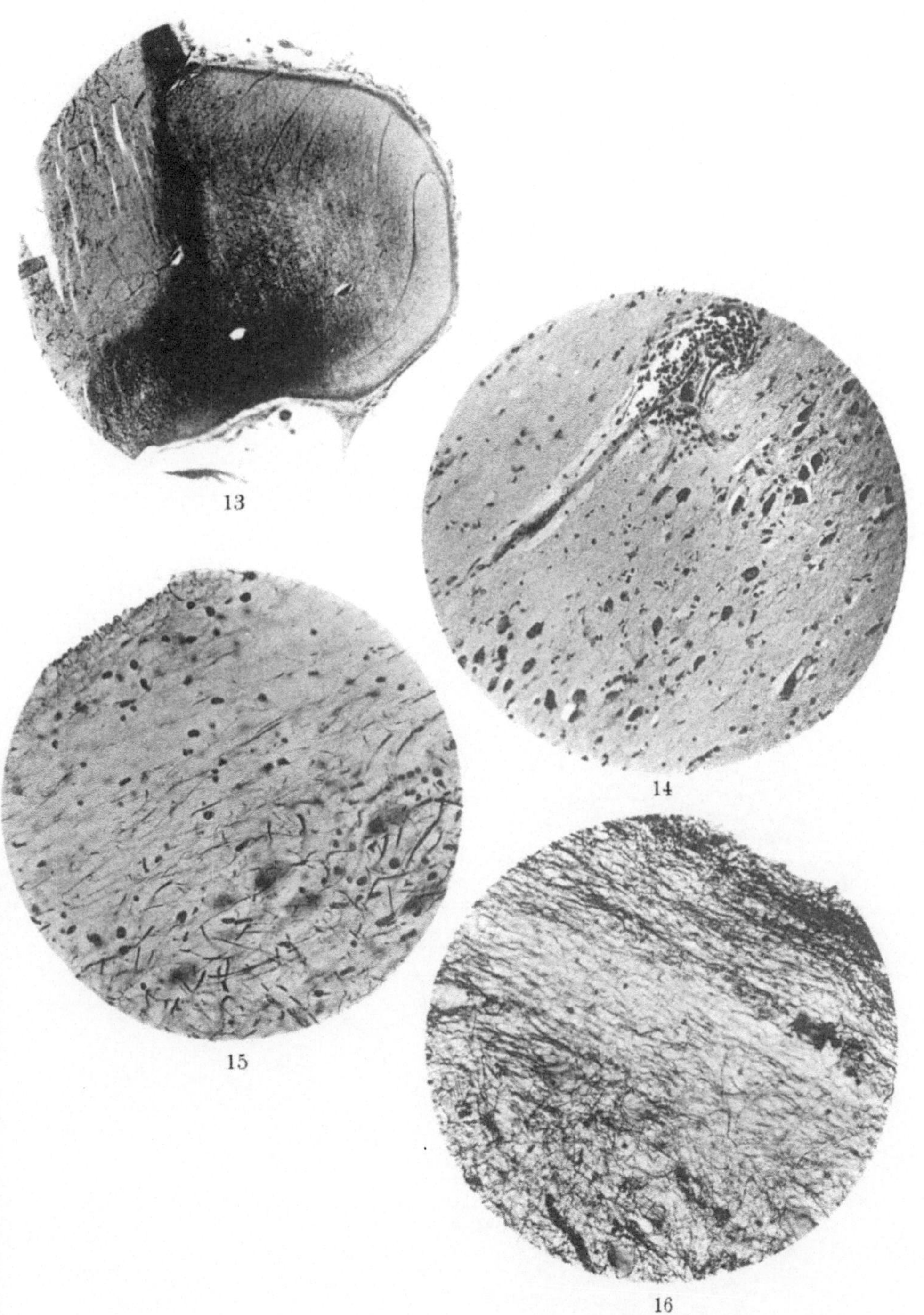

13

14

15

16

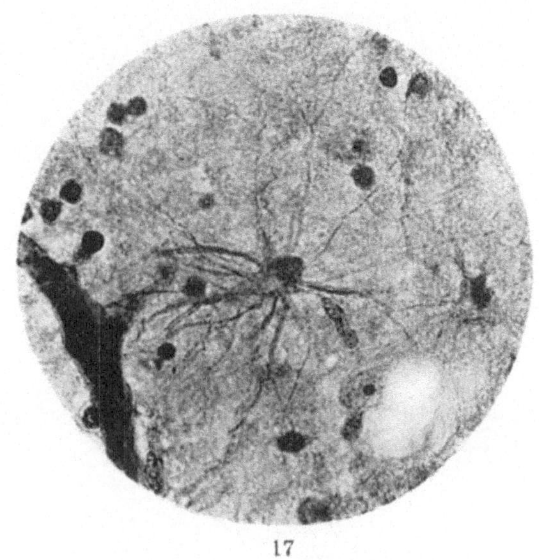

17

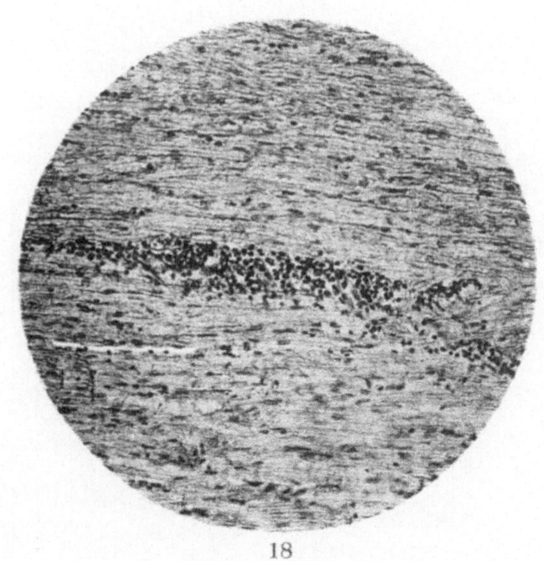

18

Lichtdruck von Albert Frisch, Berlin W.